DIE LYMPHOCYTOSE

IHRE EXPERIMENTELLE BEGRÜNDUNG UND BIOLOGISCH-KLINISCHE BEDEUTUNG

VON

DR S. BERGEL
BERLIN-WILMERSDORF

MIT 36 TEXTABBILDUNGEN

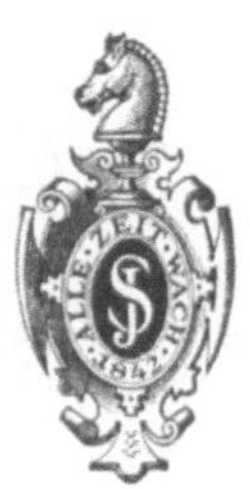

Springer-Verlag Berlin Heidelberg GmbH

1921

Sonderabdruck aus:
Ergebnisse der inneren Medizin und Kinderheilkunde,
Band XX.

ISBN 978-3-662-24054-0   ISBN 978-3-662-26166-8 (eBook)
DOI 10.1007/978-3-662-26166-8

Copyright 1921 by Springer-Verlag Berlin Heidelberg
Ursprünglich erschienen bei Julius Springer in Berlin 1921.

Herrn

Geheimrat von Wassermann

in steter Verehrung

Der Verfasser.

Geleitwort.

Dem Wunsche des Verfassers, dem vorliegenden Werke ein Geleit-
wort mit auf den Weg zu geben, komme ich um so lieber nach, als
ein Teil der hier in zusammenfassender Übersicht veröffentlichten Befunde unter meinen Augen entstanden ist. Ich konnte so den Verfasser an der Arbeit beobachten und seine selbstlose Begeisterung für
rein wissenschaftliche Fragen bewundern. Diesen echten Forschereigen-
schaften entsprechen meines Erachtens die gewonnenen Resultate.
Bergel ｜hat völlig neue Gesichtspunkte für die ungemein wichtige
Rolle der Lymphocyten bei biologischen und pathologischen Vorgängen
eröffnet, und was noch mehr ist, es ist ihm gelungen, durch originelle
und scharfsinnige Versuchsanordnungen die experimentelle Prüfung
dieser neuartigen Auffassung zu ermöglichen. Die Bergelschen Arbeiten
sind daher geeignet, für das weitere Studium der feineren Vorgänge
bei den wichtigsten Infektionskrankheiten wie Tuberkulose, Syphilis,
Lepra, sowie darüber hinaus auf dem Gebiete der Entzündung und
Geschwulstbildung in hohem Maße befruchtend zu wirken. Möge dem
Werke die Anerkennung seitens der Fachkreise beschieden sein, die es
sowohl seinem Inhalte nach wie nach der in ihm geleisteten unermüd-
lichen unter den schwierigsten äußeren Verhältnissen vollbrachten
Arbeit verdient.

Berlin, den 31. Januar 1921.

August von Wassermann.

Inhalt.

I. Experimenteller Teil.

Reaktion des Körpers auf schädigende Reize. — Verschiedene Arten der Reaktion. — „Entzündung." — Verschiedene Formen derselben. — Differente Funktion der einzelnen Blutbestandteile und Entzündungs produkte. — Biologische Bedeutung der verschiedenen Komponenten des Entzündungskomplexes. — Prinzip der Arbeitsteilung. — Erklärung des Entzündungsphänomens. — Ähnlichkeit der Entzündung mit parenteralen Verdauungsvorgängen. — Reaktion des Körpers wesentlich abhängig von der Beschaffenheit des Reizes. — Verschiedenartigkeit der weißen Blutkörperchen auch in funktioneller Beziehung. — Ihre verschiedene Reaktion auf differente Reize.

Lymphocyten haben ein fettspaltendes Ferment. — Verschiedene Arten des Nachweises desselben. — Gesetzmäßige künstliche Erzeugung von Lymphocytenexsudaten durch intrapleurale und intraperitoneale Injektionen von Fetten, Ölen und Lipoiden. — Aktive Emigrationsfähigkeit, amöboide und Ortsbewegungen, phagocytäre Eigenschaften der Lymphocyten. — Mikroskopischer Nachweis der elektiven Chemotaxis von Fettsubstanzen auf Lymphocyten innerhalb der Blutgefäße. — Exsudatzellen sind größtenteils hämatogen, lymphocytären, z. T. adventitiellen, zum geringen Teil endothelialen Ursprungs. — Lymphocyten ein biologisches Reagens auf Fette. — Morphologische Veränderungen am Kern und Protoplasma der Lymphocyten während der Funktion. — Ruhe- und Arbeitsformen. — Übergangsformen und große Einkernige sind Funktions- und Entwicklungsstadien, Abkömmlinge der Lymphocyten. — Vollständige Trennung der Lymphocyten von den Leukocyten. — Nicht bloß humorale Antistoffe, Zellsekrete, stellen sich spezifisch gegen das Antigen ein, auch die Sekretionszellen wandeln ihre Gestalt innerhalb gewisser Grenzen entsprechend um. — Lipase im entzündlichen Exsudat früher als im Serum. — Infolge mehrfacher Vorbehandlung Zunahme des Fettspaltungsvermögens der Exsudate, der Lymphdrüsen, Milz und teilweise des Serums. — Einstellung der Lymphocytenlipase auf das homologe Fett.

Lipoid der Erythrocyten wirkt als Antigen, Lymphocytenlipase als Antistoff. — Die Lipase wird als Proferment, als „Ambozeptor" abgesondert, stellt sich spezifisch ein und wird durch einen Aktivator zum Hämolysin komplettiert. — Die Lipase wird durch das homologe Erythrocytenlipoid absorbiert. — Pankreasextrakt wirkt hämolytisch und verliert die Wirkung durch Absättigung der Lipase mit Erythrocytenlipoiden. — Beobachtung der einzelnen Phasen der Hämagglutination und Hämolyse, der Verklumpung, des Schmelzens und der Lösung der Erythrocyten unter dem Einfluß der Lymphocyten außerhalb des Tierkörpers.

Bei resistenten Tieren lymphocytäre Reaction auf Tuberkelbazillen. — Unterschiede zwischen tuberkulosewiderstandsfähigen und -empfänglichen Tieren. — Fermentativer Abbau der Tuberkelbazillen innerhalb der Lymphocyten, später auch außerhalb derselben. — Übertritt des Fettes in den Lymphocytenleib. — Muchsche granuläre Formen sind teilweise abgebaute Tuberkelbazillen. — Spezifische Einstellung des Lymphocytenfermentes auf das Tuberkelbazillenfett nach mehrfacher Vorbehandlung. — Auflösende Wirkung des Bauchhöhlenexsudates, des Lymphdrüsenpreßsaftes, weniger der Milz vorbehandelter Tiere auf homologe Tuberkelbazillenfette. — Vorbehandlung mit Tuberkelbazillenfett. — Vorbehandlung mit andern Fettarten. — Lymphocyten stellen eine der natürlichen Waffen des Organismus gegen Tuberkelbazillen dar. — Morphologie und Chemie der Tuberkelbazillen. — Zustandekommen der Tuberkulinreaktion. — Allgemeines biologisches Gesetz, daß auf lipoide Substanzen die Lymphocyten reagieren. — Lymphocytose als Abwehrmaßregel des |Organismus gegen fettartige Krankheitserreger. — Beziehungen der fetthaltigen Leprabazillen zu Lymphocyten. — Abschmelzen ihrer Hüllen in den einkernigen Zellen.

Wechselseitige Beziehungen zwischen den Antigenen und Antikörpern bei Tuberkulose, Lepra und Lues. — Reaktive Wirkung der Lymphocyten und Plasmazellen bei der Syphilis. — Primäraffekt. — Leistendrüsenschwellung, Zeitpunkt der Entstehung der Wassermannschen Reaktion. — Verbrauch von Lipoid und Säurebildung beim Zustandekommen der Wassermannschen Reaktion. — Chemische Ähnlichkeit der lipoiden Luesspirochäten mit Lecithin, auch in ihren Reaktionen. — Wassermannsche Reaktion mit den Exsudaten der Brust- und Bauchhöhle, den Lymphdrüsen und der Milz nach mehrfachen intrapleuralen und intraperitonealen Lecithininjektionen. — Beziehungen zwischen Wassermannscher Reaktion und spezifischer lipatischer Ambozeptorenwirkung. — Deutung der positiven und negativen Wassermannschen Reaktion. — Erklärung des unspezifischen Auftretens der Wassermannschen Reaktion. — Lymphocytose, Fettspaltung, Spirochätenauflösung und Wassermannsche Reaktion in der Cerebrospinalflüssigkeit.

Lecithin in wäßriger Emulsion. — Erzeugung von reinen Lymphocytenherden. — Lecithin in öliger Lösung. — Reines Lecithin. — Verschiedenartigkeit und Wandlungsfähigkeit auch der Reaktionszellen, Ge-

II. Biologisch-klinischer Teil.

Literatur.

1. **Bier**, Hyperämie als Heilmittel. Leipzig 1906.

1a. **Bergel**, Berliner klin. Wochenschr. 1918. Nr. 35.

2. — Münchner med. Wochenschr. 1909. Nr. 2, 1910. Nr. 32. Deutsch. Congr. f. inn. Med. Wiesbaden 1913. Münchner med. Wochenschr. 1916. Nr. 31.

2a. **Arneth**, Deutsche med. Wochenschr. 1920. Nr. 5; **Arnold**, Münchner med. Wochenschr. 1906. Nr. 13; **Baumgarten**, Zentralbl. f. allg. Path. **1.** 1890; **Deußing**, Jahrb. f. Kinderheilk. **89.** 1919. Heft 4; **Ehrlich, Lazarus und Naegeli**, Anämie in Nothnagels Handb. 2. Aufl. 1909; **Gullaud**, Brit. Med. Journ. 1904. Nr. 2286; **Helly**, Zieglers Beitr. **37.** 1904; **Herxheimer**, Ergebn. d. allg. Path. **11;** Verhandl d. Gesellsch. deutsch. Naturf. u. Ärzte 1913; **Houston**, Brit. Med. Journ. 1904. Nr. 2280; **Joannovics**, Naturf. u. Ärztevers. 1909; **Marchand**, Proz. d. Wundheil. 1901; Deutsche Path. Gesel'sch. 1913; v. **Marschalko**, Arch. f. Derm. u. Syph. **30** und Zentralbl. f. allg. Path. **10.** 1899; **Maximow**, Fol. Haemat. **8.** 1909; **Nägeli**, Blutkr. Leipzig 1912; **Schaffer**, Jena 1910.

3. Münchner med. Wochenschr. 1909. Nr. 2.

3a. **Fiessinger und Marie**, Compt. rend. de la Soc. biol. 67. 1909. 177; Journ. de Physiol. et Path. génér. 67. 107 u. 177.

4. Münchner med. Wochenschr. 1919. Nr. 33.

5. **Resch**, Deutsch. Arch. f. klin. Med. **118.** Heft 2.

6. Münchner med. Wochenschr. 1912. Nr. 12; Deutsch. Arch. f. klin. Med. **106.** 1912; Berliner klin. Wochenschr. 1919. Nr. 39; Zeitschr. f. exper. Path. u. Therap. **21.** 1920.

6a. **Brückner**, Gräfes Arch. **100.** Heft 3 bis 4; **Lippmann und Plesch**, Deutsche med. Wochenschr. 1913. Nr. 29; **Lippmann und Brückner**, Deutsch. Kongr. f. inn. Med. Wiesbaden 1914; Zeitschr. f. exper. Path. u. Therap. **19.** 1917. Heft 2; **Patella**, Deutsche med. Wochenschr. 1910. Nr. 32.

7. **Heidenhain**, Herrmanns Handb. d. Physiol. (Phys. d. Absonderungsvorgänge) Leipzig 1883. **5.**

8. **Lily Huie**, Quaterl. Journ. of. microsc. science 39.

9. **Greenwood**, Journ. of. Physiol. 1896. 20.

10. **Hodge**, Journ. of Morph. 1892. 7; **Lugaro**, Lo Speriment. giorn. med. 1895. Ann. 44; **Mann**, Journ. of Anat. and Physiol. 1894.

11. **Heidenhain**, Herrmanns Handb. d. Physiol. Leipzig 1883. **5**; **Partsch**, Inaug. Dissert. Breslau 1880.

12. **Pröscher**, Virch. Arch. **179.** Heft 1; **Wolff und v. Torday**, Berliner klin. Wochenschr. 1904. Nr. 49.

13. Almkvist, Virch. Arch. **61**. 1902; Askanazy, Zentralbl. f. path. Anat.
    16. 1905; Brückner, Zeitschr. f. Augenheilk. **38**. Heft 3 bis 4; Ham-
    merschlag, Frankf. Zeitschr. f. Path. **28**. Heft 1; Helly, Zieglers Beitr.
    37; Wiener klin. Wochenschr. 1902. Nr. 38; Hirschfeld, Berliner klin.
    Wochenschr. 1901. Nr. 40; Jolly, Compt. rend. de soc. biol. Paris 1898;
    F. Marchand, Verhandl. d. Deutschen path. Gesellsch. 1913; Maximow,
    Fol. haem. **8**. 129; Orth, Deutsche med. Wochenschr. 1906; Pappenheim,
    Fol. haem. **3**. 1906; Ranvier, Arch. d'Anat. microsc. 1897. T. 1;
    Schridde, Deutsche Path. Gesellsch. 1906, Münchner med. Wochenschr.
    1905. Nr. 26 u. 39, 1906. Nr. 4; Zieglers Zentralbl. 1905, Entzündungs-
    lehre 1910, Münchner med. Wochenschr. 1909. Nr. 39; Schwarz, Ge-
    sellsch. f. inn. Med. u. Kinderheilk. Wien 1904, Wiener klin. Wochenschr.
    1904. Nr. 44, Virch. Arch. **179**; Wlassow und Sepp, Virch. Arch. **176**.
    1904; A. Wolff, Berliner klin. Wochenschr. 1901, 1904, 1906, Zeitschr.
    f. klin. Med. **45**. 1902 u. **52**. 1904; K. Ziegler, Deutsch. Arch. f. klin.
    Med. **99**.
14. Bergel, Zeitschr. f. Immun.-Forsch. **14**. 1912. Heft 3, **17**. 1913. Heft 2, **27**.
    1918. Heft 6.
15. Bang und Forßmann, Hofmeisters Beitr.' **8**. 1906; Gottlieb und Lef-
    mann, Med. Klin. 1907. Nr. 15.
16. Neuberg und Rosenberg, Berliner klin. Wochenschr. 1907, Neuberg und
    Reicher, Münchner med. Wochenschr. 1907. Nr. 35, Biochem. Zeitschr.
    4. 1907.
17. Albrecht und Hedinger, Zieglers Zentralbl. 1904; Köppe, Pflügers Arch.
    107 u. Fol. haem. **2**. 1905; Schilling, Münchner med. Wochenschr. 1911.
    Nr. 9.
18. Achard, Foix und Salin, Compt. rend. Soc. biol. 1912. T. 73, Presse méd.
    1913. Nr. 14; Banti, Sperimentale 67. 1913. Nr. 4; Gilbert, Chabrol
    und Benard, Compt. rend. Soc. biol. **73**. Nr. 35 u. 37; Metschnikoff,
    Immun. bei Infektionskrankh. Jena 1902; Morgenroth und Korschun,
    cit. n. Hirschfeld, Fortschr. a. d. Geb. d. Blutkr. Deutsch. Klin. 1909;
    Pribram, Wiener klin. Wochenschr. 1913. Nr. 40; Shibayama, Zen-
    tralbl. f. Bakteriol. **30**. 1901. Abt. 1; Tarassewitsch, Ann. Pasteur **16**.
    1902. Nr. 2; Toti, Speriment. 67. 1913. Nr. 4; Weil, Ann. et Bull. Soc.
    Bruxelles 1912.
18a. Dudgeon, Lancet 1905. Nr. 4242; Erb, Deutsche med. Wochenschr. 1907.
    Nr. 21; Froin, Paris 1910; Jobling and Bull, Journ. of exper. med.
    1912. S. 483 u. **17**. 1913; Krasny, Fol. haem. Oct. 1913; Meyer-Betz
    und Port, Zeitschr. f. ges. exper. Med. **3**. 1914. Heft 4 bis 6; Ostrowsky,
    Russky Wratsch 1910. Nr. 7.
18b. Chvostek, Münchner med. Wochenschr. 1918. S. 199; U. Friedemann,
    Deutsche med. Wochenschr. Nr. 15; Wohlgemuth, Biochem. Zeitschr.
    39. S. 302.
19. Gengou, Ann. Pasteur 1899. T. 13 u. 1901. T. 15; Tarassewitsch, Ann.
    Pasteur 1902. T. 16; Metschnikoff, Immun. b. Infektionskrankh. Jena
    1902; Schneider, Arch. f. Hyg. **70**. 1909.
20. Frank und Rosenthal, Münchner med. Wochenschr. 1913. Nr. 26 u. 29;
    Ohta, Kohshi, Biochem. Zeitschr. **46**. 1912. Heft 3 bis 4.
21. Babkin, d. äußere Sekretion d. Verdauungsdrüsen, Berlin 1914; Pawlow,
    in Nagels Handb. d. Physiol. Braunschweig **2**. 1907; Wohlgemuth,
    Berliner klin. Wochenschr. 1907. Nr. 47 u. Biochem. Zeitschr. **39**. 1912.
22. Zeitschr. f. Tuberkulose **22**. 1914. Heft 4; **23**. 1915. Heft 4 u. Beitr. z. Klinik
    d. Tuberkulose **38**.
23. v. Behring, Berliner klin. Wochenschr. 1904. Nr. 4 u. Tuberkulosis **6**. 1907;
    Bittrolf und Momose, Deutsche med. Wochenschr. 1912. Nr. 1; Boas
    und Ditlevsen, Hospitalstid. 1910. Nr. 46; Chiari, Wiener klin.
    Wochenschr. 1911. Nr. 15; Constantini, Gaz. degli osped. 1913. Nr. 3;

Collmann Inaug.-Diss. Würzburg 1916; Geipel, Münchner med. Wochenschr. 1910. S. 1199; Hatano, Beitr. z. Klinik d. Tuberkulose 16. Heft 1; Ingwersen, Zentralbl. f. inn. Med. 1918. Nr. 13; Ishiwara, Zentralbl. f. Bakteriol. 68. Heft 1; Knoll, Deutsch. Arch. f. klin. Med. 109. Heft 1 bis 2; Krüger, Münchner med. Wochenschr. 1910. Nr. 22; Krylow, Zeitschr. f. Hyg. 70. Heft 1; Lebedewa und Shashina, Nowojew Med. 1913. Nr. 10; Matson, Beitr. z. Klinik d. Tuberkulose 24. 1912. Heft 2; Much, Ebenda 8. Heft 1 u. 4; Liebermeister, Deutsche med. Wochenschr. 1909. Nr. 28; Rosenblat, Zentralbl. f. Bakteriol. 58; Rosenthal, Münchner med. Wochenschr. 1918. Nr. 46; Weiß, Ebenda 1909. Nr. 9; Wehrli, Wiener med. Wochenschr. 1910. Nr. 24; Wirths, Münchner med. Wochenschr. 1908. Nr. 32; Wolff, Paul, Ebenda 1909. Nr. 45.

24. Achalme, Compt. rend. Soc. biol. 1899. S. 568; Bartel, Wiener klin. Wochenschr. 1905. .Nr. 34 u. 1913. Nr. 13, Probl. d. Tuberkulose 1909; Bartel und Neumann, Ebenda 1905. Nr. 41; Zentralbl. f. Bakteriol. 40. Heft 4 und 5; Bartel, Neumann und Hartl, Ebenda 48. Heft 5; Bartel, Neumann und Leimser, Ebenda 56. Heft 5; Bayle, Rev. de Méd. Juni 1911; Bürgers, Deutsche med. Wochenschr. 1911. S. 1421; Fontes, Zentralbl. f. Bakteriol. 50. Heft 1; Gullaud, Brit. Med. Journ. 1904. Nr. 2280; Haentjes, Weekbl. f. Geneesk. 1906. Nr. 13; Harrower, Lancet, 1913. 22. Febr.; Livierato, Riforma med. 1909. Nr. 11 u. Gaz. degli osped. 1910. Nr. 85; Manfredi und Frisco, Münchner med. Wochenschr. 1904; Manonkhin, Compt. rend. Soc. biol. 1913. T. 74; Marfan, Weill-Hallé et Lemaire, Journ. d. Physiol. et d. Path. génér. 15. 1913. Nr. 4; Metalnikoff, Zeitschr. f. Immun. 22. 1914. Heft 3; Zentralbl. f. Bakteriol. 41. 1916. Heft 3; Neumann und Wittgenstein, Beitr. z. Klinik d. Tuberkulose 12. Heft 2 u. 13; Perez, Ann. d'Igiene sperim. 7. Fasc. 3. 8. Fasc. 1 et Policlin. Soz. Chir. 19. 1913; Schröder, Beitr. z. Klinik d. Tuberkulose 12. 1909. Heft 2; Schröder, Kaufmann und Kögel, Ebenda 23. 1912. Heft 1; v. Stockum, Wiener klin. Wochenschr. 1912. Nr. 49; Titze, Tag. d. fr. Verein. f. Mikrobiol. 1912.

25. Borisjak, Sieber und Metalnikoff, Zeitschr. f. Immun. 12. Heft 1.

26. Kraus und Hofer, Deutsche med. Wochenschr. 1912. Nr. 26 u. Wiener klin. Wochenschr. 1912. Nr. 29; Bail, Wiener klin. Wochenschr. 1905. Nr. 9; Borrel, Ann. Pasteur 1893 u. 1894; Broden, Arch. de méd. exp. 1899; Bürgers, Verf. f. wiss. Heilk. Königsberg 27 Febr. 1911; Constantini, Ann. del. Istit. Maragliano 7. 1913 u. Gaz. degli osped. et clin. Jan. 1913; Dembinski, Ann. Pasteur 13; Fiessinger und Marie, Compt. rend. Soc. biol. Juli 1909 u. Journ. de Phys. et Path. 1910; Löwenstein, Deutsche med. Wochenschr. 1907. Nr. 43 u. Zeitschr. f. Hyg. u. Infekt.-Krankh. 55. 1907. Heft 3; Maffi, Zentralbl. f. Bakteriol. 69. S. 355 u. 555; Manwaring und Bronfenbrenner, Proc. soc. exp. 10. Heft 2 u. 3 u. Journ. exper. med. 1913. Nr. 6; Markl, Zentralbl. f. Bakteriol. 38. S. 69; Metalnikoff. Ebenda 41. Heft 3, Zeitschr. f. Immunforsch. 22. 1914. Heft 3; Metschnikoff, Virchows Arch. 113; Münch, Zeitschr. f. Tuberkulose 16. Heft 5; Neporoshny, Zentralbl. f. Bakteriol. ref. 39. 1906. S. 264; Orth, Deutsche med. Wochenschr. 1906. Nr. 3; Stuber und Rütten, Münchner med. Wochenschr. 1913. Nr. 29.

27. Altstädt, Beitr. z. Klinik d. Tuberkulose 1913, Supplementband, S. 231; Arloing, Acad. de méd. 22. 27. I. Bull. med. 22. 9.; Aronsohn, Berliner klin. Wochenschr. 1898, Nr. 22, ibid. 1910. Nr. 35 u. 44; Arch. f. Kinderheilk. 30. 1902. 23; Aßmann, Münchner med. Wochenschr. 1909. Nr. 13; Auclair und Paris, Arch. méd. expér. 19. 1907. 129 und ebendort 20. 1908. 737; v. Behring, Berliner klin. Wochenschr. 1899. Nr. 25 und Tuberkulosis 6. 1907. 429; Bendix, Deutsche med. Wochenschr.

1901. Nr. 18; Berka, Zentralbl. f. Bakteriol. **51**. Heft 4; von Betegh, Ebenda **47**. 1908. Heft 5, **49**. 1909. Heft 2 u. **52**. 1909. Heft 4; Bulloch und Macleod, Journ. of Hyg. **4**. 1904. Nr. 1; Cantacuzène, Ann. Pasteur 1905. S. 699; Chiesi Gaz. degli osped. 1904. Nr. 97; Deycke, Münchner med. Wochenschr. 1910. S. 633, Deutsche med. Wochenschr. 1907. S. 89; Deycke und Reschad, Deutsche med. Wochenschr. 1905. Nr. 14 u. 15 u. 1907. Nr. 3; Ehrlich, Ebenda 1882. S. 269 u. 1883. S. 159 und Charité Ann. 1886. Jahrg. 11. S. 123; Eisenberg, Berliner klin. Wochenschr. 1910. Nr. 8; Fontes, Zentralbl. f. Bakteriol. **30**. 1900. S. 670; Frei, Ebenda. **61**. Heft 4 bis 5; Geipel, Beitr. z. Klinik d. Tuberkulose **17**. 1910. Heft 1. S. 51 und Münchner med. Wochenschr. 1909. S. 1154; Gram, Fortschritte d. Med. 1884. S. 185; Hammerschlag, Zentralbl. f. inn. Med. 1891. Nr. 1; Hatano, Berliner klin. Wochenschr. 1909. Nr. 37 u. Beitr. z. Klinik d. Tuberkulose **16**. 1910. S. 55; Helbing, Deutsche med. Wochenschr. 1900. Nr. 23; V. Hofmann, Wiener klin. Wochenschr. 1894. S. 712; Jessen und L. Rabinowisch, Zentralbl. f. Bakteriol. **54**. 1910. S. 454; Kirchenstein, Ebenda. **66**. 1912. S. 144 und Beitr. z. Klinik d. Tuberkulose **29**. 1914. S. 155 u. **31**. Heft 1. S. 33; Klebs, Zentralbl. f. Bakteriol. **20**. 1896. S. 488; Klein, Ebenda. **12**. 1892. S. 905 und **28**. 1900. S. 113; Knoll, Beitr. z. Klinik d. Tuberkulose **15**. 1910. S. 211 und **17**. 1910. S. 65 und Korrespondenzbl. f. Schweiz. Ärzte 1911. Nr. 2; Koch, Deutsche med. Wochenschr. 1891. S. 1189 und 1897. Nr. 14; Kossel, in Kolle-Wassermann, Handb. d. path. Mikroorg. **5**. 1913; Kronberger, Beitr. z. Klinik d. Tuberkulose **16**. 1910. Heft 2 und Korrespondenzbl. f. Schweiz. Ärzte 1911. Nr. 10; Krylow, Zeitschr. f. Hyg. **70**. 1912; Kürthi, Wiener klin. Wochenschr. 1907. Nr. 49; Landolt, Zeitschr. f. ärztl. Fortb. 1911. Nr. 19; Lichtenhahn, Korrespondenzbl. f. Schweiz. Ärzte 1910. Nr. 33; Liebermeister, Deutsche med. Wochenschr. 1909. Nr. 28; London und Rivkind, Zeitschr. f. physiol. Chem. **56**. 1908. Heft 6; Marmorek, 13. Intern. med. Kongr. 1900, Zeitschr. f. Tuberkulose **1**. 1900. S. 444; Mertelli, Berliner klin. Wochenschr. 1915. Nr. 22; Michaelides, Beitr. z. Klinik d. Tuberkulose **8**. 1907. S. 79; Much, Ebenda. **8**. 1907. Heft 1, 3 u. 4 und **11**. Heft 1 und Berliner klin. Wochenschr. 1908. Nr. 14, Derm. Studien **21**. 1911 (Festschrift Unna), Ergebn. d. wissensch. Med. 1911. Heft 6 und Münchner med. Wochenschr. 1911. S. 597; Much und Leschke, Beitr. z. Klinik d. Tuberkulose **20**; Neelsen, Zentralbl. f. d. med. Wiss. 1883. S. 600; Nishimura, Arch. f. Hyg. **21**. S. 61; Polugorodnik, Beitr. z. Klinik d. Tuberkulose **18**. 1910. S. 169; Ritchie, Journ. of path. and bact. **10**. 1905. 334; Rodes, Beitr. z. Klinik d. Tuberkulose **27**. 1913. S. 77; Ruppel, Zeitschr. f. physiol. Chem. **26**. 1898; Schulz, Deutsche med. Wochenschr. 1909. S. 1569; de Schweinitz und Dorset, Zentralbl. f. Bakteriol. **22**. 1897. S. 209 und **23**. 1898. S. 993; Sciallero, ref. ebenda **36**. 1905. S. 565; Spengler, Deutsche med. Wochenschr. 1895. S. 244, Zeitschr. f. Hyg. u. Infekt.-Krankh. **49**. 1905. S. 541 und Deutsche med. Wochenschr. 1907. S. 337; Zeitschr. f. Hyg. **51**. 1905. S. 335 und **42**. 1903. S. 90; Unna, Zentralbl. f. Bakteriol. **3**. 1888. S. 97 und ref. ebenda. **21**. 1897. S. 938; Uhlenhuth und Xylander, Arbeiten a. d. Kais. Gesundh.-Amte **32**. 1909; Wehrli und Knoll, Beitr. z. Klinik d. Tuberkulose **14**. 1909. S. 135; Weiner, Münchner med. Wochenschr. 1914. Nr. 34; von Weeismeyr, Zeitschr. f. klin. Med. **62**. 1907; Weiß, Münchner med. Wochenschr. 1909. Nr. 9 und Berliner klin. Wochenschr. 1909. Nr. 9 u. 40; Weyl, Deutsche med. Wochenschr. 1891. S. 256; Wirths, Münchner med. Wochenschr. 1908. S. 1687; Ziehl, Deutsche med. Wochenschr. 1882. S. 451 und 1883. S. 62 u. 247.

28. Aronsohn, l. c.; Bürger, Biochem. Zeitschr. **78**. 1916. A. 3, 4; Deycke, l. c.; Koch, l. c.

29. Aronsohn, l. c.; Ehrlich, Marmorek, l. c.
30. Sahli, Tuberkulinbehandlg. Basel 1913; Wassermann und Bruck, Deutsche med. Wochenschr. 1906. Nr. 12; Wolff-Eisner, Berliner klin. Wochenschr. 1910. Nr. 36, Handb. d. Serumtherap. München 1910.
31. Kleinschmidt, Berliner klin. Wochenschr. 1910. Nr. 2.
32. Bischoff, Inaug.-Diss. Berlin 1891; Botkin, Deutsche med. Wochenschr. 1892; Grawitz, Ebenda. 1893. Nr. 51, Zeitschr. f. klin. Med. 21; Grawitz und Botkin, Klin. Path. d. Blutes 1906; Reichmann, Deutsch. Arch. f. klin. Med. 126. Heft 5—6; Eduard Schulz, Beitr. z. Klinik d. Tuberkulose 21. Heft 1; Stanculeano und Mihail, ref. Deutsche med. Wochenschr. 1909. S. 1891; Wolff-Eisner, Berliner klin. Wochenschr. 1904 u. 1906.
33. Calmette, Deutsche med. Wochenschr. 1908. Nr. 40; Dietschy, Münchner med. Wochenschr. 1908. Nr. 24; Schenk-Seiffert, Ebenda. 1907. Nr. 46.
34. Hoke, Wiener klin. Wochenschr. 1917. Nr. 22.
35. Tschistowitsch, Zieglers Beitr. 42. 1907. Heft 1.
36. Sahli, Tuberkulinbehandlg. Basel 1913.
37. Heiberg, Zentralbl. f. allg. Path. 30. 1919. Heft 5.
38. Baumgarten, Ebenda. 30. 1919. Heft 2.
39. Joest, Virchows Arch. 203. Heft 3; Joest und Emshoff, Ebenda. 210. Heft 2.
40. Lüdke, Münchner med. Wochenschr. 1908. Nr. 16; Wichmann, Berliner klin. Wochenschr. 1917. Nr. 23; Wassermann-Bruck, Deutsche med. Wochenschr. 1906. Nr. 12; Arloing und Courmont, Compt. rend. Soc. biol. 66. S. 918; Caffarena und Corradi, Ann. dell' istit. Maragliano 6. Heft 3; Karwacki, Presse méd. 1913. Nr. 24; Livierato et Crossonini, Gaz. degli osped. 1911. Nr. 4.
41. Preti, Münchner med. Wochenschr. 1914. Nr. 5; Störck, Wiener klin. Wochenschr. 1909. Nr. 23.
42. Mazzuoli, Gaz. degli osped. 1911. Nr. 80.
43. Siehe unter 23.
44. Heile, Zeitschr. f. klin. Med. 55.
45. Müller und Jochmann, Münchner med. Wochenschr. 1906. Nr. 29.
46. Deycke, Deutsche med. Wochenschr. 1907. Nr. 3; Shiota, Mitt. Grenzgeb. 19. 1909. Heft 4; Hoffmann, Deutsche med. Wochenschr. 1907. Nr. 26.
47. André et Léger, ref. Folia haemat. IX. S. 151; Cabral de Lime, Ebenda. 3. S. 629; Favre, Maurice et Savy, Arch. de méd. expér. et d'anat. pathol. 1913. S. 25. Nr. 2; Stein, Wiener klin. Wochenschr. 1912. Nr. 42.
48. Arning und Lewandowsky, Deutsche med. Wochenschr. 1909. Nr. 28.
49. Deycke, Ebenda. 1907. Nr. 3; Münchner med. Wochenschr. 1911. Nr. 43; Much, Ebenda. 1909. Nr. 36.
50. Becker, Deutsche med. Wochenschr. 1900. Nr. 36; Bieganski, Arch. f. Derm. u. Syph. 24. 1892. S. 43; Bose, Soc. biol. 1903; Ehrmann, Handb. d. Geschlechtskrankh. 2; Engwer, Berliner klin. Wochenschr. 1907. Nr. 45; Fischer und Chen Pan Nien, Ebenda. 1919. Nr. 38; Grawitz, Klin. Path. d. Blutes 3. Aufl. Leipzig 1906; Hauck, Arch. f. Derm. u. Syph. 78. 1906; Hoffmann, Münchner med. Wochenschr. 1911. Nr. 13; Kraus, Intern. med. Kongr. Budapest 1909; Landsteiner, Exp. Syph. Handb. d. Geschlechtskrankh. 2; Loeper, Arch. de parasit. 1903; Mathis, J. D. Bordeaux 1901; Merzbacher, Zentralbl. f. Nervenheilk. u. Psych. 1906. Nr. 29; Nägeli, Blutkrankh. Leipzig 1912; Rille, Wiener klin. Wochenschr. 1893; Sabrazès und Mathis, Soc. biol. 1902; Schridde, Deutsche Path. Ges. 1905; Sorrentino, cit. n. Winkler, Lubarsch-Ostertag 1912; Stahl, Deutsche med. Wochenschr. 1906. S. 623; Uhlenhuth, Mulzer und Koch, Ebenda. 1912. Nr. 23; Verrotti, cit. n. Winkler, Lubarsch-Ostertag 1912; Versé, Münchner med. Wochenschr. 1913. Nr. 44; Virchow, Die krankh. Geschwülste 2.

50a. Handb. d. Geschlechtskrankh. von Ehrmann u. Finger. 1912. 2.

51. Citron und Reicher, Berliner klin. Wochenschr. 1908. Nr. 30; Eckstein, Zeitschr. f. Immun. 18. Heft 2.

52. Andernach, Arch. f. Psych. 1910; Frenkel-Heiden, Neurol. Zentralbl. 1911. Nr. 22; Hauptmann, Deutsche Zeitschr. f. Nervenheilk. 51; Hochhaus, ref. Münchner med. Wochenschr. 1911. S. 2776; Kretschmer, Deutsche med. Wochenschr. 1907. Nr. 46; Lange, Berliner klin. Wochenschr. 1912. Nr. 19; Lazarus, ref. Deutsche med. Wochenschr. 1911. S. 186; Meyer, Berliner klin. Wochenschr. 1904. Nr. 5; Nonne, Verhandl. d. Gesellsch. deutsch. Naturf. u. Ärzte 1913; Schlesinger, Deutsche med. Wochenschr. 1904. Nr. 28; Schreiber, Deutsch. Kongr. f. inn. Med. Wiesbaden 1911; Siemerling, Berliner klin. Wochenschr. 1904. Nr. 21; Wolff, Deutsche med. Wochenschr. 1910. Nr. 16.

53. Lorenz, Berliner klin. Wochenschr. 1920. S. 24; Szabo, Zeitschr. ges. Neurol. 17. 1913. Heft 2/3.

54. Porges und Meier, Berliner klin. Wochenschr. 1908. Nr. 15; Wassermann und Plaut, Deutsche med. Wochenschr. 1906. Nr. 44.

55. Babes, Zeitschr. f. Immun. 7. Heft 5/6; Müller und Süß, Wiener klin. Wochenschr. 1911. Nr. 16; Georg Meyer, Vers. deutsch. Naturf. u. Ärzte 1910; Steffenhagen, Berliner klin. Wochenschr. 1910. Nr. 29.

56. Akerberg, usw., Lepra, Bibliotheca internat. 9. Januar 1910; Baermann, Münchner med. Wochenschr. 1910. Nr. 41; Bruck und Geßner, Berliner klin. Wochenschr. 1909. Nr. 13; Eitner, Wiener klin. Wochenschr. 1908. S. 729; Frugoni und Pisani, Berliner klin. Wochenschr. 1909. Nr. 33; Lewin, Russk. Wratsch. 1911. Nr. 33; Montesanto und Sotiriades, Presse méd. 1910. Nr. 70; Norkuriew, Russk. Wratsch. 1910. Nr. 27; Rostocki, ref. Deutsche med. Wochenschr. 1909. S. 997; Serra, il Policlin. 17. 1910; Wassermann, ref. Deutsche med. Wochenschr. 1910. S. 1981; Wechselmann und Meyer, Deutsche med. Wochenschr. 1908. Nr. 31.

57. Thomsen und Bjarnhjedinsson, Hospitalstid. 1910. Nr. 33, ref. Deutsche med. Wochenschr. 1910. S. 1822.

58. Babes, Leprakonferenz Bergen 1909; Nicolle, Arch. de l'Inst. Pasteur d. Tunis 1907. Nr. 4; Sordelli und Fischer, Wiener klin. Wochenschr. 1917. Nr. 40.

59. Calmette, Deutsche med. Wochenschr. 1908. Nr. 40; Köhler, Münchner med. Wochenschr. 1910. Nr. 35.

60. Siehe unter 48.

61. Siehe unter 32.

62. Bertarelli, Zentralbl. f. Bakteriol. 41. 1906. Heft 3.

63. Altmann, ref. Münchner med. Wochenschr. 1911. S. 1424; Herxheimer und Altmann, Deutsche med. Wochenschr. 1911. Nr. 10.

64. Hoffmann, ref. Münchner med. Wochenschr. 1910. S. 2665; Rost, Ebenda. 1911. Nr. 21; Werner, Deutsche med. Wochenschr. 1910. Nr. 39.

65. Porges und Meyer, Berliner klin. Wochenschr. 1908. Nr. 15.

66. Pappenheim, 2. Jahresversammlung d. Gesellsch. deutsch. Nervenärzte 1908, Münchner med. Wochenschr. 1910. Nr. 4, Zeitschr. f. Nervenheilk. 36; Jacobsthal, Münchner med. Wochenschr. 1910. Nr. 19; Kronfeld, Zeitschr. f. d. ges. Neurol. u. Psych. 1.

67. Nathan, Zeitschr. f. Immun. 27. Heft 3.

68. Silberstein, Biochem. Zeitschr. 88. 1918. Heft 1/2.

69. Münchner med. Wochenschr. 1912. Nr. 20.

70. Dohi, Arbeiten a. d. Kais. Gesundh.-Amte 37. 1911. S. 514.

71. von Bergmann, ref. Münchner med. Wochenschr. 1918. S. 520 u. a.

72. Landouzy, ref. Deutsche med. Wochenschr. 1898. 128.

73. Hecht, Arch. f. Derm. u. Syph. 108. 1912. S. 387.

74. Delbanco, Deutsche med. Wochenschr. 1919. Nr. 6; Neißer, Ebenda; Paris, ref. Münchner med. Wochenschr. 1911. S. 547; Poutrier, Ebenda. 1911. S. 547; Uhlenhuth und Mulzer, Zentralbl. f. Bakteriol. **64.** S. 165.

75. Bab, Münchner med. Wochenschr. 1907. Nr. 46; Bartel und Stein, Wiener klin. Wochenschr. 1908. Nr. 20.

76. Benda, ref. Deutsche med. Wochenschr. 1911. S. 713 und Münchner med. Wochenschr. 1911. S. 77.

77. Craig und Nichols, Journ. of Amer. Med. Assoc. 1911. Nr. 6.

78. von Eisler.

79. Boas und Petersen, Hospitalstid. 1911. Nr. 16; Ernst Fränkel, ref. Münchner med. Wochenschr. 1913. S. 1913; Reicher, Deutsche med. Wochenschr. 1910. Nr. 13; Wolfsohn, Ebenda. 1910. Nr. 11.

80. Sarbo und Kiß, Deutsche Zeitschr. f. Nervenheilk. **40.** Heft 5/6.

81. Peritz, Berliner klin. Wochenschr. 1908. Nr. 2.

82. Citron, Diskuss. z. Vortr. Peritz ref. Deutsche med. Wochenschr. 1910. S. 483.

83. Siehe unter 56.

84. Böhm, ref. Deutsche med. Wochenschr. 1909. Nr. 17; Ferrari und Gioseffi, Ebenda. 1911. S. 1909; de Haan, Arch. f. Schiffs- u. Tropenhyg. 17. 1913; Much und Eichelberg, cit. n. Kraus-Levaditi, Handb. d. Immun. 2. S. 114; Schoo, Tijdschr. v. Geneesk. 1910. Nr. 5; Seyfarth, Berliner klin. Wochenschr. 1918. Nr. 39; Tamburini, ref. Deutsche med. Wochenschr. 1910. S. 1981; Valerio, Riforma med. 1911. Nr. 5.

85. Korschun und Leibfreid, Deutsche med. Wochenschr. 1909. Nr. 27.

86. Schilling und von Hoeßlin, Ebenda. 1908. Nr. 33 u. a.

87. Williamson, Lancet 1909. Nr. 4467.

88. Hayn und Schmitt, Münchner med. Wochenschr. 1910. Nr. 49.

89. Holzmann, Ebenda. 1909. Nr. 14.

90. Hauck, Ebenda. 1910. Nr. 1; Hoffmann, ref. Deutsche med. Wochenschr. 1911. S. 2402; Reichardt, Münchner med. Wochenschr. 1909. Nr. 41; Sachs, Arch. f. Derm. u. Syph. **123.** 1916. Heft 5; Schönfeld, Ebenda. **126.** Heft 2; Zumbusch, Wiener klin. Wochenschr. 1910. Nr. 15.

91. Raubitschek, Lubarsch-Ostertag 1915.

92. Bianchi und Agarzi, cit. bei Raubitschek; Devoto cit. Ebenda; Grigorescu und Galasescu, ref. Zentralbl. f. inn. Med. 1904. S. 388; Hillmann, Amer. Journ. of Med. Sc. **145.** 1913. Nr. 4; Nice, Mc. Lester und Torrauce, Journ. of Amer. Med. Assoc. 25. März 1911; Sambon, Journ. Trop. Med. and Hyg. **13.** 1910. Nr. 18/21; Vidom und Gatti, cit. bei Raubitschek; S. Wassermann, Wiener klin. Wochenschr. 1918. Nr. 6.

93. Bass, Journ. of Amer. Med. Assoc. 1909.

94. von Wassermann und Lange, Berliner klin. Wochenschr. 1914. Nr. 11.

95. Krämer, Münchner med. Wochenschr. 1918. Nr. 41.

96. M. Pappenheim, Gesellsch. deutsch. Nervenärzte Heidelberg 1908; Münchner med. Wochenschr. 1910. Nr. 44.

97. Dohi und Tanako, Deutsche med. Wochenschr. 1911. Nr. 48.

98. Böhnke, Berliner klin. Wochenschr. 1912. Nr. 25; Hecht, Münchner med. Wochenschr. 1910. Nr. 49; Tryb, Časop. lék. česk. 1911. Nr. 12.

99. Alt, Münchner med. Wochenschr. 1910. Nr. 11; Heden, Derm. Zeitschr. 1913. Heft 16/17; Hueter, ref. Münchner med. Wochenschr. 1911. S. 759; Levy-Bing, Ebenda. 1912. S. 845; Martius, Ebenda. 1910. Nr. 51; Pawlow, Russ. Zeitschr. f. Haut- u. Geschlechtskrankh. 21. April 1911; Postojew, ref. Münchner med. Wochenschr. 1912. S. 2529; Schwär, Arch. f. Derm. **40.** 1908; Münchner med. Wochenschr. 1912. Nr. 9; Tschumakow, Diss. Petersburg 1912; Yakimoff, Ann. Pasteur 1911. Nr. 5; Zelenew, ref. Münchner med. Wochenschr. 1911. S. 271.

100. **Rohrbach**, Münchner med. Wochenschr. 1912. Nr. 18.

101. **Loeper**, cit. bei Naegeli, Blutkr. 1912. Leipzig.

102. **Reichmann und Röper**, ref. Münchner med. Wochenschr. 1913. S. 2204.

103. **Bauer und Murschhauer**, Berliner klin. Wochenschr. 1912. Nr. 46; **Bodmer**, Münchner med. Wochenschr. 1913. Nr. 32; **Boruttau**, Zeitschr. f. exper. Path. u. Therap. **18**. Heft 2; **Engwer**, Berliner klin. Wochenschr. 1917. Nr. 45; **Hotz**, Mitt. a. d. Grenzgeb. **24**. 1912. Heft 4/5; **Hotz**, Münchner med. Wochenschr. 1907. Nr. 37; **Jungengel**, ref. ebenda 1912. S. 1977; **Kapsenberg**, Berliner klin. Wochenschr. 1912. Nr. 19; **Klose**, Arch. f. klin. Chir. **59**. Heft 3 und **95**. Heft 3; **Kocher**, ebenda **87**; **Liénaux et Huguen**, Acad. royale de méd. de Belge 1912. 27. April; **Rothschild**, Deutsche med. Wochenschr. 1913. Nr. 9 und 25; **von Salis und Vogel**, Mitt. a. d. Grenzgeb. 17. 1914; **von Salis und Vogel**, ebenda 27. Heft 2; **Sorel**, Ann. Pasteur 1909. Nr. 7; **Staehelin**, Med. Klin. 1912. Nr. 8; **Strauß**, Münchner med. Wochenschr. 1912. Nr. 50; **Weil**, Zeitschr. f. Chemother. **1**. 1913; **Weiß**, Ges. f. inn. Med. u. Kinderkrankh. Wien, 5. Juni 1913; **Wüstmann**, Zeitschr. f. Ohrenheilk. **66**. Heft 1/2.

104. **Gasis**, Therap. d. Gegenw., 1907; **Port und Brunow**, Zeitschr. f. exper. Path. u. Pharm. **76**. Heft 3/4; **Waldstein**, Berliner klin. Wochenschr. 1895. Nr. 26.

105. **C. Stern**, Med. Klin. 1907. Nr. 32.

106. **Neufeld**, Zeitschr. f. Immun. **26**. 1917. Nr. 4; **C. Lange**, l. c.

108. **Ghoreyeb**, Journ. of Amer. Med. Assoc. 1910, 7. Mai; **Wegrad**, ref. Münchner med. Wochenschr. 1911, S. 279.

109. **Traube**, Deutsche med. Wochenschr. 1911. Nr. 5.

110. **Belák**, Biochem. Zeitschr. **90**. 1918. Heft 1/2.

111. Berliner klin. Wochenschr. 1920. Nr. 15 und Virchows Arch. 1920.

112. **Küttner**, Berliner klin. Wochenschr. 1913. Nr. 1.

113. Berliner klin. Wochenschr. 1919. Nr. 39.

114. **Beneke**, Münchner med. Wochenschr. 1910. Nr. 4; **Bernstein**, ref. ebenda. 1912. Nr. 41; **Flexner und Lewis**, ebenda 1910 Nr. 2 und Journ. of Amer. Med. Assoc. 1910, 2. April; **Flexner und Clark**, Ebenda. 1911, 25. Februar; **Forbes**, Lancet 1911, 11. November; **Hoff**, Wiener klin. Rundschau 1913, Heft 18/19; **Krause**, ref. Münchner med. Wochenschr. 1910. S. 47; **Levy**, Klin. Jahrb. **25**. 1911, Heft 2; **Marchand**, ref. Münchner med. Wochenschr. 1910. S. 1971; **Meyer**, Frankfurter Zeitschr. f. Pathol. **5**. Heft 3; **E. Müller**, Monatsschr. f. Kinderheilk. **11**. 1912; **Eduard Müller**, Internat. Ges. f. Pädiatrie, Paris 1912; **Neustäter**, Deutsche med. Wochenschr. 1912. Nr. 15; **Römer und Josef**, Münchner med. Wochenschr. 1910. Nr. 10 u. 20; **Römer**, Deutsche med. Wochenschr. 1911. Nr. 26; **Schultze**, ref. Münchner med. Wochenschr. 1910. S. 46; **Spielmeyer**, Deutsche med. Wochenschr. 1909, Nr. 51; **Walter**, Deutsche Zeitschr. f. Nervenheilk. **45**. 1912. Heft 2; **Zappert**, Internat. Ges. f. Pädiatrie, Paris 1912.

115. **Aschenheim**, Zeitschr. f. Kinderheilk. **9**. 1913. Heft 2 und Naturf. Kongr. Wien 1913; **Baer und Engelsmann**, Deutsch. Arch. f. klin. Med. **112**. Heft 1/2; **Gassul**, Strahlentherap. **9**. 1919. Heft 1; **Rietschel**, ref. Münchner med. Wochenschr. 1914. Nr. 1200; **Traugott**, ebenda. 1920. Nr. 12; **Weill**, Zeitschr. f. Tuberkul. **30**. Heft 1.

116. **Beatson**, Lancet. 10. Juni 1911; **Dominici**, Deutsche Zeitschr. f. Chirurg. **112**. Heft 1/3; **Da Fano**, Zeitschr. f. Immun. **5**. 1910. Heft 1; **Haga**, Berliner klin. Wochenschr. 1912. Nr. 8; **Kraus**, Diskuss. ref. ebenda. 1918. S. 701; **Layman**, Frankfurter Zeitschr. f. Pathol. **15**. 1914. Heft 3; **Maresch**, Münchner med. Wochenschr. 1913. Nr. 4.

117. **Bayon**, M. B. Schmidt, Wacker und Schmincke, Münchner med. Wochenschr. 1911. Nr. 30/31.

118. Beumelburg, Beitr. z. Klinik d. Tuberkulose. **23.** Heft 3; Fränkel und Mach, Zeitschr. f. Hyg. u. Infekt.-Krankh. **67.** 1910 und Münchner med. Wochenschr. 1910 u. 1911; Herxheimer, Beitr. z. Klinik d. Infektionskrankh. **2.** Heft 2; Löffelmann, Beitr. z. Klinik d. Tuberkulose. **24.** 1912. Heft 3; Weinberg, Zeitschr. f. klin. Med. **85.** Heft 1/2; K. Ziegler im Handb. d. Tuberkulose. **5.** 1915 (Liter.).

118a. Mc. Conkey, Med. Rec. N.Y. 1910. Nr. 8; Czerny (Jensen), ref. Münchner med. Wochenschr. 1913. S. 734.

119. Beatty, cit. n. Naegeli; Bramwell, Brit. Med. Journ. 1902; Dock, Americ. Journ. 1893; Hiekens, Brit. Med. Journ. 1903; Höring, Inaug.-Diss. Tübingen 1891; von Jaksch, ref. Münchner med. Wochenschr. 1912. Nr. 49; Körner-Lubarsch, Zeitschr. f. Ohrenheilk. **32.** 1898; Krokiewicz, Wiener klin. therap. Wochenschr. 1904. Nr. 49 und 1905. Nr. 3; Naegeli, Blutkr. Leipzig 1912; Risel, Deutsch. Arch. f. klin. Med. **71;** Stevens, Glasgow Med. Journ. 1903; Türk, Wiener klin. Wochenschr. 1902 und 1903; Weinberger, ebenda. 1903 und Zeitschr. f. Heilk. 1907; Wetter, Frankfurter Zeitschr. f. Pathol. **3.** Heft 3.

120. Bezanzon et Labbé, Lehrbuch, cit. n. Naegeli; Braun, Wiener klin. Wochenschr. 1896; Herxheimer, ref. Münchner med. Wochenschr. 1912. Nr. 46; Sailor und Taylor, Internat. med. Mag. **6,** S. 404; Silhol, Rev. de chirurg. 1901 u. 1903; Tuffier und Milian, Assoc. franc. de Chir. 1901, Soc. anat. 1902.

121. Blumenthal, Ergebn. d. Physiol. **10.** S. 405; Citron und Reicher, Berliner klin. Wochenschr. 1908. Nr. 30.

122. Schenk, Wiener med. Wochenschr. 1909. Nr. 38.

123. Förster, Lancet. 24. Juni 1911; E. Fränkel, Münchner med. Wochenschr. 1919. Nr. 37.

124. Caan, Münchner med. Wochenschr. 1910. Nr. 19; Czerny, ref. ebenda. 1911. S. 543; Lassen, Hospitalstid. 1912. Nr. 49; Tremboir, Deutsch. Arch. f. klin. Med. **101.** Heft 1 u. 2.

125. von Dungern, Münchner med. Wochenschr. 1912. Nr. 2 u. 52.

126. Ascoli und Jzar, Münchner med. Wochenschr. 1910. Nr. 2; Jzar, Ebenda. 1911. Nr. 25; Wiener klin. Wochenschr. 1912. Nr. 33 u. Nr. 49; Köhler und Luger, ref. Deutsche med. Wochenschr. 1912. S. 2342; Wolfsohn, Arch. f. klin. Chir. **102.** Heft 1.

126a. Bayer, Prager med. Wochenschr. 1910. Nr. 1; Da Fano, l. c.; Konjetzny, Münchner med. Wochenschr. 1918. Nr. 11; Ribbert, Deutsche med. Wochenschr. 1916. Nr. 10; Sticker, Münchner med. Wochenschr. 1909. Nr. 50; Theilhaber, Entstehung und Behandlung der Karzinome. 1914.

127. Apolant, Münchner med. Wochenschr. 1913. Nr. 30. S. 1675; Braunstein, Berliner klin. Wochenschr. 1911. Nr. 45; Fichera, Konfer. f. Krebsforsch. Brüssel 1913; Neudörfer, Wiener klin. Wochenschr. 1918. Nr. 29; Oser und Pribram, Zeitschr. f. exper. Path. u. Therap. **12.** Heft 2.

128. Schwarz, Berliner klin. Wochenschr. 1913. Nr. 9; Werner, Münchner med. Wochenschr. 1910. Nr. 37.

129. Aschoff in Krehl-Marchands Handbuch d. allgem. Path. **1.** 1908; Aschoff, Krönig und Gauß, Münchner med. Wochenschr. 1913. Nr. 7 u. 8; Caan, Ebenda. 1913. Nr. 1; Heineke, Ebenda. 1903. Nr. 48, 1904. Nr. 18, 1913. Nr. 48; Mills, Lancet, 13. August 1910; Noorden und Falta, Med. Klin. 1911. Nr. 39; Pappenheim und Plesch, Zeitschr. f. exper. Path. u. Therap. **12.** Heft 1; Rosenow, Berliner klin. Wochenschr. 1917. Nr. 24; Schweitzer, Münchner med. Wochenschr. 1916. Nr. 10 u. 16; K. Ziegler, Zentr. f. med. Elektr. 1907.

130. J. Loeb, Berliner klin. Wochenschr. 1909 u. Wesen der formativen Reizung. Berlin 1910; Reinke, Arch. f. Entwicklungsmech. **23** u. **26.**

131. Szeszi, ref. Deutsche med. Wochenschr. 1912. S. 1437.

133. Siehe bei **Naegeli**, Blutkrankh. Leipzig 1912.
134. **Heß** und **Seyderhelm**, Münchner med. Wochenschr. 1916. Nr. 26.
135. **Fulpius**, Semaine méd. 1911. Nr. 26.
136. R. **Blumenthal**, Rech. exp. sur la genèse des cell. sang. Bruxelles 1904;
     Ciaccio und **Pizzini**, Arch. méd. exp. **17**. 1905; **Erdeli**, Zeitschr. f.
     Biol. **46**, 2; **Grawitz**, Klin. Path. d. Blut. 3. Aufl.; **Pappenheim**, Klin.
     Blutuntersuch. Berlin 1911; **Rosenthal** und **Grüneberg**, cit. n. **Gra-
     witz**, Klin. Path. d. Blutes. 1906; da **Napoli**, Gaz. internat. di med. 1906,
     ref. Fol. Haemat. 7,1. 1909; **Pirone**, Lo Sperimentale. **3**. 1907. ref. Fol.
     Haemat. 7,1. 1909.
137. **Baer** und **Engelmann**, Deutsch. Arch. f. klin. Med. **112**. Heft 1/2; **Bürker**,
     Münchner med. Wochenschr. 1913. Nr. 44; **Ruppauer**, Schweizer med.
     Wochenschr. 1920. Nr. 6; **Turban**, Kongr. f. inn. Med. 1913; **Wanner**,
     Schweizer Corresp.-Bl. 1913. Nr. 30.
138 u. 139 siehe unter 115.
140. **Ziegler**, Zentralbl. f. path. Anat. **18**. Heft 8.
141. B. **Fischer**, Frankfurter Zeitschr. f. Pathol. **3**. 1912. Heft 4; **Stahr**, Wiener
     klin. Wochenschr. 1906. Nr. 9.
142. Siehe unter 129.
143. **Carozzi**, Zentralbl. f. Gewerbehyg. 1913. Heft 7; **Gudzent** und **Halber-
     städter**, Deutsche med. Wochenschr. 1914. Nr. 13; von **Jagic**, **Schwarz**
     und **Siebenrock**, Berliner klin. Wochenschr. 1911. Nr. 27; **Shermisse**,
     Semaine méd, 1912. Nr. 5.
143a. **Biedl**, Wien 1913; **Borchardt**, Deutsch. Arch. f. klin. Med. **106** und
     Münchner med. Wochenschr. 1919. Nr. 31; **Dziembowski**, Berliner klin.
     Wochenschr. 1917. Nr. 1; **Eppinger**, **Falta** und **Rudinger**, nach
     Biedl, 1918; **Grimm**, Jahrb. f. Kinderheilk. **89**. Heft 6; **Hatiegan**,
     Wiener klin. Wochenschr. 1917. Nr. 49; **Heimann**, Zeitschr. f. Geburtsh.
     73. Heft 2; **Imschanitzky**, Inaug.-Diss. Berlin 1911; **Oehme**, Deutsch.
     Arch. f. klin. Med. **122**. Heft 2/3; **Schwenker** und **Schlecht**, Zeitschr.
     f. klin. Med. **76**; **Weicksel**, Münchner med. Wochenschr. 1917. Nr. 9.
144. **Hart**, Virchows Arch. **207**. Heft 1; **210**. Heft 2 und **220**. 1915. Heft 2;
     Heimann, Münchner med. Wochenschr. 1913. Nr. 51; **Klose** und **Vogt**,
     Beitr. z. klin. Chirurg. **69**. Heft 1; **Seiler**, Mitt. a. d. Grenzgeb. d. Med. u.
     Chir. **24**. 1912. Heft 4 u. 5; **Weidenreich**, Münchner med. Wochenschr.
     1912. Nr. 48; **Wiesel**, Lubarsch-Ostertag, **15**. Heft 2.
145. **Aschhoff**, ref. Münchner med. Wochenschr. 1912. S. 2540; **Ascoli** und
     Legnani, Ebenda. 1912. Nr. 10; **Ciaccio**, Arch. f. exper. Path. u. Pharm.
     78. 1915. Heft 5/6; **Nagago**, ref. Deutsche med. Wochenschr. 1910. Nr. 21.
146. **Bertelli**, **Falta** und **Schweeger**, Zeitschr. f. klin. Med. **71**.
147. **Esser**, Niederrhein. Ges. f. Natur- u. Heilk. Bonn 1917, ref. Deutsche med.
     Wochenschr. 1917. S. 13; W. **Kauffmann**, Münchner med. Wochenschr.
     1914. Nr. 42.
148. Siehe unter 99.
149. Siehe unter 103.
150. **Caro**, Berliner klin. Wochenschr. 1908. Nr. 39; **Falta** usw., Zeitschr. f. klin.
     Med. **72**. Heft 1/2; **Kostlivy**, Mitt. a. d. Grenzgeb. **21**. Heft 4; **Turin**,
     Deutsche Zeitschr. f. Chirurg. **107**. Heft 4/6.
151. — Berliner klin. Wochenschr. 1912. Nr. 40; **Hecker**, Münchner med.
     Wochenschr. 1909. Nr. 28 u. 35; **Lorand**, Wiener klin. Wochenschr. 1910.
     Nr. 14 u. 15.
152. **Grawitz**, Klin. Path. d. Blutes. 1905; **Howe** and **Hawk**, Zentralbl. f. ges.
     inn. Med. 1912; **Keuthe**, Deutsche med. Wochenschr. 1907. Nr. 15.
153. **Alwens**, Münchner med. Wochenschr. 1919. Nr. 38; **Bokelmann** u. **Nassan**,
     Berliner klin. Wochenschr. 1918. Nr. 15; **Ferber**, Dissert. Gießen. 1919;
     Goldstein, Zeitschr. f. ärztl. Fortbildung. 1916. Nr. 22; **Groll**, **Münchner
     med. Wochenschr.** 1919. Nr. 30; **Gudzent**, Deutsche med. Wochenschr.

1917. Nr. 3; Haase und Wohlrabe, Deutsche med. Wochenschr. 1918. Nr. 50; Hirschfeld, Berliner klin. Wochenschr. 1919. Nr. 9; Huhle, Deutsch. Arch. f. klin. Med. **105**. Heft 5/6; Klieneberger, Münchner med. Wochenschr. 1917. Nr. 23; Korbsch, Deutsche med. Wochenschr. 1916. Nr. 12; Koch, Ebenda. 1918. Nr. 30; Korach, Berliner klin. Wochenschr. 1919. Nr. 10; Kraus und Citron, Deutsche med. Wochenschr. 1916. Nr. 28; Krehl, Deutsch. Kongr. f. inn. Med. Warschau 1916; Lämpe und Saupe, Münchner med. Wochenschr. 1919. Nr. 14; E. Meyer, Deutsche med. Wochenschr. 1916. Nr. 41; Moewes, Berliner klin. Wochenschr. 1917. Nr. 16; Scheminsky, Münchner med. Wochenschr. 1918. Nr. 42; Stiefler, Med. Klin. 1916; Voelckel, Berliner klin. Wochenschr. 1918. Nr. 15.

154. Eppinger, Berlin 1917; Hatjegan, Wiener klin. Wochenschr. 1919. Nr. 31; Hülse, Münchner med. Wochenschr. 1917. Nr. 28 und Wiener klin. Wochenschr. 1918. Nr. 1; Jansen, Münchner med. Wochenschr. 1918. Nr. 34; Knack, Zentralbl. f. inn. Med. 1916. Nr. 43; v. Knack und Neumann, Deutsche med. Wochenschr. 1917. Nr. 29; E. Lewy, Münchner med. Wochenschr. 1919. Nr. 35; Maaße und Zondek, Berliner klin. Wochenschr. 1917. Nr. 16 u. 36; Oberndorfer, Münchner med. Wochenschr. 1918. Nr. 43; Rumpel, Ebenda. 1915. Nr. 30 u. Berliner klin. Wochenschr. 1916. Nr. 18; Sittmann und Siegert, Münchner med. Wochenschr. 1916. Nr. 31; Strauß, Med. Klin. 1915. Nr. 31.

155. Labor, Wiener klin. Wochenschr. 1916. Nr. 34; Leitner, Ebenda. 1917. Nr. 31; Wassermann, Münchner med. Wochenschr. 1918. Nr. 34.

156. di Gaspero, Arch. f. Psych. u. Nervenheilk. **59**. 1918. Heft 2/3; Merzbacher, Neurol. Zentralbl. 1904. Nr. 12; Niewenhuysen, ref. Münchner med. Wochenschr. 1911. S. 2234; Riebes, Allgem. Zeitschr. f. Psych. **70**. 1913. Heft 2/6; Rohde, Deutsch. Arch. f. klin. Med. 1909.

157. Fränkel und Hochstetter, Deutsche med. Wochenschr. 1910. Nr. 36; Hochstetter, Vierteljahrsschr. f. gerichtl. Med. **40**. 1910. Heft 4.

158. Axenfeld und Rupprecht, Monatsbl. f. Augenheilk. **45**. Axenfeld, Vers. d. Pathol. Ges. 1907; Elschnig, Klin. Monatsbl. f. Augenheilk. **61**. 1918, November; Franke, ref. Berliner klin. Wochenschr. 1920. S. 42; Sattler, ref. Ebenda. 1917. S. 46; Schridde, Zeitschr. f. Augenheilk. **14**. 1906; Steiger und Strebel, Zentralbl. f. inn. Med. 1913. Nr. 42/43; Siegrist und Kostmann, Deutsche Zeitschr. f. Chirurg. **116**.

159. Franke, Arch. f. Ophthalm. **85**. Heft 2; Giese und Brückner, Gräfes Arch. **98**. 1919, Heft 3/4; Gradle, ref. Münchner med. Wochenschr. 1913. S. 900; Wessely, ref. Ebenda. 1917. S. 1621.

160. Siehe unter 50.

161. Siehe unter 47.

162. Archangelski, Mediz. Obosr. **37**. 1910. Nr. 2; Becker, Med. Klin. 1909. Nr. 37; de Berardinis, Virchows Arch. **201**. Heft 2; Blumenfeld, Zeitschr. f. exper. Path. u. Therap. **20**. 1919. Heft 1; Decastello, Wiener med. Zeitschr. 1914. S. 669; Delcourt, Journ. de Bruxelles. 1910. Nr. 24; Dieulafoi, Semaine méd. 1901. Nr. 48; Dunger, ref. Deutsche med. Wochenschr. 1909. S. 997; Ernst, Naturhist. med. Verein in Heidelberg. 16. Juni 1908; B. Fischer, Frankfurter Zeitschr. f. Path. **37**. H. 4; Oscar Fischer, Münchner med. Wochenschr. 1910. Nr. 20; von Gebsattel, Beitr. z. Klinik d. Tuberkulose. **43**. Heft 1; Hecht, Arch. f. Derm. u. Syph. **125**. 1919. Heft 3; Hohn, Berliner klin. Wochenschr. 1911. Nr. 18; Horder, Brit. med. Assoc. Liverpool. 26. Juli 1912; Königer, Zeitschr. f. Tuberkul. **18**. Heft 5 u. Münchner med. Wochenschr. 1909. Nr. 12; Paul Krause, Deutsche med. Wochenschr. 1912. Nr. 41; Litten, ref. Ebenda. 1901. Vereinsbeil. S. 193; Maciesca-Jelenska, Beitr. z. Klinik d. Tuberkulose. **8**. Heft 1; Mandelbaum, Münchner med. Wochenschr. 1913. Nr. 22; Marzuoli, Gazz. d. osped. 1911. Nr. 80; Michalik, Derm. Wochenschr. **69**. 1919. Nr. 27; Orth, Deutsche med. Wochenschr. 1906. Nr. 3; Pastine,

Riform. méd. 1912. Nr. 31; Reichmann, Deutsch. Arch. f. klin. Med. **126**. Heft 5/6; Sawyer, ref. Deutsche med. Wochenschr. 1908. S. 299; Schenitzky, Zeitschr. f. exper. Path. u. Therap. **19**. 1907. Heft 2; Steffen, Deutsch. Arch. f. klin. Med. 98. 1910; Tschaschin, Fol. Haematol. 1913. September; Weill, Zeitschr. f. Tuberkul. **29**. 1918; Weinberger, Münchner med. Wochenschr. 1916. Nr. 25; A. Wolff, Frankfurter Zeitschr. f. Path. **6**. Heft 2; Wolff-Eisner, Zeitschr. f. klin. Med. **42**. Heft 5/6; Berliner klin. Wochenschr. 1901. Nr. 34 u. 45, 1902. Nr. 6; Deutsche Ärzteztg. 1901. Nr. 18; Deutsche med. Wochenschr. 1902. Nr. 41; Handb. d.

163. Siehe unter 32.   [Serumtherap. 1910.

164. Becker, Med. Klin. 1901; Ebenda. 1909. Nr. 37; Fouconnet, Arch. f. klin. Med. **82**. 1905.

165. Ziegler, Allgem. Path. 1905; Lubarsch, in Aschoff, Pathol. Anat. 1919; Sata, Zentralbl. f. Path. Anat. 1900. S. 97.

166. Wright and Strong, New York and Philad. Med. Journ. **93**. 1911; Sternberg, Verhandl. d. Deutschen path. Gesellsch. 1913.

167. Allgeyer, Hallopeau, Danlos, Orton und Locke, Pasini, Lenoble, cit. nach Winkler in Lubarsch-Ostertag. 1912; Paltauf in Handb. d. Hautkrankh. v. Mracek.

168. Albrecht, ref. Deutsche med. Wochenschr. 1910. S. 2074; Dirks, Arch. f. Gynäk. **97**; Rosenbaum, Inaug.-Diss. Berlin 1915.

169. Evangelista, ref. Münchner med. Wochenschr. 1913. S. 1849; Lauener, Zeitschr. d. Kinderheilk. **83**. Heft 4; Pontoppidan, Derm. Zeitschr. 1917. Juni; Zadek, Berliner klin. Wochenschr. 1917. Nr. 2.

170. Kaufmann, Mitt. a. d. Grenzgeb. **27**; J. Kaufmann, Med. Klin. 1915. Nr. 20. S. 574; Schlesinger, Arch. f. Kinderheilk. 1903.

171. Berger, Deutsch. Arch. f. klin. Med. **96**, Reichs-Med. Anzeig. 1910. Nr. 8/9; Bloch und Hirschfeld, Berliner klin. Wochenschr. 1901. Nr. 40; Ellermann, Deutsche med. Wochenschr. 1912. Nr. 18; Faust und Talquist; Gaisböck, Deutsch. Arch. f. klin. Med. **110**. Heft 5/6; Gioseffi, Münchner med. Wochenschr. 1910. Nr. 40; Huhle, Deutsch. Arch. f. klin. Med. **113**. Heft 5/6; Jessen und Unverricht, Münchner med. Wochenschr. 1916. Nr. 51; Leede, Ebenda. 1911. Nr. 22; Leitner, Wiener klin. Wochenschr. 1916. Nr. 44; Lüdke und Fejes, Deutsch. Arch. f. klin. Med. **109**. Heft 5/6; Minkowski, Kongr. f. inn. Med. 1899; Ostrowski (Russ. Wratsch. 1910. Nr. 7), ref. Münchner med. Wochenschr. 1910 S. 1707; Seher, Inaug.-Diss. Zürich 1907; Schläpfer, Deutsch. Arch. f. klin. Med. **100**. Heft 5/6; Strauß und Hohnstein, Blutzusammensetz. b. d. versch. Aäm. Berlin 1901; Strauß, Charité. Annal. 1890. **26**; Weinberg, Deutsch. Arch. f. klin. Med. **126**. Heft 5/6; Zadek, Berliner klin. Wochenschr. 1917. Nr. 53; Ziegler, Deutsch. Arch. f. klin. Med. **99**. 1910. Heft 5/6.

172. Lymphatische Leukämie, akut und chron. Literatur Naegeli, Blutkr. 1912, Leipzig.

173. Arndt, ref. Münchner med. Wochenschr. 1909. S. 257; Heinrich, Arch. f. Derm. u. Syph. **108**; Nobl, ref. Münchner med. Wochenschr. 1916. S. 980; Paltauf, Mraceks Handb. d. Hautkr. Holder 1907; Pinkus, Arch. f. Derm. u. Syph. **50**.

174. Elterich, Journ. of Americ. Assoc. 24. Sept. 1910; Lepehne, Deutsche med. Wochenschr. 1919. Nr. 19; Loewenstein, ref. Münchner med. Wochenschr. 1911. S. 660; Naegeli, Blutkr. 1912; Polland, Derm. Zeitschr. Juni 1917; Wulff, Petersburger med. Zeitschr. 1912. Nr. 24.

175. Siehe unter 119.

176. Siehe unter 120.

177. Guggenheimer, Zeitschr. f. phys. u. diät. Therap. 1918. Nr. 7/8; von Jaksch, ref. Münchner med. Wochenschr. 1913. S. 1523; Steiger, Berliner klin. Wochenschr. 1913. Nr. 46; K. Ziegler, Handb. d. Tuberkulose. Leipzig 1915 (Literatur), **5**. S. 156.

178. Willi Schmidt, Deutsche med. Wochenschr. 1910. Nr. 12; Steiger, Deutsch. Arch. f. klin. Med. 121. 1917. Heft 4/6; Sutherland und Burghard, Lancet, 24. Sept. 1910; Tillmanns, ref. Deutsche med. Wochenschr. 1912. S. 583; Umber, Münchner med. Wochenschr. 1912. Nr. 27; Wagner, ref. Deutsche med. Wochenschr. 1910. S. 530.

179. Banti, Wiener klin. Therap. Wochenschr. 1912. Nr. 1; Bayer, Mitt. a. d. Grenzgeb. 21. 1910. Heft 2; Bertraud, Fol. Haematol. 6; Blauel, Münchner med. Wochenschr. 1907; Huber, ref. Ebenda. 1913. S. 2434; Küttner, Chir. Kongr. 1907; Mosse, ref. Münchner med. Wochenschr. 1913. S. 1626; Myers, Journ. americ. med. Assoc. 1909; Oelhafen, ref. Münchner med. Wochenschr. 1916. S. 574; Paulicek, Fol. Haematol. 9; Port, Arch. f. exper. Path. u. Pharm. 73. Heft 4; Stähelin, Deutsch. Arch. f. klin. Med. 76; Steiger, Ebenda. 121. Heft 4/6; Strauß, Charité Ann. 23. 1896; Wieschke, Inaug.-Diss. Greifswald 1911.

180. Donath und Landsteiner, Zeitschr. f. klin. Med. 58. 1906; Zentralbl. f. Bakteriol. 45. Heft 3; Wiener klin. Wochenschr. 1908. Nr. 45; Münchner med. Wochenschr. 1904; Fejes und Kenzler, Zeitschr. f. klin. Med. 71. Heft 3/6; Guli, Ebenda. 80. Heft 3/4; Krokiewicz, Wiener klin. Wochenschr. 1911. Nr. 14; Meyer und Emmerich, Deutsch. Arch. f. klin. Med. 96; Vers. Deutsch. Naturf. u. Ärzte. 1908; Tixier und Troisier, Gaz. d. Hôpit. Nr. 143; Torday, Pest med. Chir. Presse. 1913. Nr. 22; Umber, Deutsch. Kongr. f. inn. Med. Wiesbaden 1911; Zeller, Berliner klin. Wochenschr. 1918. Nr. 51.

182. Borchard, Deutsch. Arch. f. klin. Med. 106. Heft 1/2; Ceelen, ref. Münchner med. Wochenschr. 1918. S. 905; Hedinger, Frankfurter Zeitschr. 3. 1901; Mohr, Berliner klin. Wochenschr. 1918. Nr. 22; Pfaundler, Deutsch. Kongr. f. inn. Med. 1911; Schridde, Münchner med. Wochenschr. 1912. Nr. 48; v. Werdt, Berliner klin. Wochenschr. 1910. Nr. 52; Wiesel, Zeitschr. f. Heilk. 24. 1903, Virchows Arch. 176. 1904.

183. Pfaundler, Deutsch. Kongr. f. inn. Med. 1911.

184. Askanazy, Deutsch. Arch. f. klin. Med. 65. 1898; Bühler, Münchner med. Wochenschr. 1910. Nr. 19; Max Callum, John Hopk. Hosp. Bull. 16. 1905. Nr. 173; Capelle und Beyer, Beitr. klin. Chir. 72. 1911; Caro, Berliner klin. Wochenschr. 1908. Nr. 39; Coenen, Ebenda. 1911. Nr. 51; Erich, Beitr. z. klin. Chir. 28. 1900. Heft 1; Farner, Virchows Arch. 143. 1896; Gordon und Jagic, Wiener klin. Wochenschr. 1908. Nr. 46; Hildebrand, Arch. f. klin. Chir. 111. Heft 1; Käppis, Mitt. a. d. Grenzgeb. 21. 1910. Heft 5; Karcher, ref. Deutsche med. Wochenschr. 1912. S. 48; Th. Kocher, Arch. f. klin. Chir. 87. Heft 1; A. Kocher, Virchows Arch. 208. 1912, und Mitt. a. d. Grenzgeb. 29. Heft 2; Kottmann, Zeitschr. f. klin. Med. 71. 1910; Lampé, Deutsche med. Wochenschr. 1912. Nr. 24; Lier, Beitr. z. klin. Chir. 69. Heft 2; Michailow, Wratsch 1909, Nr. 40 u. 41; Pettavel, Deutsche Zeitschr. f. Chir. 116. 1912; Mitt. a. d. Grenzgeb. 27. 1914; Roth, Deutsche med. Wochenschr. 1910. Nr. 6; Schlesinger, Therap. d. Gegenw. 1912. Nr. 11; Simmonds, Deutsche med. Wochenschr. 1911. Nr. 27 u. 49; Sudeck, Münchner med. Wochenschr. 1911. Nr. 16; Turin, Inaug.-Diss. Bern 1910; von Werdt, Berliner klin. Wochenschr. 1910. Nr. 52; Frankfurter Zeitschr. 8. 1911. Heft 4.

184a. Bence und Engel, Wiener klin. Wochenschr. 1908. Nr. 25; Esser, Deutsch. Arch. f. klin. Med. 89. 1907; Fonio, Mitt. a. d. Grenzgeb. 24. 1911. Heft 1; Kind, Ebenda. 30. 1918. Heft 3; Leichtenstern, Deutsche med. Wochenschr. 1893; Mendel, Ebenda. 1893.

185. Caro, Berliner klin. Wochenschr. 1912. Nr. 32 u. 40; Mohr, Kongr. f. inn. Med. 1914.

186. Bittorf, Literatur über Addisonsche Krankheit, Jena 1908; Dubois, Berliner klin. Wochenschr. 1919. Nr. 50; Engelsmann, Fol. Haematol. 19. 1915; Grote, Münchner med. Wochenschr. 1916. Nr. 46; Maranon, Rev.

espagn. de Derm. y sifil. **15.** 1913. Nr. 174; Neumann, Münchner med.
Wochenschr. 1916. Nr. 14; Schuster, ref. Ebenda. 1918. S. 826.

187. Caro, Lorand, Mohr, l. c.

188. Mac Callum, Brit. med. Journ. 1904. Nr. 2280; Krehl, Kongr. f inn. Med.;
Naegeli, Deutsch. Arch. f. inn. Med. **67.** 1900; Walko, Wiener klin.
Wochenschr. 1916. Nr. 11.

189. von Hoeßlin, Münchner med. Wochenschr. 1917. Nr. 39; Jckert, Beitr.
z. Klinik d. Infektionskrankh. **4.** Heft 2; Labor, Wiener klin. Wochenschr.
1916. Nr. 44; Arthur Mayer, ref. Münchner med. Wochenschr. 1917.
S. 719; Reichmann, Ebenda. 1916. Nr. 20; Schott, Ebenda. 1916.
Nr. 44.

190. Beitzke, Berliner klin. Wochenschr. 1918. Nr. 27; Sluka und Pollak,
Wiener klin. Wochenschr. 1916. Nr. 44; Sluka und Strisower, Münchner
med. Wochenschr. 1917. Nr. 39; Stephan, ref. Ebenda. 1916. S. 1198.

191. Barannikow, ref. Deutsche med. Wochenschr. 1912. S. 287; Bennecke,
Jena 1909; Erben, Zeitschr. f. Heilk. 1904; Landsteiner, Zieglers Beitr.
62. Heft 1—3; Lautenschläger, ref. Münchner med. Wochenschr. 1911.
S. 2582; Naegeli l. c.; Rominger, Münchner med. Wochenschr. 1919.
Nr. 16.

192. Alexander und Kirschbaum, Deutsche med. Wochenschr. 1918. Nr. 45;
Beneke, ref. Münchner med. Wochenschr. 1918. S. 1303; Citron, Berliner
klin. Wochenschr. 1918. Nr. 33; Fleischmann, ref. Münchner med.
Wochenschr. 1918. S. 860; A. Levy, Deutsche med. Wochenschr. 1918.
Nr. 35; F. Müller, ref. Münchner med. Wochenschr. 1919. Nr. 8; Münzer,
ref. Ebenda. 1919. Nr. 8; Nürnberger und Kalliwoda, Ebenda. 1919.
Nr. 11; E. Neißer, ref. Berliner klin. Wochenschr. 1919. S. 332; Rolly,
Jahresk. f. ärztl. Fortb. 1918. Nr. 10; Scheminsky, Berliner klin.
Wochenschr. 1919. Nr. 24; Schiff und Matgas, Wiener klin. Wochenschr.
1918. Nr. 50.

193. Arnoldi, Zeitschr. f. klin. Med. **96.** Heft 3—4; Becher, Münchner med.
Wochenschr. 1916. Nr. 48; Benzler, Ebenda. 1916. Nr. 35 u. 1917. Nr. 27;
Franke, Wiener klin. Wochenschr. 1917. Nr. 2; Grafe, ref. Münchner
med. Wochenschr. 1917. S. 1371; Jungmann, ref. Berliner klin. Wochenschr.
1917. S. 149; Schmincke, Münchner med. Wochenschr. 1917. Nr. 29;
Stinzing, Ebenda. 1917. Nr. 5; Strisower, Ebenda. 1918. Nr. 18;
Thörner, Ebenda. 1916. Nr. 50.

193 a. Brugsch und Schürer, Berliner klin. Wochenschr. 1919. Nr. 26; Fränkel,
ref. Ebenda. 1917. S. 469; Gudzent, Deutsche med. Wochenschr. 1917.
Nr. 3 und Zeitschr. f. klin. Med. **85.** Heft 3—4; Hart, Berliner klin.
Wochenschr. 1917. Nr. 12; Hatiegan, Wiener klin. Wochenschr. 1919.
Nr. 39; Klieneberger, Berliner klin. Wochenschr. 1917. Nr. 28 u. 1918.
Nr. 2; Deutsch. Arch. f. klin. Med. **127.** Heft 1—2: Pick, Berliner klin.
Wochenschr. 1917. Nr. 19.

194. Coca, Rev. med. de Sevilla, 15. Juli 1912; Nauwerck, ref. Münchner med.
Wochenschr. 1916. S. 1197; Nicol, Ziegl. Beitr. **65.** 1919. Heft 1; M. Rabino-
witsch, Deutsche med. Wochenschr. 1913. Nr. 45; Rothacker, Münchner
med. Wochenschr. 1919 Nr. 42; Schiff, Deutsche med. Wochenschr. 1917.
Nr. 39; V. Schilling, Münchner med. Wochenschr. 1917. Nr. 22.

195. Benda, ref. Münchner med. Wochenschr. 1918. S. 660; Billet, Soc. de biol.
1905; Borchardt, Deutsche med. Wochenschr. 1919. Nr. 9; Brown,
Journ exper. med. N.Y. 1913 **18.** Nr. 1; Bruns, Münchner med. Wochenschr.
1919. Nr. 25; Bushnell, Clin Journ. 1903; Delang, Brit. med. Journ. 1903;
Dorendorf, Berliner klin. Wochenschr. 1918. Nr. 38; C. S. Engel, Zentralbl.
f. Bakter. **81.** Heft 7; Fleckseder, Wiener klin. Wochenschr. 1910. Nr. 36;
Hesse, ref. Münchner med. Wochenschr. 1919. S. 915; Hintze, ref.
Ebenda. 1917. S. 1468; Jarno, Wiener klin. Wochenschr. 1917. Nr. 29;
Klieneberger, Deutsch. Arch. f. klin. Med. **126.** 1918. Heft 3 bis 4; Krauss,

Journ. of americ. Assoc. 1904. Nr. 17; O. Löwy, Münchner med. Wochenschr. 1919. Nr. 8; May, Ebenda. 1918. Nr. 38; Naegeli, l. c.; Plehn, ref. Berliner klin. Wochenschr. 1918. S. 631; Poech, Zeitschr. f. Hyg. u. Infekt.-Krankh. 42. 1903; Pyczkowski, Deutsch. Arch. f. klin. Med. 123. Heft 3—4; Rogers, Brit. med. Journ. 1902 und Lancet 1903; Rotky, Wiener med. Wochenschr. 1917. Nr. 40; Schäfer, Berliner klin. Wochenschr. 1920. Nr. 3; Scherschmidt, Arch. f. Schiffs- u. Tropenhyg. 16. 1913; Schilling, Deutsche med. Wochenschr. 1918. Nr. 43; V. Schilling, Deutsch. Arch. f. klin. Med. 130. 1919. Heft 1 bis 2; Stoß, Berliner klin. Wochenschr. 1919. Nr. 48; Thomson, Brit. med. Journ. 16. Juni 1911; Vincent, Ann. Inst. Past. 1897; Weinfurter, Wiener med. Wochenschr. 1910. Nr. 50; Zweig und Matko, Wiener klin. Wochenschr. 1916. Nr. 42.

196. Bäumler, Münchner med. Wochenschr. 1913. Nr. 25; Courmont und Montagard, Journ. de Phys. et de Path. génér. 1900; Erlenmeyer, Deutsche med. Wochenschr. 1913. Nr. 1; Erlenmeyer und Jalkowski, Ebenda. 1914. Nr. 13; Fergusson, Brit. med. Journ. 1904. Nr. 2280; Kämmerer, Deutsch. Arch. f. klin. Med. 1899 u. 99. 1910. Heft 3—4; Klieneberger, ref. Berliner klin. Wochenschr. 1920. S. 1284; Magrath, Brinkerhoff and Bancroft, cit. n. Naegeli; Naegeli, Blutkrankh. 1912; Schatzmann, Corresp f. Schweizer Ärzte. 1913. Nr. 46 und Zeitschr. f. klin. Med. 80. Heft 3—4; Schilling, Münchner med. Wochenschr. 1916. Nr. 5; E. Weil, Inaug.-Diss. Paris 1901, cit. n. Naegeli.

197. Frank, ref. Berliner klin. Wochenschr. 1919. S. 911; Schlesinger, ref. Ebenda. 1919. S. 911.

198. Erben, Zeitschr. f. Heilk. 25. 1904.

199. Deusing, Berliner klin. Wochenschr. 1917. Nr. 20; Hildebrand u. Thomas, Zeitschr. f. klin. Med. 59.

200. Kieseritzky, Wiener klin. Wochenschr. 1908. Nr. 25.

201. Apelt, Gesellsch. Deutsch. Nervenärzte. Heidelberg 1908; Caryophyllis und Sotiriades, Deutsche med. Wochenschr. 1911. Nr. 41; Christomanos, Ebenda. 1911. Nr. 14; Fülleborn, Arch. f. Tropenhyg. 1906; Léger, Ann. Inst. Pasteur. 22. 1909; Rogers, Brit. med. Journ. 1905.

202. Mine, Arch. f. Schiffs- u. Tropenhyg. 15. 1911.

203. Day, Lancet. 11. November 1911.

204. Siehe unter 92.

205. Allan, Stitt, Vedder usw. cit. n. Naegeli; Kraus, Deutsche med. Wochenschr. 1916. Nr. 43.

206. Schilling und Schiff, Deutsche med. Wochenschr. 1916. Nr. 45.

207. Ashby, Brit. med. Journ. 5. Mai 1910; Barach, Arch. of Intern. Med. 1908; Bezancon und Labbé, cit. n. Naegeli; Churchill, Journ. amer. Med. Ass. 1906; Crombie, Ed. med. Journ. 1908; Lesage und Collin, Gaz. d. Hôpit. 1911. Nr. 7; Meunier, Soc. d. Biol. 1898, Arch. de méd. des enf. 1898. Avril; Schneider, Münchner med. Wochenschr. 1914. Nr. 6.

208. Curschmann, Münchner med. Wochenschr. 1906. Nr. 8; Feiling, Lancet, Juli 1913; Krestnikow, Inaug.-Diss. Petersburg 1902; Lehndorff, Wiener klin. Wochenschr. 1918. Nr. 20; Marcovici, Ebenda. 1918. Nr. 34; Sacquépée, Arch. de Méd. exp. 1902; Zimmerli, Zeitschr. f. klin. Med. 87. Heft 5/6.

209. Findley, Lancet, 1909, Nr. 4469.

210. Liberow, ref. Münchner med. Wochenschr. 1913. S. 2423; Waledinsky, Deutsche med. Wochenschr. 1911. Nr. 35.

211. Gudzent, Deutsche med. Wochenschr. 1913. Nr. 19.

212. Herxheimer und Röscher, Münchner med. Wochenschr. 1918. Nr. 52; Senator, in Nothnagel, Pathol. u. Therap. 1896.

213. Amersbach, Ziegl. Beitr. 45. 1909. Heft 3; Schridde, l. c.; Wätjen, Beitr. z. Geburtsh. u. Gynäk. 16. 1911. Heft 2.

214. Spiethoff, Arch. f. Derm. u. Syph. 123. 1916. Heft 5.

215. von Hoeßlin, Münchner med. Wochenschr. 1913. Nr. 22 und 23; Huhle, Deutsch. Arch. f. klin. Med. **113**. Heft 5 bis 6; Kafka, Münchner med. Wochenschr. 1917. Nr. 42; Sauer, Deutsche Zeitschr. f. Nervenheilk. **49**. 1914. Heft 4 bis 6; Traut, Inaug.-Diss. Rostock 1917.

216. Goldstein, Münchner med. Wochenschr. 1918. Nr. 3; Merzbacher, Jahresvers. d. Deutsch. Ver. f. Psych. 1907, ref. Deutsche med. Wochenschr. 1907. S. 1195; Oppenheim, ref. Ebenda. 1911. S. 191.

217. Heilemann, Allgem. Zeitschr. f. Psych. **67**. 1910. Heft 3; Krüger, Zeitschr. f. d. ges. Neurol. **14**. S. 101; Pförtner, Arch. f. Psych. **50**. Heft 2; Schultz, ref. Münchner med. Wochenschr. 1913. S. 1573.

218. Siehe unter **114**.

219. Reinhardt, ref. Münchner med. Wochenschr. 1919. S. 1459.

220. Economo, Leipzig-Wien. 1918; Oberndorfer, Münchner med. Wochenschr. 1919. Nr. 36; Runge, ref. Ebenda. 1919. S. 917; Stern, Arch. f. Psych. **61**. Heft 3.

221. Joest, Verhandl. d. Deutschen path. Gesellsch. 1913.

222. Billigheimer, Berliner klin. Wochenschr. 1920. Nr. 9 (Greisenalter); Bittorf, Ebenda. 1919. S. 957 (Botulismus); Chartier, Semaine méd. 1911. Nr. 29 (Morphiumentziehung); W. Fischer usw., Arch. f. Schiffs- u. Tropenhyg. **23**. 1919. Heft 19 (Chinesen); Grek und Reichenstein, Wiener med. Wochenschr. 1908. Nr. 14 (Taenia); Helly, Lubarsch-Ostertag 1914; Herzog, ref. Münchner med. Wochenschr. 1918 S. 1170 (Rotz); Kaulen, Deutsche med. Wochenschr. 1907. Nr. 50 (Flieger); Klarfeld, ref. Berliner klin. Wochenschr. 1919. S. 1005 (Trinkerdelirium); Josef Koch, Tropenmed. Ges. Berlin 1909 (Tollwutkörperchen); Massini, Deutsch. Arch. f. klin. Med. **101**. Heft 1 bis 2 (Nitrobenzolvergiftung); Naegeli, Blutkrankh. Leipzig 1912 (postinfektiöse Lymphocytose); Pagenstecher, Mitt. a. d. Grenzgeb. **25**. Heft 4 (Blutergüsse); Peritz (Spasmophilie); Peter, Münchner med. Wochenschr. 1918. Nr. 48 (Appendix — lymphoides Organ); Reiche, ref. Ebenda. 1919. S. 337 (Mikuliczsche Krankheit); Reinhardt, Deutsche med. Wochenschr. 1911. Nr. 34 (Beulenkrankheit); Rotky, Prager med. Wochenschr. 1911. Nr. 17 (Kantharidinvergiftung); Russow, ref. Deutsche med. Wochenschr. 1908. S. 388 (Migräne); Schaumann und Tallquist, Ebenda. 1898. Nr. 20 (Botriocephalus); Ziegler und Schlecht, Deutsch. Arch. f. klin. Med. 1908 (postinfektiöse Lymphocytose).

223. Cit. nach Grawitz, Klin. Path. d. Blutes. 1906.

224. Cit. nach Landois, Lehrb. d. Physiol. **1**. 1916.

225. Arnold, Münchner med. Wochenschr. 1916. Nr. 5.

225a. Aschoff, Münchner med. Wochenschr. 1906; Glucinski und Reichenstein, Wiener klin. Wochenschr. 1906; Hoffmann, Ziegl. Beitr. **35**. 1904; Arch. f. Derm. u. Syph. **68**. 1904; Naegeli, Blutkr. 1912.

226. Klien, Zeitschr. f. Neurol. u. Psych. **21**. 1914. Heft 3.

227. Keuthe, Deutsche med. Wochenschr. 1907. Nr. 15; Sirensky, ref. Fol. Haemat. **9**.

228. Lortat, Jacob, Vitry, Rev. de méd. 1909; Poulain, Rev. mens. des malad. de l'enf. 1902; Stheemann, Tijdsch. voor Geneesk. 1909. Nr. 21.

229. Anitschkow, Ziegl. Beitr. **57**. 1913. Heft 2; Mar. Bauer, Med. Klin. 1913. Nr. 33; Heitzmann, Zentralbl. f. Pathol. 1918. Nr. 3; W. Loeb, ref. Deutsche med. Wochenschr. 1912. S. 729; Poschovisky, Ziegl. Beitr. **54**. Heft 2; Rondoni und Goretti, Zeitschr. f. Immun.-Forsch. **17**. S. 441; Schmincke, Münchner med. Wochenschr. 1916. Nr. 28, 29 u. 30; Tanaka, Biochem. Zeitschr. **37**. 1911; Umber, ref. Deutsche med. Wochenschr. 1909. S. 866; Unsunoki, Ziegl. Beitr. **59**. Heft 3.

230. Siegmund, Virchows Arch. **224**. 1917. Heft 3.

231. Pfaundler, Deutsch. Kongr. f. inn. Med. 1911.

232. Hecker, Münchner med. Wochenschr. 1909. Nr. 28 und 35.

233. Groll, Ebenda. 1919. Nr. 30.

233a. Abderhalden und Lampé, Zentralbl. f. d. ges. inn. Med. 1912; Zentralbl. f. physiol. Chemie. **78**. 1912.

234. Klieneberger, Münchner med. Wochenschr. 1917. Nr. 23.

235. B. Fischer, Virchows Arch. **172**. Heft 1 u. 2.

235a. Krompecher, Ziegl. Beitr. **56**. 1913. Heft 2; Pröll, Zentralbl. f. pathol. Anat. **22**. 1911. Heft 9.

236. Arnold, Virchows Arch. **163**. 1901; Beneke, Ziegl. Beitr. **22**. 1899; Ciaccio, Ebenda. **50**. 1911. Heft 2; Cohnheim, Virchows Arch. **22**. 1861 u. **40**. 1867; Marchand, Ziegl. Beitr. **66**. 1919. Heft 1; Muscatello, Virchows Arch. **142**. 1895; von Recklinghausen, Ebenda. **26**. 1863; Senfleben, Ebenda. **72**. 1878; Sulzer, Ebenda. **143**. 1896; Tanaka, Ziegl. Beitr. **50**. Heft 3.

238. Detre und Sellei, Berliner klin. Wochenschr. 1905. Nr. 30; Goldberg; Posner und Rappoport, Deutsche med. Wochenschr. 1905. Nr. 13.

239. Berka, Virchows Arch. **205**. 1911.

240. Kashiwoda, Deutsch. Arch. f. klin. Med. **105**. Heft 5/6; Schmidt, Ebenda. **105**. Heft 5/6; Strauch, Ebenda. **101**. Heft 1/2.

241. Ceelen, Berliner klin. Wochenschr. 1920. Nr. 9.

242. Oppenheim, Deutsche med. Wochenschr. 1911. S. 191.

243. Goldstein, Münchner med. Wochenschr. 1918. Nr. 3; Kafka, Ebenda. 1917. Nr. 42.

244. Poll, ref. Berliner klin. Wochenschr. 1919. S. 932.

245. Alt, Münchener med. Wochenschr. 1909. Nr. 29 uud 1910. S. 1419; Dahm, Zeitschr. f. d. ges. Neurol. u. Psych. **17**. Heft 2/3; Nowaczynski, ref. Deutsche med. Wochenschr. 1912. S. 282; Orszag, Orvosi Hetilap 1910. Nr. 40, ref. Deutsche med. Wochenschr. 1910. S. 2259; Peritz, Berliner klin. Wochenschr. 1908. Nr. 2; Zeitschr. f. exper. Path. u. Therap. **8**. Heft 1.

246. Winterstein, Münchner med. Wochenschr. 1918 Nr. 47.

247. Albrecht u. Weltmann, Wiener klin. Wochenschr. 1911. Nr. 14; Dominici, Berliner klin. Wochenschr. 1911. Nr. 24; Hueck, ref. Deutsche med. Wochenschr. 1911. S. 2263; ref. Münchner med. Wochenschr. 1912. S. 2139; Rothschild, Ziegl. Beitr. **60**. Heft 1.

248. Lohmann, Pflügers Arch. **118**. 1907, **122**. 1908, **128**. 1909; Zeitschr. f. Biol. **56**. 1911.

249. Mayerle, Zeitschr. f. klin. Med. **71**. Heft 1/2.

250. Schottmüller, ref. Münchner med. Wochenschr. 1911. S. 223.

251. Determann, ref. Deutsche med. Wochenschr. 1911. S. 2204; Jastram, Mitt. a. d. Grenzgeb. **29**. 1916. Heft 2; Kocher, l. c.

252. Capelle, ref. Deutsche med. Wochenschr. 1911. S. 1771; Capelle und Bayer, Beitr. z. klin. Chir. 72; Schumacher und Roth, Mitt. a. d. Grenzgeb. **25**. Heft 4.

253. Ebstein, Virchows Arch. **155**. Heft 3.

254. Arning, ref. Deutsche med. Wochenschr. 1910. S. 1885; Dietrich; Fahr, ref. Münchner med. Wochenschr. 1919. S. 1246; Fahr, ref. Berliner klin. Wochenschr. 1920. S. 162; Klemperer, Deutsche med. Wochenschr. 1911; Nicol, Ziegl. Beitr. **65**. 1919. Heft 1; Weil, Berliner klin. Wochenschr. 1915. Nr. 6.

255. Naegeli, Blutkr. 1912, Leipzig.

256. Maratow, Inst. exper. med. Petersburg. Diss. 1912; Pribram, Zentralbl. f. inn. Med. 1910. Nr. 4.

257. Bassenge, Deutsche med. Wochenschr. 1904.

258. Conradi, Zeitschr. f. Immun. **7**. 1910.

259. Gottstein, Deutsch. Arch. f. klin. Med. **94**; Matthes, Vers. Deutsch. Naturf. u. Ärzte. 1908; Münchner med. Wochenschr. 1915. Nr. 13.

260. Garbat und Meyer, Zeitschr. f. exper. Path. u. Therap. **8**. Heft 1.

261. Carpano, Ann. speriment. **23**. 1913. Heft 2; Marrassini, Zentralbl. f. Bakteriol. **71**. 1913. Heft 2/3.

262. Pfeiffer und Marx, Zeitschr. f. Hyg. u. Infekt.-Krankh. **27.** 1918; v. Wassermann.
263. Maratow, Inst. exper. med. Petersburg 1912.
264. Berger, Münchner med. Wochenschr. 1908; Berger und Tsuschiga,
Deutsch. Arch. f. klin. Med. **96.** Heft 3/4; Knud Faber, ref. Münchner med.
Wochenschr. 1913. S. 1111; Faust, Ebenda. 1909; Faust und Tallquist,. Arch. f. exper. Path. **57.** 1907 u. 1908; Freund und Mohr,
Naturf. Vers. 1909; Lüdke und Fejes, Deutsch. Arch. f. klin. Med. 1913.
Heft 5/6; Schläpfer, Ebenda. **100;** Seyderhelm, Ebenda. **126.** Heft 1
u. 2; Vetlesen, ref. Münchner med. Wochenschr. 1909. S. 469.
265. Fränkel und Much, Münchner med. Wochenschr. 1910. Nr. 13.
266. Eppinger, ref. Münchner med. Wochenschr. 1913. S. 1236; Gilbert, Chabrol
und Benard, Compt. rend. de la soc. de Biol. **73.** Nr. 35; Gilbert und
Lereboullet, Franz. Kongr. f. inn. Med. Paris 1910; Goldschmidt und
Strisower, ref. Münchner med. Wochenschr. 1914. S. 1309; Kuczynski,
Ziegl. Beitr. **65.** 1919. Heft 2; Lepehne, Ebenda. **65.** 1919. Heft 2;
Lintwarew, Virchows Arch. **206.** Heft 1; Metschnikoff, Immun. b.
Infektionskrankh. Jena 1902; Minkowski, ref. Berliner klin. Wochenschr.
1919. S. 957; Rock, Franz. Kongr. f. inn. Med. Paris 1910; Schottmüller,
Münchner med. Wochenschr. 1914. Nr. 5; M. B. Schmidt, ref. Ebenda.
1907. S. 463; Weidenreich, Arch. f. mikros. Anat. **65.** 1904. Heft 1.
267. Agarzi, Riform. med. 1910. Nr. 22; Aschoff, cit. aus: Seitenkettentheorie.
Jena 1905. S. 145; Ascoli, Münchner med. Wochenschr. 1901. Nr. 31; Beck-
mann, Deutsch. Arch. f. klin. Med. **126.** Heft 3 u. 4; Eisenberg, Wiener klin.
Wochenschr. 1901. Nr. 42; Frank, Zeitschr. f. klin. Med. **67.** Heft 5 bis 6;
Grafe und Graham, Münchner med. Wochenschr. 1911. Nr. 43 bis 44;
Klein und Landsteiner, Wiener klin. Wochenschr. 1901; Magaigne
usw., Gaz. d. hôpit. 1911, Nr. 70; Rumno, Moragliano und Castellino,
cit. n. Landois, Physiol. 1916; Upcott, Lancet, 3. Sept. 1910; Vogt,
Münchner med. Wochenschr. 1910. Nr. 1.
268. Neuberg und Reicher, Biochem. Zeitschr. **4.** 1907 und Münchner med.
Wochenschr. 1907. Nr. 35.
269. Carginale, Riform. med. 1910. Nr. 2; Strauß und Wolff, Fortschritte d.
Med. 1902. Nr. 1 u. 7.
270. Sebastiani, Rev. chir. di clin. med. 1908. Nr. 22.
271. Festa, Gaz. degli osped. 1900. Nr. 57; Grixoni, Ebenda. 1900. Nr. 57;
Lo Monaco und Panichi, Atti dell' acad. dei Lincei 1900.
272. Becker, Deutsche med. Wochenschr. 1900. Nr. 36; Citron und Reicher,
Berliner klin. Wochenschr. 1908. Nr. 30; Eicke, Derm. Wochenschr. **64.**
1917. Nr. 2; Pergola, Gaz. degli osped. 1905. Nr. 148; Nonne, Syph. u.
Nervensyst., 2. Aufl., Berlin 1909; Kafka und Weil, ref. Münchner med.
Wochenschr. 1911. S. 772.
273. Aleschin, Inst. exp. med. Petersburg 1912; Bauer, Wiener klin. Wochenschr.
1912. Nr. 37; Caro, Zeitschr. f. klin. Med. **78.** Heft 3 bis 4; Pribram,
Zentralbl. f. inn. Med. 1908.
274. Neuberg, l. c.
275. Deutsch. Arch. f. klin. Med. **106.** 1912.
276. Michaelis und Rona, Biochem. Zeitschr. **31.** 1911. Heft 3 bis 4.
277. Orth, Deutsche med. Wochenschr. 1906. Nr. 3.
278. Pastine, Riform. med. 1912. Nr. 31.
279. Baer und Engelsmann, Deutsch. Arch. f. klin. Med. **112.** Heft 1 bis 2;
Besançon, de Jong et de Sarbune, Arch. méd. exp. 1910; Czuprina,
Medicinsk. Osrenije. 1913. Nr. 1; Fain, Inaug.-Diss. Bern 1912; Hanna
Hirschfeld, Monatsschr. f. Kinderheilk. **10.** 1911; Kolesnitzki, ref.
Zentralbl. f. d. Tuberkul.-Forsch. 1919. Heft 7 bis 8. S. 345 bis 355;
Arthur Mayer, Deutsche med. Wochenschr. 1914. Nr. 31; Moro, ref.
Münchner med. Wochenschr. 1909. S. 259; Raventos, Rev. de scienc.

med. de Barcelona. 1912. Nr. 4; Rubino, Ann. del Ist. Maragliano. 2. 1908. Heft 4; Schelble, Deutsche med. Wochenschr. 1913. Nr. 23; Schwermann, Zeitschr. f. Tuberkul. 22. Heft 1; Simon und Spillmann, Compt. rend. de la soc. de biol. 1905. Nr. 26; Solis-Cohen and Strickler, Amer. Journ. med. Scienc. Philadelphia 1911. Nr. 5; Steffen, Deutsch. Arch. f. klin. Med. 98. 1910; Turban, Zeitschr. f. Tuberkul. 26. Heft 4; Ullom und Graig, Americ. Journ. of med. Scienc., Sept. 1905; Watkins, Journ. of amer. med. assoc. 1911. Nr. 47; Webb, Bull. of the John Hopkins Hospit., August 1912; M. Weiß, Münchner med. Wochenschr. 1914. Nr. 4.

280. Hofbauer, Deutsche med. Wochenschr. 1910. Nr. 50.

281. J. Bauer, Wiener klin. Wochenschr. 1912. Nr. 37; Kollert und Frisch, Beitr. z. Klin. d. Tuberkul. 43. 1920. Heft 3 bis 4.

282. Carrière, Compt. rend. de la soc. biol. 51. 1899; Doyon und Morel, Arch. d. méd. exp. et d'anat. path. 12 I. 1900.

283. Wack, Deutsch. Arch. f. klin. Med. 115. Heft 5/6.

284. Uhlenhuth, ref. Deutsche med. Wochenschr. 1911. S. 713.

285. Bossan, Gaz. d. hôp. 1911. Nr. 9 bis 10; Constantini, Riform. med. 1912. Nr. 41; Gali, Beitr. z. Klin. d. Tuberkul. 39. 1918. Heft 1 bis 4; Neumann und Matson, Ebenda. 24. 1912. Heft 1; Spengler, Deutsche med. Wochenschr. 1907. Nr. 9; Weiner, Münchner med. Wochenschr. 1914. Nr. 34.

286. v. Behring, Berliner klin. Wochenschr. 1904. Nr. 4, Tuberkulosis. 6. 1907.

287. Gutstein, Zeitschr. f. Tuberkul. 26. Heft 5; Berliner klin. Wochenschr. 1918. Nr. 48.

288. Orgler, ref. Berliner klin. Wochenschr. 1920. S. 309.

289. Abderhalden und Rona, Zeitschr. f. physiol. Chem. 71; Bang, Biochem. Zentralbl. 91. 1918. Heft 1 bis 2.

290. v. Wassermann und Lange, Berliner klin. Wochenschr. 1914. Nr. 11.

291. Münchner med. Wochenschr. 1912. Nr. 20.

292. M. Fränkel, Strahlentherap. 9. 1919. Heft 1; von Stockum, Wiener klin. Wochenschr. 1912. Nr. 47.

Einleitung.

Solange man von den Funktionen der Lymphocyten nichts wußte, konnte natürlich auch von einem Verständnis der Lymphocytose nicht die Rede sein. Nachdem ich aber ihre Biologie nach verschiedenen Richtungen hin durch eine Reihe systematischer Untersuchungen bis zu einem gewissen Grade erforschen, ihre pathologisch-physiologische Bedeutung bei verschiedenen Zuständen experimentell feststellen, und das Hand-in-Hand-gehen ihres Biochemismus mit Veränderungen ihrer morphologischen Struktur erkennen konnte, eröffnete sich die Möglichkeit, die Früchte aller dieser Erkenntnisse auch für die Klinik nutzbar zu machen. Es erscheint daher gerechtfertigt, auf dieser gesicherten Grundlage das reichhaltige, über die verschiedensten Gebiete der Physiologie und Pathologie zerstreute, bisher unerklärte und anscheinend zusammenhanglose Tatsachenmaterial an anatomischen Befunden, sowie physiologischen und klinischen Beobachtungen einheitlich vom funktionellen Gesichtspunkte aus zu betrachten. Die infolge der experimentellen Ergebnisse geschaffene Beleuchtung gestattet ganz neue Einblicke in große biologische Gesetze, in welche bisher unverständliche pathologische Einzelerscheinungen sich ungezwungen einfügen, und nunmehr als Glieder einer großen biologisch zusammenhängenden Kette von klaren Vorgängen erscheinen. — Mögen die in den folgenden Blättern niedergelegten Untersuchungen und neu gewiesenen Wege nicht bloß zum biologischen Verständnis der anatomischen Befunde und klinischen Beobachtungen beitragen, sondern auch Anregungen geben zu weiteren Forschungen und Erkenntnissen auf den erschlossenen Gebieten, mögen sie mithelfen, an Stelle der ausschließlichen und allzu einseitigen anatomischen Denkweise, bei voller Würdigung ihrer grundlegenden und notwendigen Voraussetzung, die pathologische Physiologie, insbesondere den Zusammenhang zwischen der Biochemie der Zelle mit ihrer Biomorphie, die Anpassungsfähigkeit beider an gegebene Verhältnisse, und die dadurch bedingten gesetzmäßigen Beziehungen zwischen Zellular- und Humoralpathologie überhaupt, mehr in den Vordergrund der klinischen Betrachtung zu rücken.

Berlin-Wilmersdorf, Juni 1920.

S. Bergel.

I. Experimenteller Teil.

1. Wesen der reaktiven Entzündung.

Es ist eine feststehende biologische Tatsache, daß der lebende, gut funktionierende menschliche Organismus auf abnorme, schädigende Reize mit Erscheinungen antwortet, die in günstigen Fällen die Abwehr, Zerstörung, Unschädlichmachung oder Entfernung derselben zur Folge haben. Diese Schutz- und Heilvorkehrungen des Körpers sind verschiedener, teils humoraler, teils cellulärer bzw. geweblicher, meist gemischter Art. Die Summe aller dieser Reaktionserscheinungen pflegen wir unter dem Namen „Entzündung" zusammenzufassen. Die Entzündung ist schon von altersher in einen ursächlichen Zusammenhang mit der Heilung gebracht, als etwas Nützliches, Zweckmäßiges betrachtet worden, weil man erfahrungsgemäß sah, daß gerade solche Krankheitszustände die größte und sinnfälligste Neigung zur Selbstheilung zeigen, die unter dem Symptomenbilde der Entzündung verlaufen. Je nach dem Stande der Wissenschaft hat der Erscheinungskomplex der Entzündung eine verschiedene Deutung, Umgrenzung und Bewertung erfahren. Ein gemeinsamer Fehler aller Erklärungsversuche des Wesens der Entzündung bestand aber darin, daß sie nicht von einem umfassenden biologischen Gesichtspunkte aus als ein aus vielen verschiedenen Komponenten zusammengesetztes, wechselndes Ganzes betrachtet wurde, sondern daß man zu einseitig bald der einen, bald der anderen Teilerscheinung eine allzu große, alles beherrschende Bedeutung beilegte, und darüber die anderen Faktoren vernachlässigte. Es hemmte den Fortschritt der Erkenntnis, daß man auf der einen Seite lediglich der Ansammlung seröser Flüssigkeit in dem Entzündungsherde eine bakterientötende und heilende Wirkung zuschrieb, auf der anderen ausschließlich die weißen Blutkörperchen für fähig hielt, die Krankheitskeime zu vernichten und die Heilung herbeizuführen. Dann glaubte man, eine „opsonische" Wirkung des Serums auf Leukocyten erkannt zu haben, und später hat man, allerdings neben der Beachtung auch anderer Faktoren, im wesentlichen die Hyperämie als Heilmittel angesehen[1]). Eine Substanz dagegen, die bei keiner Entzündung fehlt, die bei allen Verletzungen gefäß- und lymphhaltiger Gewebe vorhanden ist bzw. sich bildet, das Fibrin, hat man, besonders in der neueren Medizin, in dieser Beziehung fast gar nicht beachtet, wiewohl ihm zweifellos in bestimmten Fällen innerhalb des sehr komplizierten Entzündungsphänomens eine sehr bedeutsame Rolle als Schutz- und Heilmittel zukommt[1a]). Sowohl das Blut- wie das Exsudatfibrin, das in seinen Wirkungen dem ersteren im wesentlichen gleichgeartet ist, stellt im Haushalt des erkrankten Organismus eins der verbreitetsten und wirksamsten Mittel dar, die dem Körper neben anderen Abwehrstoffen zum Schutze und zur Heilung gewisser Affektionen zu Gebote stehen.

Die klinische Erfahrung lehrt nun, daß die Entzündungsformen und -erscheinungen nicht bei allen Erkrankungen stets die gleichen, sondern in gewissen, oft weiten Grenzen variable sind, daß nicht allen Krankheitserregern gegenüber gleichartige entzündliche Reaktionsstoffe auftreten, sondern daß die eine Erkrankung eine mehr seröse, die andere eine mehr fibrinöse usw. Entzündung hervorruft. Die klinische Tatsache, daß verschiedene Krankheitszustände regelmäßig mit verschiedenen Entzündungsformen einhergehen, daß in dem einen Falle die eine, im andern eine andere Art der Abwehrmittel vorherrscht, während wieder andere in den Hintergrund treten, kannte man wohl, aber ihre Ursachen und Bedeutung erkannte man nicht. Man hat merkwürdigerweise bisher diese Beobachtungen fast gänzlich vernachlässigt, sie weder biologisch verstanden, noch klinisch genügend gewürdigt, noch auch differentialdiagnostisch verwertet.

Die verschiedenen Bestandteile des Blutes und die einzelnen anatomischen Entzündungsprodukte besitzen, wie ich bereits für einige experimentell feststellen konnte, differente biologische Eigenschaften[2]), und können infolgedessen auch nur bestimmte, ihren physiologischen Funktionen entsprechende Leistungen im gesunden bzw. krankhaft veränderten Organismus ausüben. Unter den Bestandteilen des Blutes und der Entzündungsprodukte hat, von den Erythrocyten schon abgesehen, das Serum ganz andere Funktionen als das Fibrin, und dieses wieder andere als die weißen Blutkörperchen, deren verschiedene Arten untereinander wiederum differente Eigenschaften besitzen. Hierbei ist noch zu bedenken, daß das Serum als solches im Körper überhaupt nicht vorkommt, sondern erst nach Abscheidung des Blutkuchens bzw. des Fibrins, nachdem sich im Plasma verschiedene Umwandlungen vollzogen haben, entsteht.

Besonders augenfällig und klinisch wertvoll ist in dieser Beziehung das gesetzmäßige reaktive Auftreten der verschiedenen Arten von weißen Blutkörperchen bei bestimmten Krankheitsgruppen. Daß die Leukocytose bei entzündlichen und fieberhaften Infektionskrankheiten eine hervorragende Rolle spielt, ist eine allgemein anerkannte Tatsache, wenn auch über die Art ihrer Wirksamkeit noch keine völlige Übereinstimmung herrscht. Die klinische Beobachtung und Erfahrung lehrt nun, daß nicht alle Arten von weißen Blutkörperchen sich bei allen Entzündungsprozessen und Infektionskrankheiten in relativ gleichem, ihrer physiologischen Zusammensetzung und Verteilung entsprechenden Verhältnis vermehren, sondern daß vielmehr bei verschiedenen Krankheiten besondere Arten von Leukocyten auftreten oder vorherrschen. Die gewöhnlichste und verbreitetste Form der Leukocytose ist die polymorphkernige, gewisse Erkrankungen gehen aber stets mit einer Vermehrung der Eosinophilen einher, und bei wieder andern wird als ein regelmäßiger Befund eine Lymphocytose beobachtet. Diese Beobachtungen sind bei den verschiedenen Zuständen nicht schwankend und zufällig, sondern typisch und gesetzmäßig. Wie wir später sehen werden, treten je nach der Verschiedenheit der Krankheitserreger unter den verschiedenen, mit distinkten Funktionen ausgestatteten Komponenten der Entzündung nur die biologisch entsprechenden in Aktion, und gewinnen dadurch eine diagnostische Bedeutung.

Es bestand bis in die jüngste Zeit hinein die irrige Annahme, daß nur die Eiweißbestandteile der Krankheitserreger oder ihre eiweißartigen Abbauprodukte als Antigene wirken, Vergiftungserscheinungen im Körper hervorrufen und Antikörperbildung anregen. Es hat sich aber auch aus unseren Untersuchungen als sicher herausgestellt, daß auch fettartige, lipoide Stoffe antigene Eigenschaften besitzen und die Entstehung von Gegenstoffen hervorrufen.

Wir kommen auf Grund der pathologisch-anatomischen Befunde, der klinischen Erfahrungen und unserer Untersuchungsergebnisse der biologischen Verschiedenartigkeit der einzelner Blut- und Entzündungsbestandteile zu dem Resultat, daß innerhalb der komplexen Reaktionserscheinungen, die das Symptomenbild der Entzündung zusammensetzen, ein ausgesprochenes Prinzip der Arbeitsteilung besteht, daß jede ihrer einzelnen Komponenten nur eine bestimmte, durch ihre physiologische Funktion bedingte Arbeit zu verrichten hat, daß aber die je nach dem Antigen verschiedenen, geformten und ungeformten Reaktionsstoffe des Körpers wie die Räder eines großen Maschinenwerkes ineinandergreifen, und daß erst aus ihrem geordneten, jeder Einzelerkrankung entsprechend angepaßten Zusammenwirken die biologische Gesamtleistung des Entzündungsphänomens resultiert. Ebenso wie für bestimmte Funktionen nur bestimmte Organe in Anspruch genommen werden, wie die Gesamtfunktionen des Organismus das Resultat der Einzelleistungen seiner verschiedenen Organe ist, so stellt auch die Entzündung eine Art veränderlichen, beweglichen Abwehrorgansystems dar, dessen einzelne Komponenten genau wie die des Blutes verschiedenen Funktionen dienen, und die, außerdem noch chemotaktischen Einflüssen unterworfen, entsprechend der Art des Krankheitsreizes usw., je nach der beanspruchten Funktion an die erkrankten Körperstellen herangebracht werden, um dort gesondert oder in abgestimmten Kombinationen ihre Wirksamkeit zu entfalten.

Die Art der Reaktion des Organismus ist also im wesentlichen abhängig von der Qualität und Intensität des schädigenden Reizes, also der Entzündungsursache, dem befallenen Organ und der Stärke und Funktionstüchtigkeit der jedesmal gesetzmäßig in Reaktion tretenden Abwehrmaßnahmen. Es bedeutet einen wesentlichen Fortschritt in der Erkenntnis, daß wir nunmehr wissen, daß die einzelnen Komponenten der „Entzündung" differente biologische Eigenschaften besitzen, und daher auch verschiedene Wirkungen entfalten. Aus der Verschiedenartigkeit des Entzündungsreizes resultiert die Variabilität der Entzündungsform im pathologisch-anatomischen Sinne. Wenn man bei unseren vertieften Kenntnissen auch jetzt noch die „Entzündung" nur allgemein für ein heilsames Agens gegenüber den verschiedensten Erkrankungen hält, so entspricht das etwa dem wissenschaftlichen Stande, daß man sagt, im Magendarmkanal wird die aufgenommene Nahrung verdaut. Diese Tatsache ist zwar richtig, aber zu allgemein gehalten, zu wenig spezialisiert. Wir kennen bereits Einzelheiten dieses sehr komplizierten Vorganges, wir werden sehen, daß, wie im Magen-Darm die Eiweißsubstanzen von anderen Verdauungssäften gespalten werden wie die Kohlehydrate, und diese wieder von anderen wie die Fette, daß ebenso unter den mit differenten biologischen Eigenschaften begabten Entzündungsbestandteilen Antigene lipoiden Charakters von den Lymphocyten abgebaut werden, während die polymorphkernigen Leukocyten sich gegen eiweißhaltige Entzündungserreger richten, daß gewisse Schädlichkeiten eine fibrinöse, andere eine mehr seröse, und wieder andere eine mehr eitrige Entzündung hervorrufen.

In Übereinstimmung mit den klinischen Befunden und unserer biologischen Deutung befinden sich die Blutuntersuchungen Ehrlichs, die zu dem Hauptergebnis führten, daß insbesondere die polymorphkernigen neutrophilen granulierten Leukocyten, und die einkernigen basophilen ungranulierten Lymphocyten zwei in anatomischer, färberischer und genetischer Beziehung getrennte, vollkommen verschiedenartige große Gruppen von weißen Blutkörperchen darstellen. Wenn auch diese Ehrlichsche Lehre noch nicht allgemein anerkannt ist, sondern einzelne Autoren die Ansicht vertreten, daß alle weißen Blutkörperchen von einem einheitlichen Grundtypus abstammen und direkt ineinander übergehen können, so neigt doch, mit Recht, die große Mehrzahl der Forscher der dualistischen Anschauung zu. Abgesehen von dieser prinzipiellen Meinungsverschiedenheit bietet im besonderen die Frage nach der Abgrenzung der Lymphocytengruppe, bzw. die Stellung der sogen. großen Mononucleären und der Übergangsformen im System der weißen Blutkörperchen sehr viele Schwierigkeiten. Einige Autoren stehen auf dem Standpunkt, daß die großen Einkernigen von den Lymphocyten abstammen, andere glauben sie von dem myeloischen System herleiten zu sollen, und wieder andere halten sie für eine selbstständige Zellart [2a]); auf diese Frage kommen wir später noch zurück. Ein großes Hindernis für ihre Klärung war es, daß man lediglich auf die morphologischen und färberischen Unterschiede und Merkmale der weißen Blutkörperchen angewiesen war, die natürlich mit der Verfeinerung der Untersuchungsmethoden in gewisser Weise variierten und abweichende Resultate ergaben, daher eine sichere, feste Basis nicht bilden konnten, und daß man von den biologischen Funktionen der Lymphocyten überhaupt nichts wußte.

2. Biologie der Lymphocyten, ihre Beziehung zur Aufnahme und Verdauung von Fetten.

Nachdem ich den Nachweis erbringen konnte [3]), daß die Lymphocyten, die doch etwa ein Viertel aller weißen Blutkörperchen ausmachen und unmöglich ohne Zweck und Bedeutung für den Organismus sein konnten, ein fettspaltendes Ferment enthalten und absondern — vielleicht nicht einmal ihre einzige Funktion —, erhielt die Ehrlichsche Lehre von der prinzipiellen Trennung der obengenannten Zelltypen durch den Nachweis auch ihrer funktionellen Verschiedenartigkeit die endgültige Bestätigung und das Fundament in physiologischer Beziehung, und vor allem eröffnete sich die Möglichkeit, schon auf Grund der lipolytischen Funktion der Lymphocyten eine Reihe von ungeklärten Fragen der Lösung näher zu bringen, und von einem zusammenfassenden, einheitlichen Gesichtspunkte aus ein biologisches Verständnis der überall verstreuten und anscheinend zusammenhanglosen klinischen Beobachtungen und anatomischen Befunde gesetzmäßiger lokaler und allgemeiner Lymphocytose zu gewinnen. Bis dahin mußte man das Auftreten dieser Lymphocytose als eine typisch wiederkehrende klinische und anatomische Erfahrung hinnehmen, ohne sich aber von dem Wesen und der Bedeutung dieser Tatsache eine klare Vorstellung machen zu können.

Der Nachweis des lipolytischen Lymphocytenfermentes wurde von mir in mehrfacher und verschiedenartiger Weise erbracht, und von anderen Autoren bestätigt [3a], [5]) einmal, indem ich lymphocytenhaltiges Material, tuberkulösen Eiter, Exsudat nach großen subcutanen Tuberkulininjektionen, Lymphdrüsen- und Milzbrei auf Platten brachte, die mit gelbem Wachs von einem Schmelzpunkt von 63° bis 64°, das sich für diese Untersuchungen als geeignet erwies, ausgegossen waren, und die man bei etwa 52° im Brutschrank 24 Stunden stehen ließ. Auf diesen festen Medien bildeten sich Dellen, kraterförmige Vertiefungen, deren Umgebung, oft noch durch einen schmalen Hof getrennt, wallartig aufgeworfen war (Abb. 1). Die Vertiefungen und der schmale Hof entstehen dadurch, daß infolge der Einwirkung der aus den Lymphocyten stammenden Lipase das Wachs bei einer Temperatur von 52⁰ verflüssigt wird, in eine Substanz von niedrigerem Schmelzpunkt umgewandelt, zum Teil verdaut und zum Einsinken gebracht wird, während beim Erkalten in der Umgebung der Einsenkung eine kleine wallartige Erhebung entsteht.

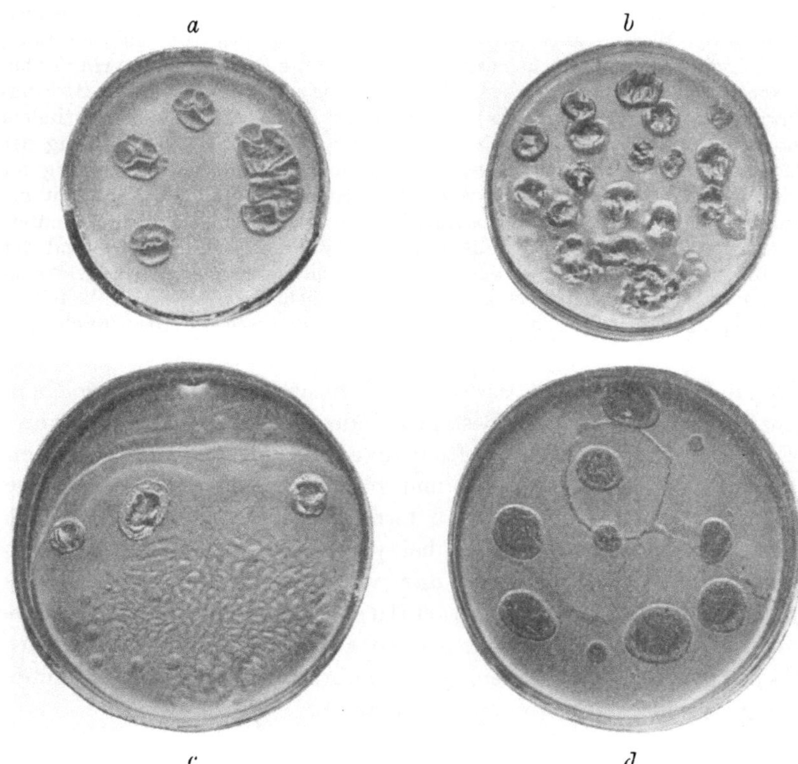

Abb. 1. *a* bis *c* Tuberkulöser lymphocytenreicher Eiter.
d Kontrolle: Staphylokokkeneiter.

Ich hatte die Beweisführung für die Lipasenwirkung der Lymphocyten auch so modifiziert, daß ich nicht zu dünne, offene, mit sterilem Wachs gefüllte Capillaren in die Bauchhöhle und die Unterhaut von Tieren brachte und nach einigen Tagen untersuchte. An den offenen Enden fand sich das Wachs verändert, an seine Stelle war eine gelblich-grauweiße Masse getreten, die bei mikroskopischer Untersuchung die Auflösung eines Teiles des Wachses, und eine Ansammlung größerer Mengen von meist einkernigen ungranulierten basophilen Zellen vom Lymphocytentypus, und, was besonders interessant war, ein oft massenhaftes Vorhandensein von Fettsäurenadeln aufwies; da diese letzteren vorher nicht festzustellen waren, mußten sie als ein Zeichen dafür angesehen werden, daß eine Fettspaltung infolge der eingewanderten, fast ausschließlich lymphocytären Zellen eingetreten war.

Einen weiteren direkten Nachweis der Fettspaltung infolge der Einwirkung lymphocytenhaltigen Materials auf Wachsplatten habe ich in folgender Weise erbracht[4]). Das Bienenwachs besteht chemisch zum größten Teil aus Palmitinsäuremyryzylester. Um die Spaltung dieses Esters, also eine Fettsäurebildung,

nachweisen zu können, habe ich mich der von Fischler modifizierten Bendaschen
Reaktion bedient. Es zeigte sich dann an den Stellen, wo sich Fettsäure gebildet hatte,
eine dunkelblau-schwarze Färbung, und zwar waren, abgesehen von einzelnen
Stellen des Eiters selbst, gerade die Stellen der Einsenkung des Wachses und der
allernächsten Umgebung in der angegebenen Weise gefärbt.

Kontrollen mit anderen, nicht fettspaltenden Substanzen, auch mit gewöhn-
lichem Staphylokokkeneiter usw., der aus polymorphkernigen Leukocyten besteht,
ergab stets ein negatives Resultat.

Der Nachweis der Lipolyse durch lymphocytenhaltige Substanzen gelingt,
außer auf festen Medien, auch mit flüssigen Ölen. Läßt man tuberkulösen Eiter,
Milz- oder Lymphdrüsenbrei auf flüssige neutrale Fette, z. B. Monobutyrin, Tributyrin, Knochenöl, Lecithin oder dergl. bei 37° oder auch bei 50° bis 52° 24 Stunden einwirken, so kann man mit der titrimetrischen Methode gegen Phenolphthalein
Abspaltung von Fettsäuren nachweisen. Auch mit der Methode der Messung der
Oberflächenspannung mittels des Stalagmometers und mit Hilfe der Feststellung der
Veränderung der Wasserstoffionenkonzentration ist die fettspaltende Fähigkeit ge-
waschener Lymphocyten bestätigt worden[5]), und zwar hat das Lymphocytenferment seine optimale Wirkung im Bereiche des wahren Neutralpunktes und der
Wasserstoffionenkonzentration des Blutes. Eine spezifische Methode zum Nachweis tuberkulösen Eiters läßt sich zur Zeit darauf nicht gründen, weil z. B. hämolytische Streptokokken gleichzeitig, wie wir weiter unten sehen werden, auch lipolytisch wirken.

Da die Lymphocyten, soweit unsere bisherigen Kenntnisse reichen,
als einziger morphologischer Bestandteil des Blutes ein fettspaltendes Ferment enthalten, so durfte man annehmen, daß diese Funktion
im Haushalt des physiologischen und pathologischen Organismus eine
gewichtige Rolle spielt, und daß ferner, entsprechend den klinischen
Befunden differenter Leukocytosen bei verschiedenen Krankheiten, auch
innerhalb der ganzen Masse der weißen Blutkörperchen das
biologische Gesetz der Arbeitsteilung der Reaktionsstoffe obwaltet, daß die verschiedenen Arten auf chemisch verschiedene
Krankheitserreger reagieren, je nach ihrer Funktion nur bestimmte,
ihnen entsprechende Leistungen übernehmen.

Ebenso wie die polymorphkernigen weißen Blutkörperchen wahrscheinlich infolge ihrer eiweißverdauenden Eigenschaft imstande sind,
allein oder in Gemeinschaft mit anderen Stoffen Substanzen eiweißartiger Konstitution abzubauen, zu verdauen, so konnte man sich
auf Grund der neuerkannten Funktion der lymphocytären
Zellen ungezwungen vorstellen, daß diese infolge ihres fettspaltenden Vermögens einen auflösenden, verdauenden Einfluß auf
Fettsubstanzen ausüben.

Wir dürfen annehmen, der Wahrheit nahezukommen, wenn
wir uns den während der Entzündung sich abspielenden Vorgang der
Vernichtung der Krankheitserreger und des Abbaues körperfremder
Stoffe überhaupt in großen Umrissen als eine Art von parenteraler Verdauung vorstellen, indem, ähnlich wie im Magendarmkanal die
verschiedenen Nahrungstoffe je nach ihrer chemischen Zusammensetzung von verschiedenen Verdauungssäften, so auch
hier die verschiedenen Krankheitserreger, je nach ihrer chemischen Konstitution, von verschiedenen, mit differenten Fähig-

keiten begabten Reaktionskörpern allein oder in Kombination abgebaut werden.

Es darf wohl als gesichert gelten, daß die Wirksamkeit der weißen Blutkörperchen im wesentlichen auf ihren fermentativen Eigenschaften beruht, wenn sie sich in ihnen auch nicht erschöpft, sei es, daß diese Fermente wie Drüsensekrete von den Blutkörperchen in die umgebende Flüssigkeit abgegeben werden, sei es, daß sie im Zelleibe selbst ihre Wirksamkeit entfalten, oder daß das Ferment beim Zerfall der Zellen frei wird, oder daß erst durch ein Zusammenwirken dieser Blutkörperchenfermente mit anderen Substanzen der völlige Abbau der Antigene zustande kommt.

Die Frage der Spezifität der reaktiv auftretenden Zellelemente war der experimentellen Beantwortung zugänglich, und konnte auf ihre Richtigkeit auch klinisch bei den betreffenden Krankheiten geprüft werden. Um eine sichere, breite Grundlage für die biologische Bedeutung der Lymphocyten zu schaffen, sollten daher die Hauptfragen vorerst experimentell beantwortet werden.

Ich untersuchte zunächst, ob man durch Injektionen von fettartigen Substanzen experimentell eine Lymphocytenansammlung hervorrufen könne, ob die lipolytischen Lymphocyten auf parenterale Einführung von Fetten, Ölen und Lipoiden gesetzmäßig in Reaktion treten [6]).

Als Versuchstiere für meine Experimente wurden besonders Meerschweinchen und Kaninchen benutzt. Injiziert wurde, z. T. gefärbt mit Sudan III oder Scharlachrot, Mandelöl, Knochenöl, Eigelb, Lecithin in Emulsion und 10proz. Lecithin in öliger Lösung, sowohl in die Brust-, als in die Bauchhöhle; Meerschweinchen erhielten z. B. 1 g interpleural und 2 g intraperitoneal. Das Exsudat wurde alsdann in gewissen Zwischenräumen mittels Glascapillaren entnommen, und auf seinen Zellgehalt, vor allem auf die Art der Zellen, sowie auf das morphologische und färberische Verhalten der einzelnen Zellteile bei der Aufnahme und in den verschiedenen Stadien während der Verarbeitung der Fette geprüft.

In der lebenden Zelle, besonders der mit Fetttröpfchen angefüllten, ist es nicht gut möglich, feinere Veränderungen der Kernstruktur, und besonders ihre Identifizierung als lymphocytäre Elemente nachzuweisen, sondern man ist hier auf die Färbung des fixierten Präparates angewiesen.

Gefärbt wurde zur Kontrolle nach verschiedenen Methoden, mit Hämatoxylin-Eosin, Triacid, mit dem Pappenheimschen Gemisch Methylgrün-Pyronin, nach May-Grünwald, aber allermeist wurde die Giemsafärbung benutzt, die sich am besten bewährte, und auch die schönsten Bilder lieferte. Außerdem wurden zum Zwecke des Studiums der Genese der Exsudatzellen die Auflagerungen, die sich nach den Injektionen von Lecithin in öliger Lösung auf den serösen Häuten besonders der Brusthöhle bildeten, sowie das Netz, die Milz, die Lymphdrüsen und die Leber der vorbehandelten Tiere histologisch untersucht. Die Befunde waren im einzelnen folgende: 4 bis 5 Stunden nach der Injektion ist der Zellgehalt sehr gering, das Fett zu einem Teil emulgiert. Nach 10 bis 12 Stunden trifft man eine größere Anzahl von polymorphkernigen Leukocyten neben einer relativ schon beträchtlichen Menge von einkernigen ungranulierten basophilen Lymphocyten. Letzere haben noch meist die gewöhnliche Form der kleinen Lymphocyten mit großem, fast rundem Kern und schmalem Protoplasmasaum; daneben findet man vereinzelt Typen mit leicht eingebuchtetem Kern (Abb. 2). Nach 24 Stunden sind die Polymorphkernigen auch noch in gewisser Zahl vorhanden, aber die Lymphocyten sind schon absolut deut lich vermehrt; man findet bereits eine gewisse Anzahl von Lymphocyten, deren Kern etwas gekrümmt ist, an einer Seite eine etwas tiefere Einbuchtung zeigt, und

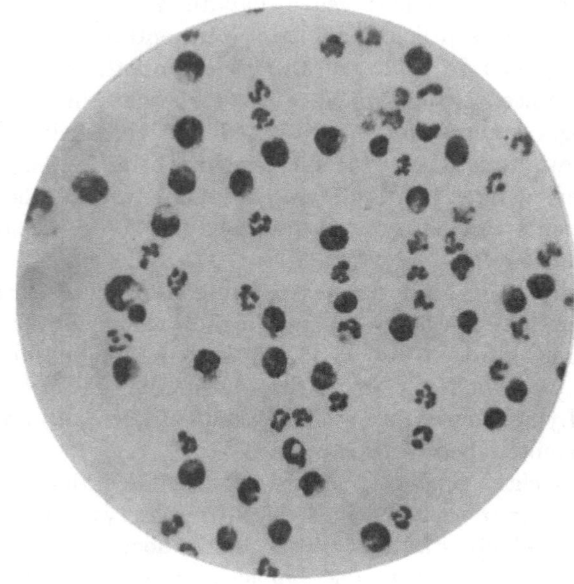

Abb. 2.

die einen etwas breiteren Protoplasmasaum besitzen. Einige Lymphocyten haben bereits 1 bis 2 Fetttröpfchen in das Protoplasma aufgenommen; an dieser Stelle pflegt dann gewöhnlich der Zelleib etwas ausgebuchtet zu erscheinen (Abb. 3). Häufig sieht man, was besonders interessant ist, selbst an kleineren und mittleren Lymphocyten ausgesprochene pseudopodienartige Fortsätze, in deren peripheren Teilen phagocytierte Fetttröpfchen sich befinden (Abb. 4).

Nach 1¹/₂—2 Tagen ist die Anzahl der Polymorphkernigen sehr zurückgegangen, die einkernigen ungranulierten Basophilen haben sich weiter beträchtlich vermehrt, es findet eine starke Phagocytose von Fetttröpfchen, häufig mittels Pseudopodien, lediglich durch die letzteren Zellen statt, während man in den Polymorph-

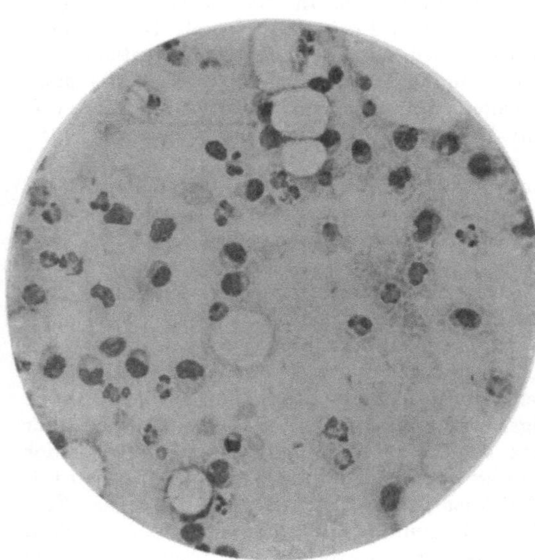

Abb. 3.

kernigen Fett nicht oder nur ganz ausnahmsweise einmal findet. An den lymphocytären Elementen beobachtet man nun gerade in diesem Stadium gesteigerter Funktion Veränderungen des ursprünglich runden Kernes, man sieht ihn eine ovale, abgeplattete Gestalt annehmen, die weiterhin eine stärkere Krümmung bis zur Nierenform aufweist, man findet eine, selten auch zwei etwas tiefere Einbuch-

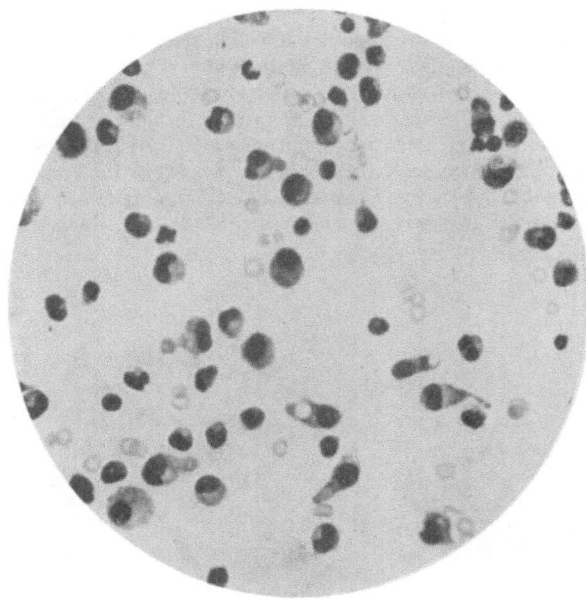

Abb. 4.

tungen, und häufig war die Beobachtung, daß die Fetttröpfchen in der Konkavität des manchmal bis zur Hufeisenform gekrümmten Kernes lagen, von ihm wie umklammert waren. Der Protoplasmaleib ist umfangreicher geworden (Abb. 5).

Die morphologische und auch tinktorielle Ähnlichkeit dieser Zellen mit Übergangsformen und großen Einkernigen ist sehr stark. Neben diesen Zellen sind auch noch typische kleinere und mittlere Lymphocyten mit rundem Kern und wenig Protoplasma in größerer Anzahl vorhanden. Aber selbst bei stärkerer Einkerbung und Krümmung ist der Kern der Einkernigen immer auffallend dick, plump und grobbalkig, niemals durch dünne Verbindungsfäden getrennt, und, auch abgesehen von den differenten färberischen Merkmlaen des Protoplasmas, schon dadurch

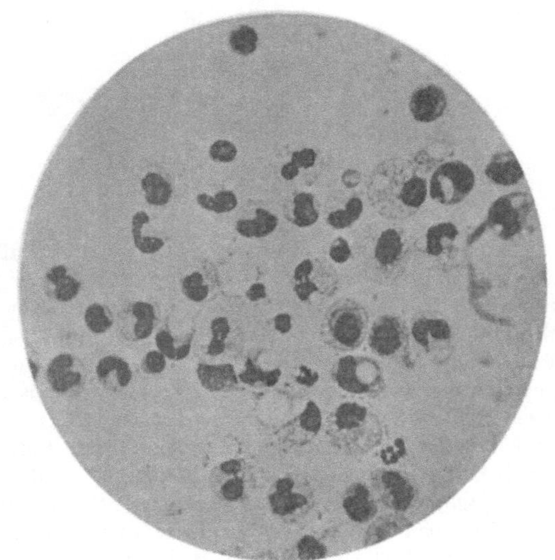

Abb. 5.

von den polymorphen Zellen sofort zu unterscheiden. Das Protoplasma hat an Menge beträchtlich zugenommen, die Zellen sind daher meist viel größer. Öfter findet man in dem Exsudat Gebilde, die abgestoßenen Endothelzellen ähnlich sehen und die zuweilen leichte Veränderungen ihrer Zellkonturen aufweisen[6a]. Nach 3 bis 4 Tagen ist ungefähr der gleiche Befund zu erheben. Polymorphkernige Zellen sind nur wenig bis vereinzelt zu sehen, an der Aufnahme der Fetttröpfchen sind sie nicht oder nur ganz ausnahmsweise be'eiligt, dagegen ist eine starke Phagocytose von seiten der massenhaft vorhandenen lymphocytären Elemente festzustellen. Neben Zellen vom Typus der großen Lymphocyten, die bei großem Protoplasmaleib einen mehr rundlichen, oft exzentrisch gelagerten Kern besitzen, sieht man eine große Anzahl von ungranulierten basophilen einkernigen Zellen mit gekrümmtem, an einer, höchstens zwei Stellen eingebuchtetem, aber immer grobbalkigem, plumpem Kern, ihr Protoplasmaleib ist ziemlich umfangreich, Typen vom Charakter der Übergangsformen und der großen Mononucleären. Zellteilungserscheinungen wurden oft beobachtet, manche Zellen hatten zwei meist ganz runde oder etwas ovale Kerne.

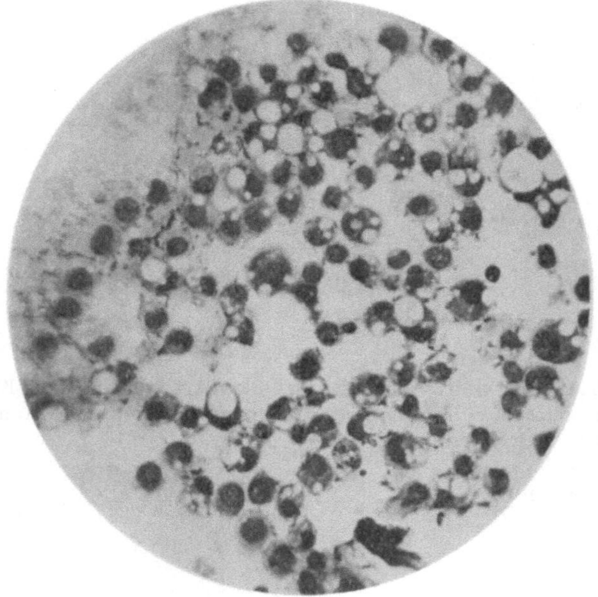

Abb. 6.

Zuweilen konnte wahrgenommen werden, daß nicht bloß das Protoplasma die Fetttröpfchen aufnahm, sondern daß auch der Kern im gefärbten Präparate von hellen, durchsichtigen Stellen wie durch!öchert war. Die Phagocytose pflegt schließlich so stark zu werden, daß ein großer Teil der lymphocytären Elemente mit Fetttröpfchen vollgepfropft ist, und in diesem Zustande ist oft der Kern in abgeplatteter und stark gekrümmter Form exzentrisch, oft ganz am Rande der Zelle gelagert, die Zellen sehen dann den sogen. Fettzellen sehr ähnlich (Abb. 6). Sehr häufig beobachtet man, daß um größere Fetttropfen kranz- oder vielmehr kugelförmig lymphocytäre Elemente, einkernige ungranulierte basophile Zellen gelagert sind, die oft breitleibig aufsitzend, oft mit kürzeren oder längeren Fortsätzen sich der Tropfenoberfläche eng anschmiegend, an ihrer unteren Begrenzung deutlich die Form eines Hohlkugelabschnittes zeigen, und in ihrem Protoplasma mehr oder weniger fein verteilte Fetttröpfchen enthalten. Bei diesen oft starken Formveränderungen der ganzen Zelle, des Kernes und des Protoplasmas spielen außer den aktiven, durch die Funktion bedingten Faktoren auch noch mechanische, durch den gegenseitigen Druck der vielen um die Tropfenoberfläche gelagerten Elemente eine Rolle (Abb. 7 bis 9). Man hat direkt den

Eindruck, daß die lymphocytären Zellen mit ihren Fortsätzen sich an
die Fetttropfen fest ansaugen und einzelne Teile in ihren Körper auf-

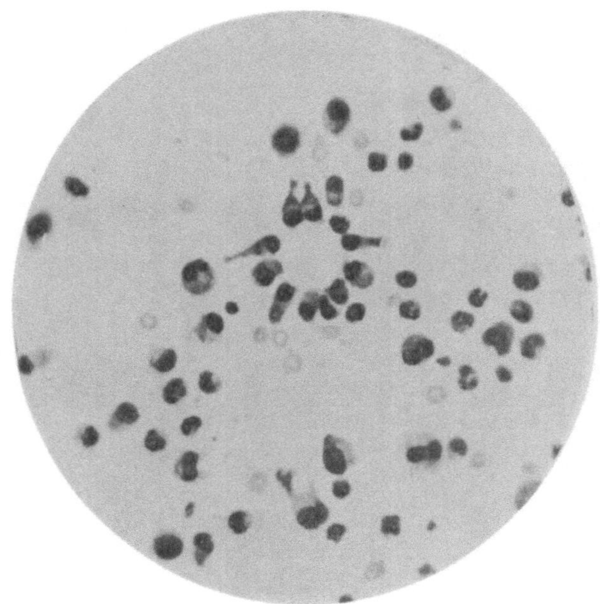

Abb. 7.

nehmen (Abb. 10). Auch Zellen mit mehreren Kernen, riesenzellenähnliche Gebilde, werden nicht selten gefunden. Nach 5 Tagen besteht das Exsudat fast
ausschließlich aus einkerni-
gen ungranulierten basophilen Zellen, meist vom Typus
der großen Lymphocyten,
aber auch kleine Lympho-
cyten sind in gewisser Anzahl vorhanden; polymorphkernige Leukocyten sind nur
ganz vereinzelt oder gar
nicht zu sehen. Bei geringer
Menge injizierten Öles fängt
der Tröpfchengehalt des Zellkörpers um diese Zeit bereits
an abzunehmen, die stark eingebuchteten und gekrümm-
ten Kernformen bilden sich
zurück, der Kern zeigt wieder
eine ovale, der rundlichen
sich nähernde Gestalt, liegt
aber noch öfter exzentrisch.
Am 6. und 7. Tage sind in
dem Exsudat gleichfalls fast
ausnahmslos lymphocytäre
Zellen, und zwar vom meist

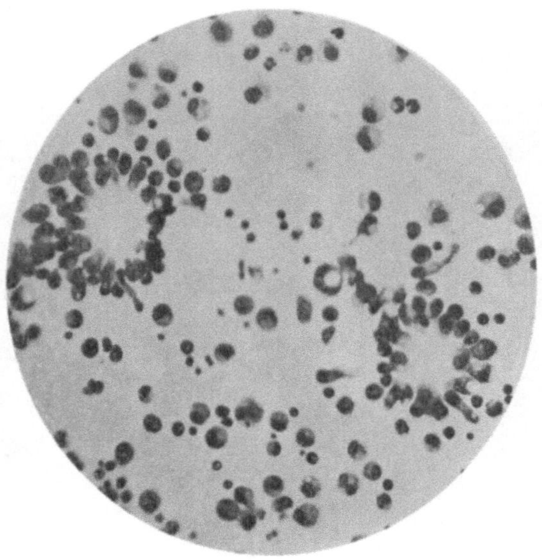

Abb. 8.

großen, aber auch wieder in ziemlicher Menge vom kleinen Typus (Abb. 11).
Das Protoplasma ist häufig schon leer oder enthält nur noch wenig Fetttröpfchen,

ist aber oft noch ziemlich breit. Nach etwa 8 bis 9 Tagen zeigt der Charakter des Exsudates noch weitere Veränderungen, indem jetzt wieder, wie zu Anfang,

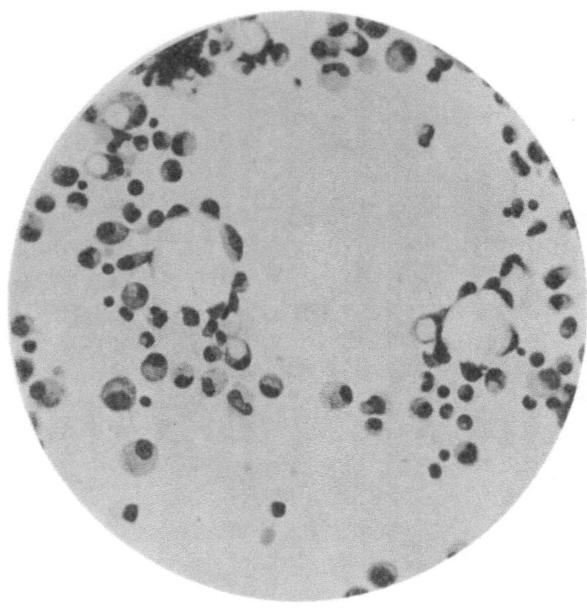

Abb. 9.

der Typus der Lymphocyten mit rundem Kern und kleinem, ungranuliertem basophilem Protoplasma überwiegt, neben einer geringeren Anzahl von Zellen

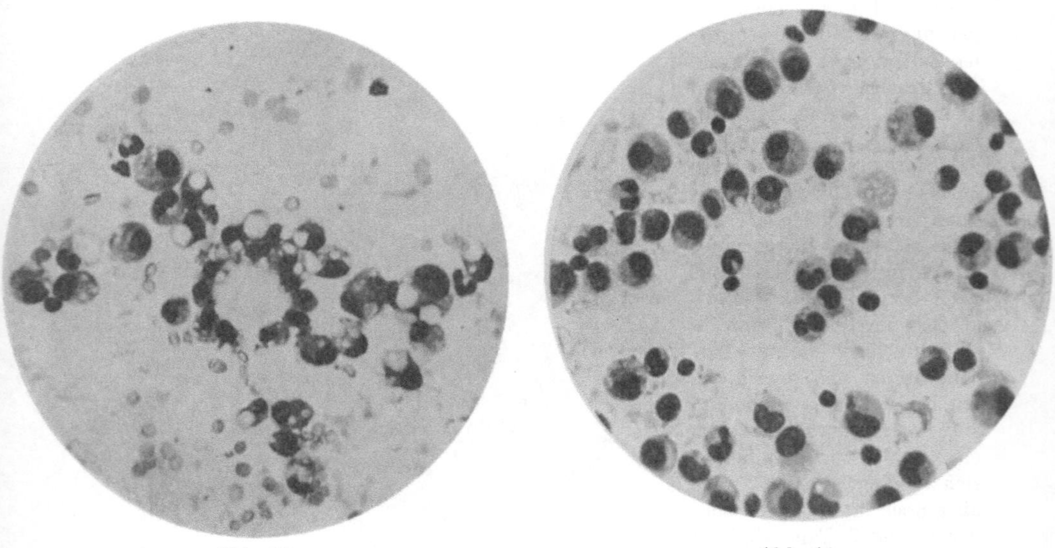

Abb. 10.   Abb. 11.

vom großen Lymphocytentypus; Fetttröpfchen sind fast ganz aus den Zellen verschwunden. Auch hier sieht man außerdem Elemente, die desquamierten Enthodelzellen ähnlich sind. Auf der Höhe der Tätigkeit erscheint die Färbbarkeit der ganzen Zelle, sowohl des Kernes, wie des Protoplasmas, bei gewissen Färbemethoden etwas weniger intensiv als im Zustande der Ruhe; die Unterschiede sind aber nicht wesentlich. Die Zellen wiesen ferner bei sehr gesteigerter Funktion eine leichtere Verletzlichkeit ihres Körpers auf, so daß sie bei Zerrungen, Quetschungen hin und wieder Zerfallserscheinungen zeigten; bei der Technik der Ausstrichpräparate muß hierauf Rücksicht genommen werden.

Ich konnte also tatsächlich im einzelnen nachweisen, daß nach Injektionen von Ölen oder Lecithin in die Brust- oder Bauchhöhle von Tieren Exsudate erzeugt werden, die ungemein reich an Lymphocyten sind, die die emulgierten Tröpfchen in Massen in ihren Zelleib aufnehmen und dort verdauen bzw., wie weiter festgestellt wurde, besonders in Lymphdrüsen und Milz weiterführen; in den Exsudaten ist eine Lipase nachweisbar, und zwar früher als im Serum.

Nach mehrfacher Vorbehandlung mit der gleichen öligen Substanz gewinnen sowohl die lymphocytenreichen Exsudate, wie die Bildungsstätten der Lymphocyten, die Lymphdrüsen und die Milz, in geringerem Grade auch das Blutserum, ein erhöhtes Fettspaltungsvermögen, das, wenn auch nicht spezifisch, so doch in besonders starkem Maße gegen das zur Vorbehandlung benutzte Fett gerichtet ist.

Die bei meinen Untersuchungen der Beziehungen zwischen der parenteralen Einführung von fett- und lipoidartigen Substanzen und dem reaktiven Auftreten von lymphocytären Elementen festgestellten bemerkenswerten gesetzmäßigen morphologischen Veränderungen am Kern und am Protoplasma dieser Zellen sind imstande, eine Klärung einschlägiger ungelöster biologischer Fragen eindeutig herbeizuführen. Bei der systematischen Beobachtung des morphologischen und färberischen Verhaltens der Exsudatzellen vor der Aufnahme der emulgierten Fetttröpfchen, und in den verschiedenen Phasen des Aufnahme- und Verdauungsprozesses innerhalb dieser Zellen konnten bisher unbekannte, aber charakteristische und stets in gleicher Weise sich wiederholende Veränderungen an den einzelnen Bestandteilen der Zellelemente wahrgenommen werden, die typisch waren für das jeweilige Funktionsstadium der Zelle, einerseits für den Zustand der Ruhe, und andererseits für die verschiedenen Phasen der Zelltätigkeit. Sie erinnern, abgesehen von manchen neuen Befunden, prinzipiell an ähnliche Erscheinungen, die bei anderen sezernierenden, allerdings fixen Organzellen festgestellt sind. Heidenhain[7]) hatte beobachtet, daß in den Speicheldrüsenzellen usw. die Kerne im Zustande der Ruhe und der angestrengten Arbeit wesentliche Verschiedenheiten aufweisen. Veränderungen des Zellkerns sind auch in den sezernierenden Zellen von insektenfressenden Pflanzen[8]) und bei Infusorien[9]) festgestellt worden, ferner an den Ganglienzellen verschiedener Tiere nach starker Tätigkeit[10]), und ebenso sind in der Milchdrüse morphologische Zellveränderungen zwischen Ruhe und Tätigkeit beobachtet worden[11]). Auf die Arbeiten Haberlands bezüglich Gestaltsveränderungen des Kerns bei Pflanzen-, bzw. Korschelts bei Tierzellen sei hier nur hingewiesen.

Man könnte vielleicht den Einwurf erheben, daß es sich bei den geschilderten Beobachtungen gar nicht um gesetzmäßige morphologische Veränderungen zu handeln braucht, die durch den Funktionszustand der Zellen bedingt sind, sondern daß vielleicht beginnende Degenerationserscheinungen am Kern und am Protoplasma vorliegen. Gegen diese Auffassung spricht aber, abgesehen von dem Aussehen und der Färbbarkeit der Zellen, vor allem der Umstand, daß man innerhalb der Körperhöhle einen zyklischen Ablauf der Zellveränderungen, wenn auch nicht an demselben Zellindividuum, so doch an den Zellgruppen beobachten kann, und zwar von ihrer ursprünglichen Ruhegestalt mit dem runden Kern und dem schmalen Protoplasma, übergehend in den Zustand der Tätigkeit mit den beschriebenen Kern- und Protoplasmaveränderungen, und zurückkehrend zur Ausgangsform, dem runden Kern und dem schmalen Protoplasma, daß also auf die beschriebenen Veränderungen nicht der definitive Zerfall der Zellen, sondern vielmehr eine Rückkehr zur Norm, zur Ruhegestalt folgt. Ebensowenig haben diese morphologischen Differenzierungen mit beginnenden Zellteilungen zu tun, die ein ganz anderes Aussehen darbieten. Man könnte ferner daran denken, daß die Kernveränderungen nicht aktiv, sondern passiv, rein mechanisch durch Verdrängung des Kerns infolge der in die Zelle aufgenommenen Fetttröpfchen hervorgerufen seien; allein es ist nicht gut anzunehmen, daß die Konsistenz des Kerns eine so geringe sei, daß er den Fetttröpfchen nachgibt, zumal man beobachten kann, daß besonders im Beginn der Tätigkeit die Zellen starke Biegungen oder Krümmungen des Kernes aufweisen, wo nur ein oder wenige kleine Fetttröpfchen, noch dazu räumlich vom Kerne getrennt, in ihrem Körper sich befinden. Am ehesten wäre diese sehr geringe Möglichkeit noch bei den prall gefüllten, Fettzellen ähnlichen Lymphocyten zu erwägen.

Die Tatsache, daß man imstande ist, durch Injektionen von Substanzen bestimmter chemischer Konstitution, von Fetten und Lipoiden in die Brust- und Bauchhöhle von Tieren chemotaktisch lymphocytäre Exsudate gesetzmäßig zu erzeugen, während die polymorphkernigen Leukocyten, die nach Injektion eiweißartiger Substanzen in Massen auftreten, hier nur in verschwindender Minderheit, und auch nur zuerst für kurze Zeit vorhanden sind, daß ferner elektiv nur diese lymphocytären Elemente und nicht die polymorphkernigen, die Fetttropfen, oft mit Hilfe pseudopodienartiger Fortsätze phagocytieren und in ihrem Körperinnern verdauen, kann als ein experimenteller Beweis gelten für das, wie wir noch weiter zeigen werden, allgemeingültige biologische Gesetz, daß auf Antigene fettartigen Charakters die Lymphocyten reagieren. Inwieweit noch physikalisch-chemische Momente, Änderungen der Oberflächenspannung usw. mitspielen, bleibe hier unerörtert. Es konnte weiter festgestellt werden, daß zwar eine Wandlungsfähigkeit des Kernes und des Protoplasmas dieser Zellen je nach ihrem Funktionszustande innerhalb gewisser Grenzen möglich ist, daß aber trotzdem die Lymphocyten stets ihren spezifischen lymphocytären Charakter auch morphologisch beibehalten, daß sie niemals in polymorphkernige granulierte neutrophile Zellen übergehen, sondern daß tatsächlich die Lymphocyten in anatomischer, färberischer und auch in funktioneller Beziehung ein von den Leukocyten vollkommen verschiedener Typus sind; innerhalb der Gruppe der Lymphocyten bilden aber die kleinen und großen Formen mit rundem, gebogenem und eingekerbtem, zentral oder exzentrisch gelegenem Kern und ungranuliertem basophilem Protoplasma, also auch die den Übergangsformen und großen Mononucleären ähnlichen Zellen biologisch eine zusammengehörige Einheit, deren in einer gewissen Breite vorhandene morphologische Veränderlichkeit und Verschiedenheit an Kern und Protoplasma nur durch den jeweiligen Funktionszustand bedingt ist, und infolgedessen kein trennendes Merkmal innerhalb der großen Gruppe der funktionell gleichgearteten einkernigen ungranulierten basophilen Zellen darstellt. Die Frage der prinzipiellen Trennung der Lymphocyten von den Leukocyten erscheint nunmehr endgültig gelöst, die der Bewegungsfähigkeit, der Pseudopodienbildung, der phagocytären Eigenschaften auch der kleinen Lymphocyten im positiven Sinne entschieden.

Nicht bloß jener engbegrenzte Typus von weißen Blutzellen, den Ehrlich als Lymphocyten, als kleine und große Lymphocyten bezeichnet, ist als solcher anzusehen, sondern vom entwicklungsgeschichtlichen, und vor allem vom biologisch-funktionellen Standpunkte sind auch jene Zellen zur großen Gruppe der Lymphocyten bzw. Lymphocytenabkömmlinge zu rechnen, die gewöhnlich als Übergangsformen, als große Einkernige, ferner als Plasmazellen bezeichnet werden, und wahrscheinlich auch die Polyblasten ähnlichen Zellen. Ich bin mir wohl bewußt, daß diese Zellgruppe in ihrer Gesamtheit rein anatomisch keine scharf begrenzte ist, daß sie aber auch, und das liegt in der Natur dieser sezernierenden Zellen, überhaupt morphologisch nicht so eng wie bisher zu umgrenzen ist. Entwicklungsgeschichtlich und funktionell gehören alle diese Zellen zu einer großen Kategorie; die rein anatomische Auffassung und scharfe Begrenzung im bisherigen Sinne ist aus dem Grunde nicht richtig und auch nicht möglich, weil eben die morphologische Beschaffenheit der einzelnen Zellbestandteile sich innerhalb der genannten Grenzen je nach der Ruhe oder Tätigkeit der Zelle ändert, weil die Gestalt des Kernes und Protoplasmas Hand in Hand geht mit der schwächeren oder stärkeren funktionellen Inanspruchnahme der Sekretionszellen, und sich ihr entsprechend wandelt. Wollte man bei den lymphocytären Zellen diese anatomisch strenge Trennung nach einer bestimmten Größe des Protoplasmas und einer bis auf die kleinsten Feinheiten sich erstreckenden Gleichheit des Kernes durchführen, so müßte man folgerichtig auch bei anderen sezernierenden, wenn auch fixen Zellen dasselbe Prinzip anwenden und erklären, daß z. B. die ruhende und tätige Speicheldrüsenzelle usw. voneinander verschiedene Typen sind, weil auch sie nicht unerhebliche Änderungen im Aussehen des Kernes und des Protoplasmas zeigen, was doch wohl keinem in den Sinn kommen würde.

Auch die sogenannten reticulo-endothelialen Zellen stehen nicht bloß entwicklungsgeschichtlich mit den Lymphocyten in engster Beziehung, gehen ineinander über, bzw. bilden sich auseinander — die ersten Endothelzellen und die ersten Blutzellen sind Mesenchymzellen, also gleichen Ursprungs —, sondern zeigen auch funktionell sehr verwandte, z. T. gleiche Eigenschaften. Die alte Lehre Metschnikoffs von den Makrophagen und Mikrophagen, wenigstens soweit es sich um die Hämo- und Lymphophagen handelt, hat im Prinzip insofern eine gewisse Ähnlichkeit mit meinen Befunden, als es sich tatsächlich um zwei mit spezifischen, andersartigen fermentativen Eigenschaften begabte, völlig voneinander getrennte Zellgruppen handelt, deren funktionelle Unterscheidungsmerkmale und biologische Verschiedenartigkeit, sowie deren Ursache und Wesen Metschnikoff allerdings nicht erkannte. Die Mikrophagen entsprechen im wesentlichen den polymorphkernigen neutrophilen granulierten, proteolytischen Leukocyten, ein großer Teil der sogenannten Makrophagen den bei ihrer Funktion morphologisch veränderlichen, lipolytischen Lymphocyten, also Lymphocytenabkömmlingen. Auch die kleinen und mittleren Lymphocyten haben, was Metschnikoff und auch Ehrlich nicht erkannten, bzw. leugneten, phagocytäre Eigenschaften und amöboide Beweglichkeit, sie strecken Pseudopodien aus, ergreifen Fetttröpfchen usw., und wandeln sich während und infolge ihrer Tätigkeit morphologisch um. Die Auffassung Metschnikoffs, daß die Mikrophagen baktericide, die Makrophagen hämolytische Eigenschaften besitzen, und nur bei „chronischen" Infektionskrankheiten auftreten, ist in dieser Form und Deutung nicht richtig; der wirkliche Unterschied beruht, wie wir weiter unten sehen werden, nach unseren Untersuchungsergebnissen auf der lipolytischen Wirkung des Teiles der Makrophagen, die den lymphocytären Elementen entsprechen, und die, chemotaktisch angelockt, gegenüber lipoiden Antigenen in Aktion treten, während die Mikrophagen die Reaktionszellen gegen eiweißartige Erreger sind.

Wenn auch einige Autoren darüber berichtet haben[12]), daß nach Injektionen gewisser Stoffe ein lymphocytenreiches Exsudat zustandekommt, so ist das gesetzmäßige Auftreten einer Lymphocytose, ihre elektive Chemotoxis nach Einverleibung von Substanzen bestimmter chemischer Konstitution, und die biologische Bedeutung dieser Lymphocytose bisher nicht erwiesen worden, und konnte auch erst nach der Erkenntnis der lipolytischen Funktion der Lymphocyten aufgedeckt werden. Jetzt wissen wir, daß in das wunderbare Getriebe der Abwehrstoffe des Organismus die Lymphocyten als spezielles Reagenz auf Fette eingestellt sind.

Um einen Einblick in die Entstehung der Exsudatzellen zu gewinnen, habe ich die Auflagerungen, die sich besonders nach den intrapleuralen Injektionen von Lecithin in öliger Lösung auf der Serosa bildeten, sowie das Netz, die Drüsen, Milz und Leber histologisch untersucht. Die Befunde bei den Auflagerungen erscheinen um so bemerkenswerter, als es sich hier um ein Untersuchungsobjekt handelt, das die in Betracht kommenden Bestandteile fast isoliert, ohne störende Nebenelemente enthält, also eine eindeutigere Beobachtung zuläßt. Ich konnte ebenfalls das, was auch andere Autoren schon beschrieben haben[13])

(Widal, Orth, Hirschfeld, Schridde, Schwarz u. a.) feststellen,
daß die Lymphocyten nicht, wie Ehrlich annahm, nur passiv aus-

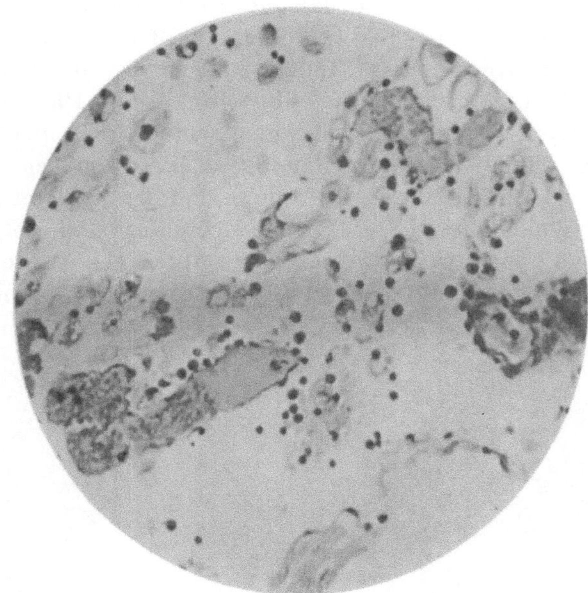

Abb. 12.

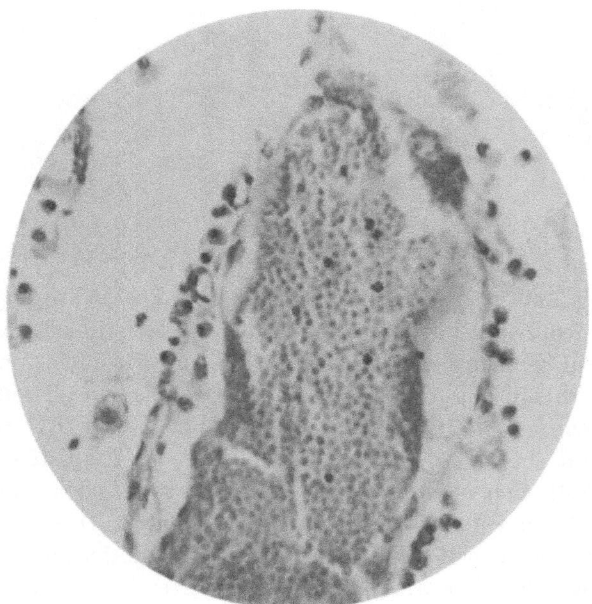

Abb. 13.

geschwemmt werden, sondern aktiv aus den Gefäßen in die Gewebe
auswandern (Abb. 12), ich konnte Lymphocyten in der zufällig ab-
gehobenen Gefäßwand steckend nachweisen (Abb. 13). Ich fand

ferner in dem freien Exsudat, daß sie Protoplasmafortsätze aus-
strecken, kürzere und längere, schmälere und breitere, mit denen sie
Fetttröpfchen phagocytieren, daß sie sich mit einem größeren oder
kleineren Teil ihres Zelleibes eng der Kugelform größerer Fetttröpfchen anschmiegen, deren Teilchen sie in sich aufnehmen, daß
sie sich also aktiv bewegen, Lokomotions- und Phagocytierfähigkeit besitzen. Nach den Injektionen von Lecithin in öliger Lösung treten aus den in die Beläge hineingewachsenen jungen Gefäßen.
wie wir noch weiter unten sehen werden, und aus den Gefäßen des
Netzes unvergleichlich viel mehr einkernige Lymphocyten als polymorphkernige Leukocyten aus, weil Fette eben ein elektives Anlockungs-
vermögen auf die Lymphocyten besitzen; es ist also zum mindesten

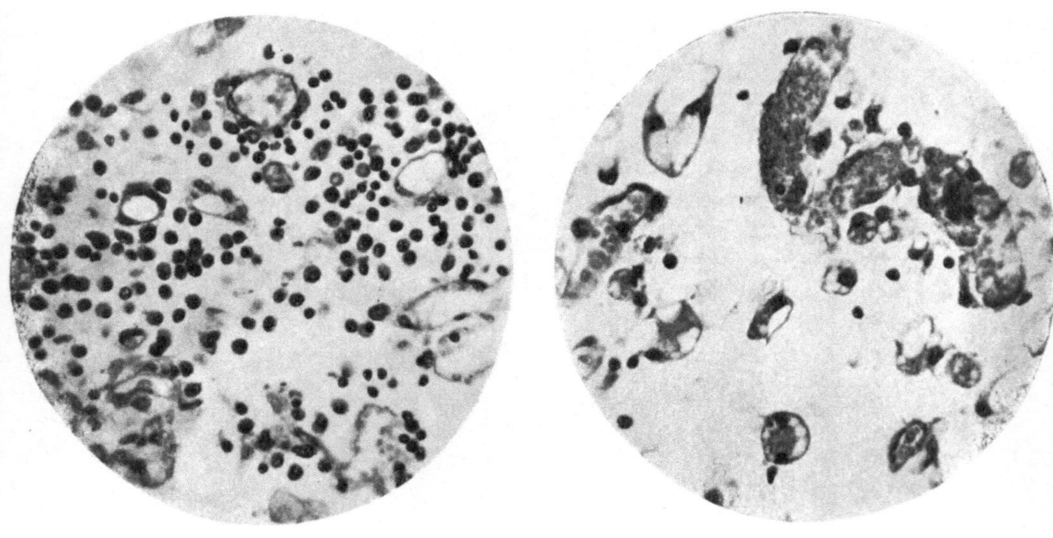

Abb. 14.	Abb. 15.

ein sehr großer Teil der einkernigen Exsudatzellen hämatogenen Ursprungs. Ich konnte aber neben einem oft massenhaften Auswandern
von einkernigen weißen Blutkörperchen aus den Gefäßen. und einer
haufenweisen Umlagerung der neugebildeten Gefäße mit diesen Zellen
(Abb. 14) beobachten, daß Adventitiazellen zu einem Teil noch an
der Gefäßwand hingen, zu einem Teil von ihr losgelöst waren
(Abb. 15); es läßt sich allerdings nicht immer ausschließen, daß diese
Zellen sich nicht umgekehrt den Gefäßwänden anlegen. Diese ursprünglichen Adventitiazellen sieht man dann in einiger Entfernung von den
Gefäßen in beträchtlicher Anzahl und veränderter Gestalt wieder. sie
haben ein mehr gequollenes Aussehen. eine fast rundliche Form mit
vakuolärem Protoplasma und chromatinärmerem, weniger intensiv färb-
barem Kern und besitzen phagocytäre Eigenschaften. Sie unter-
unterscheiden sich zunächst deutlich von den einkernigen weißen Blutkörperchen, die z. T. noch in dem Gefäßraum vorhanden sind, z. T.

direkt in der Gefäßwand stecken, teils außerhalb der Gefäße näher oder ferner dem Gefäßrohr in größeren Mengen liegen, dadurch, daß letztere vorerst einen kreisrunden, sehr stark färbbaren Kern und einen kleinen gleichmäßig gefärbten Protoplasmaleib besitzen. In etwas weiterer Entfernung von den Gefäßen haben aber auch diese Lymphocyten ihre Gestalt verändert, der Kern bleibt zwar zunächst noch der gleiche, er liegt aber öfter etwas exzentrisch, und schon jetzt sieht man manchmal in dem noch kleinen Lymphocytenleibe Fetttröpfchen eingelagert, wobei dann öfter eine Abplattung bzw. leichte Krümmung des Kerns beobachtet wird, später wird der Protoplasmasaum breiter.

Auch die kleinen Lymphocyten haben also, was wir häufig konstatieren konnten, amöboide Beweglichkeit und phagocytäre Fähigkeiten. Da die Emigration aus den jungen Gefäßen eine fast ausschließlich lymphocytäre ist, während innerhalb derselben Gefäße gleichzeitig viele polymorphkernige Zellen liegen, die sonst am häufigsten und leichtesten, hier aber nicht auswandern (Abb. 16 und 17), so ist dadurch, meines Wissens zum erstenmal, die chemotaktische elektive Einwirkung der injizierten

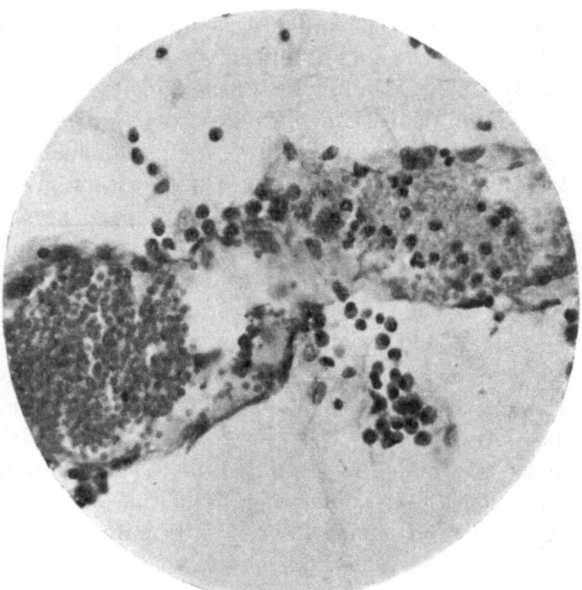

Abb. 16.

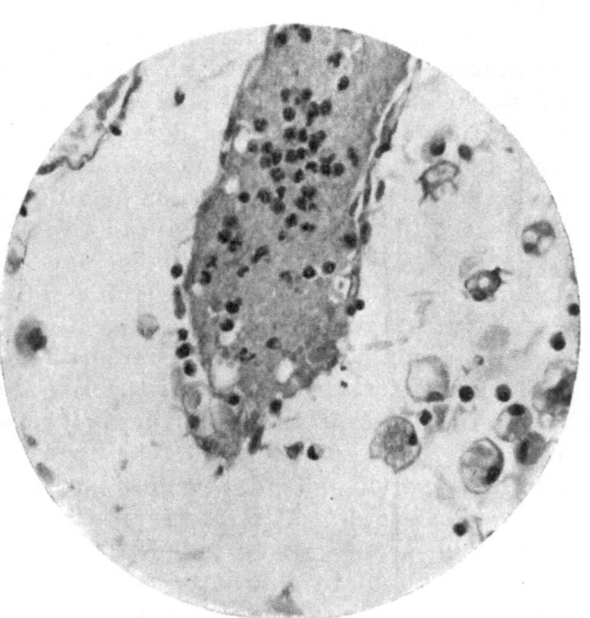

Abb. 17.

Fettsubstanz gerade auf die lymphocytären Elemente eindeutig und zwingend erwiesen. In dem Exsudate sieht man außerdem Zellen, die teils ohne weiteres als abgestoßene Endothelien zu erkennen sind, teils gewisse Änderungen ihrer äußeren Begrenzungsfläche erlitten haben, die sie den lymphocytären Elementen zwar ähnlicher machen, aber doch meist eine Unterscheidung zulassen.

Wenn bei künstlich aleukocytär gemachten Tieren nach Entzündungsreizen im Exsudat vom Endothel herstammende Zellen auftreten, die den Lymphocyten in gewisser Weise ähnlich sehen, so ist das selbstverständlich durchaus kein Beweis dafür, daß die unter natürlichen Verhältnissen beobachteten lymphocytären Exsudatzellen nicht hämatogenen, sondern auch endothelialen Ursprungs sind. Abgesehen davon, daß die Experimente ganz unnatürlichen, gekünstelten Zuständen entsprechen, die unter biologischen Umständen niemals vorkommen, kann ihr Ergebnis nur dafür sprechen, daß lymphocytenähnliche Gebilde auch von Endothelien abstammen können, was ohnehin bekannt war. Lymphocyten können natürlich aus den Blutgefäßen nicht auswandern, wenn sie nicht darin sind; daß sie es aber unter physiologisch-pathologischen Verhältnissen tun, ist unwiderleglich nachgewiesen. Mit demselben Rechte müßte man folgern, daß auch die polymorphkernigen Leukocyten von den Endothelien abstammen, weil bei aleukocytären Tieren auch auf solche Entzündungsreize, die sonst eine typische Polynucleose hervorrufen, diese endothelialen Zellen auftreten.

Kurz zusammengefaßt sind die wesentlichsten Resultate dieser Untersuchungen, daß die Fette und Lipoide eine elektive chemotaktische Anziehung auf die auch innerhalb der Gefäße befindlichen lymphocytären Elemente ausüben, daß nur diese und nicht die Leukocyten auswandern, und die Fetttröpfchen in ihren Körper aufnehmen und dort verarbeiten, bzw. besonders in die Lymphdrüsen und die Milz weiterführen, daß die Lymphocyten die Fähigkeit besitzen, dem chemotaktischen Reize folgend aktiv aus den Gefäßen zu wandern, Protoplasmafortsätze auszustrecken, mit denen sie die Fetttröpfchen erfassen und phagocytieren, daß sie sich größeren kugelförmigen Fettropfen mit einem Teile ihres Zellkörpers dicht anlagern, und dort selbst Hohlkugelform annehmen, daß sie also amöboide Beweglichkeit, Ortsbewegungen und Phagocytierfähigkeit haben, und daß bei der Aufnahme und Verarbeitung dieser Fettstoffe, also während der einzelnen Stadien des Funktionsvorganges, in dem Zelleibe gesetzmäßige Veränderungen an dem Zellkern und dem Protoplasma festzustellen sind. Diese Veränderungen, Abplattungen, Krümmungen, Einkerbungen, exzentrische Lagerung des Kerns, Größerwerden des Protoplasmas bei der Tätigkeit, und Rückkehr zur runden Form des Kerns mit geringem Protoplasma in der Ruhe spielen sich indessen nur innerhalb gewisser Grenzen ab, stets behalten die Lymphocyten ihre sonstigen charakteristischen Hauptmerkmale bei, und niemals finden Übergänge des lymphocytären Typus in den des leukocytären statt. Ob die Lymphocyten neben den fettspaltenden Eigenschaften auch synthetisierende besitzen, müssen erst besondere Untersuchungen lehren.

Die Gruppe der Lymphocyten ist weiter zu fassen als Ehrlich es getan hat; auch die Übergangsformen und mononucleären Zellen, die charakterisiert sind durch einen zwar gekrümmten und etwas eingebuchteten, aber niemals polymorphen Kern und durch ein ungranuliertes basophiles Protoplasma, sind funktionell zur Gruppe der lymphocytären Elemente zu rechnen, da man feststellen kann, daß Zellformen mit diesen morphologischen und färberischen Kennzeichen sich aus bzw. zu typischen Lymphocyten umbilden können. Der größte Teil der Exsudatzellen nach Öl- bzw. Lipoidinjektionen ist hämatogenen Ursprungs, ein Teil stammt von Adventitiazellen ab, und nur ein geringer Teil ist endothelialer Herkunft.

Wenn man also Lecithin oder Öl in die serösen Höhlen von Tieren einspritzt, so entsteht eine entzündliche Exsudation, deren celluläre Elemente, chemotaktisch angelockt, fast ausschließlich lipolytische einkernige weiße Zellen sind, die die Fette in sich aufnehmen, verarbeiten, und deren Lipase, wie nachgewiesen wurde, nach mehrfacher gleichartiger Vorbehandlung sich speziell, bzw. besonders stark gegen das betr. Lipoid einstellt, daß weiterhin die lymphocytenreichen Exsudate, Lymphdrüsen und Milz, oft auch das Serum ein erhöhtes Fettspaltungsvermögen gewinnen, daß eine Ausflockung von Lecithin entsteht, das sich, manchmal mit fibrinösen Beimengungen, als bröcklige, klumpige Masse von gelblicher bis gelblich-brauner Farbe auf den serösen Häuten niederschlägt. In diese Masse dringen hauptsächlich einkernige Zellen ein, es wachsen Gefäße hinein, und aus diesen wandern fast ausschließlich Lymphocyten aus, die dann im Laufe der Zeit gewisse Veränderungen ihrer Zellstruktur durchmachen, so daß schließlich das ganze Substrat mikroskopisch von einer Zellwucherung durchsetzt ist, die zu einem großen Teil aus typischen lymphocytären Zellen besteht, dem öfter mehrkernige Gebilde und adventitiale sowie endotheliale Zellen beigemengt sind, und das auch eine reichliche Anzahl Zelltypen enthält, die, von Lymphocyten abstammend, Veränderungen plasmacellulärer und polyblastenähnlicher Art aufweisen.

Der Organismus paßt nicht bloß, was wir aus der Immunitätsforschung wissen, seine humoralen Gegenstoffe genau der jeweiligen chemischen Eigenart des Antigens an, er ist nicht nur imstande, die Antikörper des Serums spezifisch oder innerhalb gewisser, meist enger Grenzen auf sie einzustellen, sondern es formen sich hierbei auch die Reaktionszellen selbst um. Wir kommen auf diesen wichtigen Gegenstand später ausführlich zurück. Während des Vorbehandlungs- und Immunisierungsprozesses sehen wir, daß im Serum Stoffe auftreten, die vorher nicht vorhanden, bzw. nicht in dieser besonderen Art und Menge vorhanden waren, die sich spezifisch oder nahezu spezifisch gegen die Krankheitsnoxe einstellen. Bei der cellulären Reaktion können wir nachweisen, daß mit der Bildung bzw. Absonderung der schließlich den Reaktionszellen entstammenden spezifischen Antistoffe auch rein morphologische Veränderungen dieser Zellen Hand in Hand gehen, und zwar derart, daß die Lymphocyten bei der chemischen Einstellung ihrer Lipase gegen das toxische oder infektiöse Lipoid gleichzeitig auch ihre morphologische Gestalt, Kern und Protoplasma, als Ausdruck ihres veränderten Zellchemismus innerhalb gewisser Grenzen ändern.

3. Beziehung der Lymphocyten zur Hämagglutination und Hämolyse. Entstehung der Spezifität.

Eine weitere Bestätigung, Ergänzung und Vertiefung erhielten unsere Anschauungen über Lipoide als Antigene, und Lymphocyten, Lipasen als Antikörper durch unsere Beobachtungen beim Studium der Hämagglutination und Hämolyse [14]).

Wenn auch durch die grundlegenden Untersuchungen Ehrlichs und seiner Mitarbeiter gute allgemeine Vorstellungen über den Mechanismus und das Zustandekommen der Hämagglutination und der Hämolyse ermöglicht wurden, so sind doch positive Kenntnisse und ein wirkliches Verständnis des biologischen Geschehens bei diesen Prozessen nur in geringem Maße gewonnen worden. Die allermeisten Fragen waren weiter ungelöste Rätsel geblieben, und harrten noch einer befriedigenden Beantwortung. Insbesondere sind es folgende Punkte, von deren experimentell gesicherter Feststellung ein eigentliches Verständnis der bei der Hämagglutination und der Hämolyse sich abspielenden Vorgänge abhängt. Wir sind noch im unklaren darüber, welche Substanz überhaupt als Antigen wirkt, wir wissen nicht, woher die Antikörper stammen, welcher Art der Prozeß der Antikörperbildung ist, und in welcher Weise sie wirken. Ferner ist das Phänomen der spezifischen Einstellung der Antikörper auf das Antigen ein vollkommen rätselhaftes, dessen Erkenntnis nicht bloß für diese Vorgänge, sondern auch für die Immunitätsforschung überhaupt sehr wichtig und bedeutungsvoll wäre.

In den folgenden Untersuchungen, die zu diesen Fragen Beiträge liefern, wird versucht, das Wesen und den Ursprung der Hämagglutination und der hämolytischen Erscheinungen sowie die Entstehung der Spezifität unserem Verständnis näher zu bringen.

Ich möchte die Ergebnisse der im Kaiser Wilhelm-Institut für experimentelle Therapie in Dahlem angestellten Untersuchungen etwas genauer schildern, weil sie nicht bloß für diesen speziellen Fall, sondern für viele Fragen der Immunitätsforschung überhaupt von wesentlicher Bedeutung sind, und weil die Kenntnis der feineren Vorgänge bei diesen Prozessen für das Verständnis vieler klinischer Befunde notwendig ist.

Wenn einer weißen Maus $^1/_2$ ccm einer 5proz. Aufschwemmung von roten Hammelblutkörperchen, die meist benutzt wurden, oder auch Rinder-, Meerschweinchen- oder Kaninchenblutkörperchen in die Bauchhöhle eingespritzt wird, so bildet sich als Reaktion darauf nach etlichen Stunden ein seröser Erguß und eine Leukocytose, und zwar tritt zuerst eine Vermehrung der polymorphkernigen weißen Blutkörperchen ein; aber schon nach 20 bis 24 Stunden sind die einkernigen ungranulierten basophilen Zellen, neben kleinen, meist der Typus der großen Lymphocyten, beträchtlich vermehrt, und von da ab bei weitem in der Überzahl. Ob alle diese Zellen hämatogenen oder auch anderen Ursprungs sind, bleibe hier dahingestellt; funktionell sind sie gleichgeartet. Wie man bei der Untersuchung eines Tropfens, mittels einer Capillarröhre entnommenen Bauchhöhlenflüssigkeit auf dem Objektträger feststellen kann, sind in den ersten 16 bis 18 Stunden die roten und weißen Blutkörperchen auch mikroskopisch gleichmäßig vermischt, und lassen kaum eine Einwirkung aufeinander erkennen. Gefärbt wurde fast ausschließlich nach Giemsa, daneben nach May-Grünwald, und zur Kontrolle mit dem Pappenheimschen Gemisch Methylgrün-Pyronin. Etwa 24 Stunden nach der ersten Injektion sieht man unter dem Mikroskop, daß rote Blutkörperchen sich den einkernigen weißen anlagern, oft sind diese bereits zur Hälfte, und in den nächsten Stunden vollständig von den roten wie von einem Kranz umlagert, sie werden alsdann in das Zellinnere der einkernigen weißen aufgenommen und in dem Zelleibe allmählich verdaut. Die kranzförmige Umlagerung und Phagocytose ist in der nächsten Zeit noch augenfälliger unter dem Mikroskope nachweisbar. Die roten Blutkörperchen werden von der Bauchhöhle aus zum Teil in die Milz, in die Lymphdrüsen und in die Leber überführt. So gut wie ausnahmslos ist der Mittelpunkt, um den sich die Erythrocyten kreis- bzw. kugelförmig scharen, ein weißes Blutkörperchen, und zwar, wie die Färbung ergibt, ein einkerniges ungranuliertes basophiles; um polymorphkernige Leukocyten werden derartige Lagerungen von roten nicht beobachtet. Natürlich findet man in größeren Ballen von weißen Blutzellen auch polynucleäre eingestreut, aber um letztere allein sieht man die Erythrocyten nicht gelagert.

Wenn man nach 2 bis 3 Tagen einen Tropfen Bauchhöhlenflüssigkeit eines mit Hammelblut vorbehandelten Tieres auf dem Objektträger mit einem Tropfen 5proz. Hammelblutes zusammenbringt und leicht vermischt, so beobachtet man mikroskopisch eine schwache An- und Umlagerung der einkernigen weißen Blutkörperchen mit den herumschwimmenden Erythrocyten, eine Erscheinung, die in den nächsten 4 bis 5 Tagen wesentlich zunimmt, so daß dann manche Einkernige wie mit einem dichten Kranze von roten Blutkörperchen umgeben sind. Makroskopisch sind Veränderungen jetzt noch nicht erkennbar. Das Blutserum agglutiniert oder hämolysiert um diese Zeit noch nicht. Wenn nach etwa 6 bis 7 Tagen eine zweite Injektion der gleichen Blutkörperchenart vorgenommen wird, so ist in den ersten etwa $1^1/_2$ Stunden eine Zellreaktion kaum zu merken, dann aber wird eine kurzdauernde polymorphkernige Leukocytose beobachtet, der eine schnellere und starke Zunahme der einkernigen Zellen folgt. Bereits nach 2 bis $2^1/_2$ Stunden sieht man eine mehrschichtige Umlagerung der lymphoiden Zellen mit Erythrocyten, und eine starke Phagocytose der roten Blutkörperchen durch die einkernigen Weißen, so daß diese, sehr vergrößert, mit ihnen oft vollgepfropft sind. Die Phagocytose hält etwa $1^1/_2$ Tage an, nach 2 Tagen pflegt man die einkernigen weißen Zellen meist leer zu finden.

Während des Stadiums gesteigerter Tätigkeit beobachtet man auch hier bei den lymphocytären Zellen, ähnlich wie bei der Fettaufnahme, morphologische Veränderungen am Kern und Protoplasma, Krümmungen, Biegungen und Einkerbungen, exzentrische Lagerung des ersteren, Volumenzunahme des letzteren. Die Einbuchtungen werden aber nie so stark und zahlreich, und führen nie zu so zarten schmalen Brücken, wie bei den polymorphkernigen. Wenn man am dritten

Tage oder einige Tage später einen Tropfen Bauchhöhlenexsudat einer zweimal
mit Hammelblut vorbehandelten Maus auf dem Objektträger mit Hammelblut
vermischt, so sieht man viel ausgesprochener, als nach der ersten Injektion
mikroskopisch die Umlagerung der einkernigen weißen Zellen mit den roten, und
zwar oft in mehrfachen Schichten übereinander, und man kann jetzt vielfach die
Beobachtung machen, daß die roten Blutkörperchen, die meist noch ihre normale
Gestalt beibehalten haben, an ihren Rändern mit vorüberfließenden anderen
Erythrocyten, die zum Teil ebenfalls um einkernige Weiße gelagert sind, fest
verkleben, und auch durch stärkere Bewegungen nicht mehr voneinander losgerissen werden können. Nach der dritten Injektion, nach weiteren 6 bis 7 Tagen, tritt wieder eine, jetzt etwas kürzere Zeit anhaltende negative Phase ein,
dann folgt wiederum eine kurzdauernde polymorphkernige Leukocytose, der

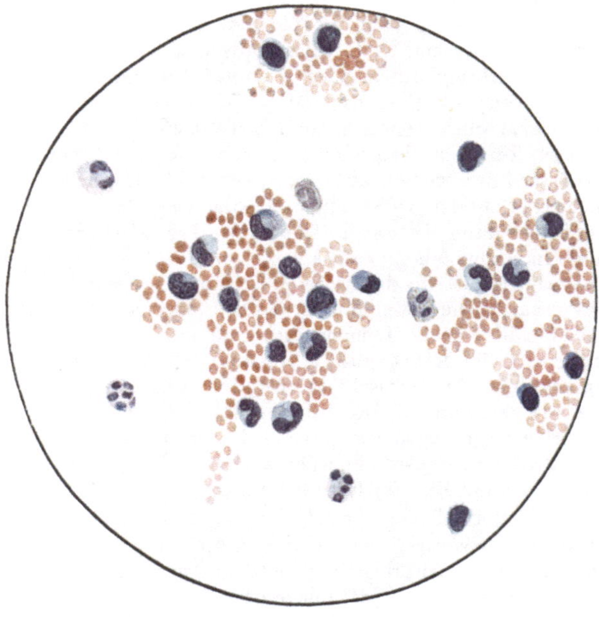

Abb. 18.

unmittelbar eine sehr starke Ansammlung einkerniger weißer Blutkörperchen folgt,
die nun ihrerseits, und das ist nach der dritten Injektion besonders in die Augen
fallend, sich schnell mit mehreren Lagen von roten Blutkörperchen umkleiden,
sie, wie ein starker Magnet Eisenteilchen, gierig an ihren Körper anziehen, in
ihren Zelleib aufnehmen, so daß sie, um das Zweifache und noch darüber
ihres gewöhnlichen Umfanges vergrößert, vollgefüllt mit roten Blutkörperchen
sind, deren Form man im Innern zunächst noch deutlich erkennen kann. Bei
etwas schräger Stellung des Objektträgers beobachtet man sehr schön, wie vorüber-
schwimmende rote Blutkörperchen in größerer Anzahl an den die einkernigen
weißen umgebenden roten kleben bleiben, und auch bei stärkeren Erschütte-
rungen nicht wieder losgerissen werden können, so daß sich auf diese Weise ziemlich schnell größere, auch makroskopisch sichtbare Häufchen bilden (Abb. 18).
Die Phagocytose hat gewöhnlich nach 1 bis $1^1/_2$ Tagen ihr Ende erreicht, und
dann werden, außerhalb des Tierkörpers, die Erscheinungen der Hämagglutination
und der darauffolgenden Hämolyse, sowie die noch zu besprechenden weiteren
Befunde in den nächsten Tagen besonders ausgeprägt. Wenn man nämlich 2 bis
3 Tage oder später nach der dritten Hammelblutinjektion einen Tropfen Bauchhöhlenexsudat einer weißen Maus mit etwas Hammelblut zusammenbringt, so be-

obachtet man unter dem Mikroskop eine sehr schnelle Umlagerung der einkernigen weißen mit den roten, und zwar in mehreren Schichten: die roten Blut-

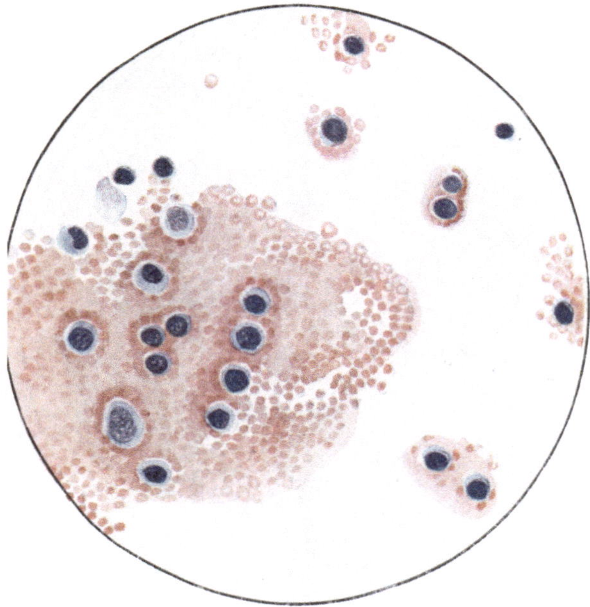

Abb. 19.

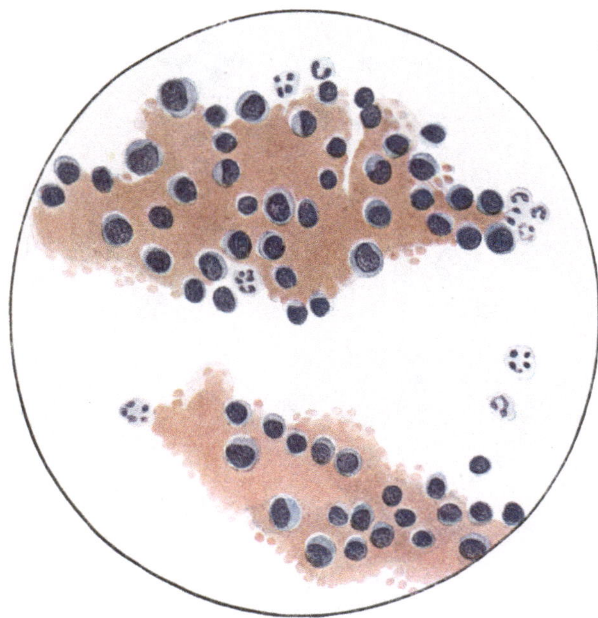

Abb. 20.

körperchen werden, das sieht man ordentlich, hastig von den weißen angezogen,
und nach kurzer Zeit ist die Häufchenbildung so stark, daß sie auch makroskopisch ganz deutlich wahrnehmbar ist. Bei der weiteren mikroskopischen Verfol-

gung dieser Vorgänge sieht man nun, daß zuerst in der unmittelbaren Nähe der einkernigen weißen Blutkörperchen die roten ihre gewöhnliche, scharf kontu-

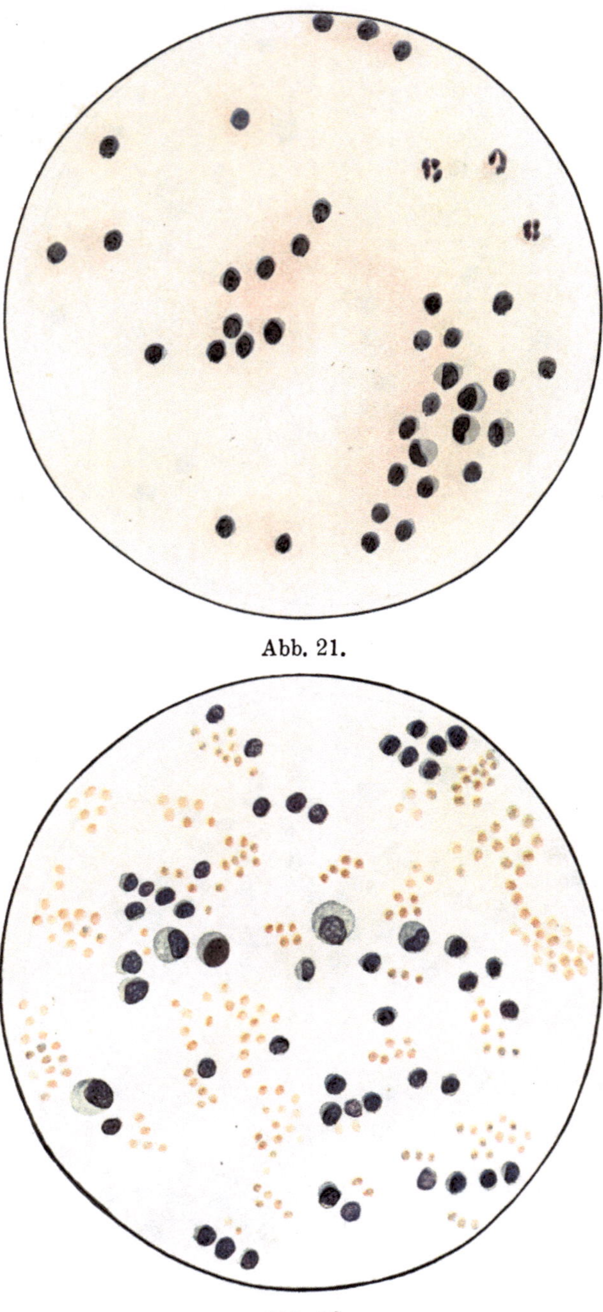

Abb. 21.

Abb. 22.

rierte Gestalt verlieren, daß sie mit den benachbarten nicht bloß an den Be-rührungspunkten fest verkleben, sondern sich zu einer formlosen Masse zu-sammenballen (Abb. 19). Dann verklumpt der allergrößte Teil der Erythrocyten zu einer solchen gleichmäßigen Masse, in der man nur noch an den äußersten Teilen einzelne in ihrer Form erhaltene rote Blutkörperchen zu erkennen vermag (Abb. 20); weiterhin schmelzen diese Klümpchen wie Wachskügelchen ein (Abb. 21), um sich schließlich vollkommen aufzulösen; vielfach sieht man zunächst noch die übriggebliebenen Schatten der roten Blutkörperchen, die späterhin auch meist verschwinden. Die Verklumpung und Lösung der roten Blutkörperchen vollzieht sich also außerhalb der Leiber der Einkernigen, aber durch die Wirkung ihres Sekretes. Wenn man nun Bauchhöhlenexsudat einer mehrfach mit Hammelblut vorbehandelten Maus in gleicher Weise auf Rinder- (Abb. 22) oder Meerschweinchen- oder Kaninchenblutkörperchen einwirken läßt, so ist von den eben geschilderten Erscheinungen der Agglutination und Hämolyse nichts zu bemerken; die roten und weißen Blutkörperchen sind gleichmäßig miteinander vermischt, und nur hin und wieder sieht man einmal mikroskopisch auch wieder nur einkernige weiße Blutkörperchen, zu $^1/_3$ bis zur Hälfte ihrer Körperoberfläche, mit vereinzelten roten Blutkörperchen umkleidet; es ist gleichgültig, ob man das ganze, noch gerinnbare Bauchhöhlenexsudat benutzt, oder ob man das Exsudat erst defibriniert, und dann mit den betreffenden Erythrocyten vermischt. Im letzteren Falle ist natürlich die Zahl der Exsudatzellen eine wesentlich geringere, aber auch hier sieht man stets als Ausgangspunkt für das Zustandekommen der Agglutination und später der Hämolyse, als Mittelpunkt, um den sich die roten Blutkörperchen scharen und später verschmelzen, die einkernigen weißen Blutkörperchen, wie die nachträglich stets vorgenommenen Färbungen erwiesen.

Man stellt also objektiv nach Einspritzung fremdartiger roter Blutkörperchen in die Bauchhöhle von weißen Mäusen das Auftreten eines entzündlichen Exsudates fest, das außer den flüssigen Bestandteilen nur kurze Zeit wesentlich aus polymorphkernigen, bald aber zum größten Teile aus einkernigen weißen Blutkörperchen besteht, und das zuerst gleichmäßig mit den Erythrocyten vermischt ist; man sieht dann, daß speziell die einkernigen ungranulierten Weißen eine anziehende Einwirkung auf die Erythrocyten ausüben, daß die letzteren sich ihrem Zelleibe nähern, dem Zellkörper anlagern, ihn kranzförmig umgeben, in das Innere des Zelleibes eintreten, dort verdaut werden, und daß diese Erscheinungen in den nächsten Tagen deutlicher und ausgesprochener werden. Nach der zweiten Injektion der gleichen Blutkörperchenart tritt zuerst eine Art negativer Phase ein, in der keine Zellreaktion vorhanden ist, dann gewinnen nach kurzer polymorphkerniger Leukocytose schnell die Einkernigen die Überzahl; prompter und stärker als das erste Mal umlagern die roten Blutkörperchen die weißen, oft in mehrfachen Schichten, und werden mächtig von ihrem Zelleib phagocytiert; die Erythrocyten bleiben schon bei flüchtiger Berührung an den einkernigen weißen kleben und können von ihnen nicht mehr losgerissen werden. In den nächsten Tagen kommt, oft schon makroskopisch sichtbar, eine deutliche Agglutination der zur Vorbehandlung benutzten Blutkörperchenart durch die einkernigen Weißen des Bauchhöhlenexsudates zustande. Nach der dritten Injektion folgt gleichfalls zuerst eine negative Phase, aber kürzer noch als die erste, dann tritt wieder nach einer schnell vorübergehenden polymorphkernigen Leukocytose eine fast ausschließlich aus einkernigen weißen Blutkörperchen bestehende Zellansammlung, eine Lymphocytose auf; diese einkernigen weißen Blutkörperchen reißen stürmisch die roten an sich, umgeben sich mit mehreren Schichten von Erythrocyten, fast gleichzeitig erfolgt eine sehr starke Phagocytose durch die einkernigen, so daß ihre Zelleiber zum Bersten mit ihnen angefüllt sind; die Verdauung vollzieht sich im Innern der Zellen jetzt noch schneller als das zweite Mal. Den Übergang von der schon makroskopisch sichtbaren Hämagglutination zur Hämolyse außerhalb der Zelleiber der Einkernigen zeigt die mikroskopische Beobachtung dergestalt, daß zuerst die roten Blutkörperchen. die die einkernigen weißen umlagern, und die zunächst noch ihre normale Gestalt besitzen, an den Berührungspunkten miteinander verkleben, daß dann die in der nächsten Umgebung der einkernigen weißen befindlichen roten ihre Struktur vollkommen verlieren, miteinander verschmelzen, daß dieser Prozeß sich schnell nach der Peripherie hin weiter ausbreitet, so daß die ganze Masse der roten Blutkörperchen in einen formlosen Klumpen sich umwandelt; diese formlose Masse zerschmilzt schließlich, um zunächst manchmal noch Schatten der Erythrocyten zu hinterlassen, die späterhin auch unsichtbar werden. Beim Vermischen eines solchen Bauchhöhlenexsudates mit den homologen Erythrocyten auf dem Objektträger tritt also schnell eine auch makroskopisch wahrnehmbare Agglutination ein, die nachher in eine Hämolyse übergeht. Es konnte stets beobachtet werden, daß dieser Übergang von Agglutination zur Hämolyse wesentlich beschleunigt wird durch Erwärmung des Objektträgers auf etwa 37⁰, er vollzieht sich aber auch schon bei Zimmertemperatur, wenn auch weniger rasch und prompt.

Einfügen möchte ich bei dieser Gelegenheit, daß bei mehrfach intraperitoneal vorbehandelten Kaltblütern, z. B. Fröschen, das Bauchhöhlenexsudat beim Vermischen mit den entsprechenden roten Blutkörperchen schon bei Zimmertemperatur so schnell Hämolyse erzeugt, daß man genau aufpassen muß, um das kurze Stadium der Agglutination überhaupt noch beobachten zu können.

Vermischt man Bauchhöhlenexsudat von mehrfach mit Hammelblut vorbehandelten Mäusen mit andersartigen roten Blutkörperchen, so tritt weder Agglutination noch Hämolyse ein; das Exsudat ist mit den roten Blutkörperchen gleichmäßig vermischt, und nur mikroskopisch sieht man hin und wieder, besonders z. B. bei Gänseblutkörperchen, eine geringe Anlagerung bzw. Umlagerung um einzelne einkernige weiße; es kommt aber auch mikroskopisch weder Agglutination noch Hämolyse zustande. Behandelt man Mäuse intraperitoneal mehrfach mit anderen Substanzen, z. B. mit Aleuronat, Casein, Fibrin (Tafel I, Abb. 10), Cerolin oder Olivenöl, und bringt dann Bauchhöhlenexsudat mit roten Blutkörperchen zusammen, so entsteht auch hier nur eine gleichmäßige Vermischung, weder Agglutination noch Hämolyse; es wird gewöhnlich auch die bei Vorbehandlung mit andersartigen Erythrocyten im mikroskopischen Bilde manchmal sichtbare geringe Anlagerung an einzelne einkernige weiße Zellen vermißt. Wenn man weiße Mäuse gleichzeitig oder hintereinander mit zwei verschiedenen Arten von roten Blutkörperchen, z. B. mit Hammel- und Gänseblut-, oder mit Hammel- und Rinderblutkörperchen vorbehandelt, so kann man speziell gegen diese beiden Erythrocytenarten gerichtete typische Agglutinine und Hämolysine erzeugen, die mit anderen roten Blutkörperchen nicht oder kaum in Reaktion treten. Die mikroskopischen Beobachtungen unterscheiden sich von den oben geschilderten in nichts. Interessant ist es jedoch, daß das Exsudat einer mit Hammel- und Gänseblutkörperchen mehrfach vorbehandelten weißen Maus mit diesen auf dem Objektträger eine mikro- und makroskopisch ausgesprochene Agglutination mit nachfolgender Hämolyse gibt, die beim Vermischen z. B. mit Rinderblut zwar völlig ausbleibt, wo man aber doch bei mikroskopischer Betrachtung hin und wieder eine geringe Umlagerung der einkernigen weißen mit manchmal mehreren Erythrocyten beobachtet. Vielleicht können derartige Befunde im kleinen eine Erklärung abgeben für die nicht absolut strenge Spezifität, und für das Zustandekommen gewisser Gruppenreaktionen bei chemisch nahe verwandten Antigenen.

Um das Zustandekommen der Hämagglutination und Hämolyse genauer zu studieren, die evtl. Beziehungen beider zueinander, und den Mechanismus des komplexen Vorganges der Hämolyse feststellen zu können, wurden die Bestandteile der Bauchhöhlenexsudate in bezug auf ihr Verhalten den Erythrocyten gegenüber gesondert untersucht.

Die in Capillaren entnommenen Exsudate wurden zugeschmolzen, zentrifugiert, und nun einesteils die gewaschenen Zellen, andererseits die seröse Flüssigkeit mit den homologen bzw. andersartigen Erythrocyten zusammengebracht. Hierbei ergab sich, daß die Flüssigkeit an sich zunächst weder Hämagglutination noch Hämolyse verursachte, während nach dem Vermischen der Exsudatzellen, die fast ausschließlich aus einkernigen weißen bestanden, mit den betreffenden roten Blutkörperchen eine typische Agglutination, wie oben geschildert, zustandekam. Eine Hämolyse durch alleinige Einwirkung der gewaschenen einkernigen weißen auf die roten wurde außerhalb des Körpers auch nach mehrfacher Vorbehandlung nicht beobachtet, jedoch konnte eine solche erzeugt werden, wenn man den durch die lymphoiden Zellen agglutinierten roten die seröse Bauchhöhlenflüssigkeit hinzufügte; die von den Lymphocyten abgesonderte Lipase hat also Amboceptorencharakter. Wurden die mit dem Exsudat beschickten zugeschmolzenen Capillaren eine halbe Stunde auf 60° erwärmt, alsdann zentrifugiert, und ihre Komponenten gesondert mit den betreffenden roten Blutkörperchen vermischt, so zeigte es sich, daß die einkernigen Exsudatzellen ihr Agglutinationsvermögen gegenüber den homologen Erythrocyten vollständig beibehalten hatten, daß dieser Amboceptor als solcher thermostabil war, daß die flüssigen Bestandteile allein keinerlei Einwirkung auf die Agglutination bzw. Hämolyse hatten, daß aber jetzt auch nach Hinzufügen der serösen Flüssigkeit zu den agglutinierten roten eine Hämolyse nicht mehr eintrat. Mit andersartigen Erythrocyten wurde weder Agglutination noch Hämolyse erzielt. Späterhin gewinnt auch die Bauchhöhlenflüssigkeit selbst hämagglutinierende und hämolytische Eigenschaften.

Was lehren nun diese Befunde und wie sind sie zu deuten?

Nachdem in den Lymphocyten ein fettspaltendes Ferment gefunden war, und da die Erythrocyten eine Lipoidhülle besitzen, nachdem einerseits von Bang und Forßmann usw.[15]) durch Injektion von Ätherextrakten roter Blutkörperchen Hämolysinbildung erzielt wurde, und andererseits Neuberg[16]) mit seinen Mitarbeitern den Nachweis führen konnte, daß tierische, pflanzliche und bakterielle Agglutinine und Hämolysine gleichzeitig lipolytisch wirken, war es im Zusammenhang mit unseren Untersuchungen schon wahrscheinlich gemacht, daß die vermittelnde Rolle und die Wirkung der reaktiv auftretenden einkernigen weißen Blutkörperchen auf ihr Fettspaltungsvermögen bezogen werden konnte. Dafür sollten aber noch weitere Beweise erbracht werden.

Bezüglich der Beantwortung der Frage, welche Substanz bei der Hämagglutination und Hämolyse als Antigen wirkt, ist es zweckmäßig, von der morphologisch-chemischen Beschaffenheit der roten Blutkörperchen auszugehen, und da ergibt es sich, daß nach den bestbegründeten und auch allgemein geltenden Ansichten die Oberflächenschicht der roten Blutkörperchen[17]) eine Lipoidmembran darstellt. Da diese Begrenzungsfläche der Erythrocyten gewissermaßen den vorgeschobenen Posten bildet, an dem die Abwehrstoffe des Organismus zuerst angreifen müssen, so war von vornherein zu vermuten, daß diese Lipoidstoffe als Antigene wirken, daß sie, um in Ehrlichschen Vorstellungen zu sprechen, die haptophore Gruppe enthalten, die sich mit einem passenden Receptor gewisser Körperzellen, vor allem der lipolytischen Lymphocyten, verankert. Diese biologische Wahrscheinlichkeit hatte sich durch die oben erwähnten Untersuchungen von Bang und Forßmann noch gesteigert, und erhielt eine weitere indirekte Stütze durch die Befunde Neubergs und seiner Mitarbeiter, daß Agglutinine und Hämolysine Hand in Hand gehen mit einem gesteigerten lipolytischen Vermögen. Durch den Nachweis des fettspaltenden Fermentes in den einkernigen weißen Blutkörperchen, und durch die Feststellung der gesetzmäßigen Rolle dieser Zellen beim Zustandekommen der Hämagglutination und Hämolyse ist der ursächliche Zusammenhang zwischen der Injektion der lipoidartigen roten Blutkörperchen und dem Auftreten der lipolytischen weißen Zellen biologisch verständlich geworden, und eröffnet, wie wir noch weiterhin sehen werden, nicht bloß für viele Fragen der Hämagglutination und Hämolysinbildung, sondern der Immunitätsforschung überhaupt neue und aussichtsreiche Gesichtspunkte. Schon Metschnikoff war es bei seinen Studien aufgefallen, daß die roten Blutkörperchen nur von den einkernigen weißen, die er Makrophagen nannte, aufgenommen werden, ohne daß er aber die wirkliche Ursache hierfür und ihre biologische Bedeutung erkannt hatte.

Aber nicht bloß an einkernigen Zellen reiche Exsudate, sondern auch Milz und Lymphdrüsen enthalten nach Metschnikoff hämolytische Substanzen, Befunde, die von anderen Seiten und auch von uns ebenfalls bestätigt wurden[18]). Diese Beobachtungen haben, von unserem Gesichtspunkt aus betrachtet, ihren biologischen Grund darin, daß auf die Injektion von Substanzen lipoider Natur, wie sie die Hüllen der roten Blutkörperchen darstellen, eben diejenigen Elemente des Körpers chemotaktisch reagieren, die befähigt sind, Antistoffbildner zu sein. Solche Elemente stellen die mit fettspaltenden

Eigenschaften ausgestatteten einkernigen Zellen und ihre gleichfalls
lipolytischen Bildungsstätten, die Milz und Lymphdrüsen dar.
Die roten Blutkörperchen geraten also in der Tat während ihres Kreislaufes durch den Körper von der Injektion in die Bauchhöhle bis zur
vollendeten Hämolyse gerade mit solchen Zellen, Organen und Säften
in chemische Beziehung[18a]), die eine lipolytische Fähigkeit besitzen.
Die auf den Reiz hin sich bildenden, an einkernigen Zellen reichen
Bauchhöhlenexsudate wirken daher auch früher hämolytisch und fettspaltend, als das Blutserum, und werden durch mehrfache Vorbehandlung mit der gleichen Blutart sowohl stärker hämolytisch, als auch stärker lipolytisch. Aber nicht bloß Bauchhöhlenexsudat, sondern auch
Serum, Milz und Lymphdrüsen erfahren infolge der Vorbehandlung
eine Steigerung ihres hämolytischen und gleichzeitig auch ihres lipolytischen Vermögens. Allerdings gehen beide nicht parallel miteinander, denn die Hämolyse des Serums nimmt stärker zu, als dessen
Lipolyse, während das Fettspaltungsvermögen der Milz stärker wird
als ihre hämolytische Kraft; bei den Mesenterialdrüsen steigert sich
beides in ungefähr gleichem Maße, wenn auch nicht gegenüber allen
Fetten.

Wir finden also, daß auch beim Zustandekommen der Agglutination und der Hämolyse das Oberflächenlipoid der Erythrocyten als Antigen wirkt, daß es einen chemischen Reiz auf
die einkernigen weißen Blutkörperchen ausübt, daß sie und
ihre Produktionsstätten, zum Teil wenigstens, die Antistoffbildner
sind, daß die Antikörperbildung demnach auf einer dem Verdauungsprozeß ähnlichen Lipasenwirkung beruht, daß das lipolytische
Vermögen durch die Vorbehandlung zunimmt, und daß die Lipase
die Fähigkeit besitzt, sich spezifisch gegen bestimmte, auch mehrere
Lipoide, einzustellen. Wir sind daher wohl berechtigt, aus allen
diesen Befunden den Schluß zu ziehen, daß das Wesen der Hämolysinbildung im engsten Zusammenhange mit einer komplexen
Lipolyse steht. In diesen Anschauungen wird man durch viele, auch
durch von anderen Seiten erhobene Befunde bekräftigt, nämlich einerseits
die Beobachtungen, daß Substanzen, die Fette lösen, Chloroform, Äther,
Alkohol, Pankreassaft[18b]), auch hämolytisch wirken, und andererseits
durch die erwähnten Untersuchungen, die feststellten, daß pflanzliche,
tierische und bakterielle Agglutinine und Hämolysine gleichzeitig lipolytische Eigenschaften besitzen. Auf der anderen Seite aber haben an
polymorphkernigen Zellen reiche Exsudate und ihre Produktionsstätte,
das Knochenmark, wie erwiesen, keine hämolytischen Wirkungen[19]), weil
sie eben proteolytische, und keine lipolytischen Eigenschaften besitzen;
ebenso ist mehrfach festgestellt, daß bei der Hämolyse eine Proteolyse gar keine Rolle spielt, Eiweißabbaustoffe nicht gefunden werden[20]).
Das ist wahrscheinlich auch die Ursache für die bisher unerklärte, auffällige Tatsache, daß nach wiederholten Injektionen von gut gewaschenen
Erythrocyten, die keine Spur Serum mehr enthalten, anders wie nach
wiederholten Einspritzungen von Eiweißsubstanzen, keine anaphylakti-

schen Erscheinungen auftreten, weil eben hierbei keine Eiweißspaltprodukte entstehen, wie man bisher irrtümlich vermutete.

Wenn wir unsere oben geschilderten objektiven Befunde nach den Injektionen von roten Blutkörperchen in die Bauchhöhle von weißen Mäusen von diesem biologischen Gesichtspunkt aus betrachten, so erscheint tatsächlich der Vorgang der Agglutination und der Hämolysinbildung in einem helleren Lichte. Wir haben gesehen, daß wir das Zustandekommen der Hämagglutination und Hämolyse von den ersten nur mikroskopisch sichtbaren Anfängen bis zu den ausgeprägten makroskopischen Erscheinungen systematisch verfolgen, und sogar die einzelnen Phasen dieses Prozesses im mikroskopischen Bilde festhalten können. Wir können speziell die Rolle, die die einkernigen Zellen hierbei spielen, im Zusammenhang mit den folgenden Untersuchungsergebnissen genau beobachten und analytisch verfolgen. Man glaubt förmlich die **auflösende, schmelzende** Wirkung der **lymphocytären** Zellen zu sehen.

Es sollten aber die Fragen, ob tatsächlich das Lipoid der Erythrocyten als **Antigen** wirkt, und die **Antikörperwirkung** auf einer **Lipasenbildung** beruht, noch durch weitere experimentelle Untersuchungen geklärt werden.

Es wurden zu diesem Zwecke größere Mengen roter Blutkörperchen, insbesondere von Rindern und Pferden, durch mehrfaches Waschen mit physiologischer Kochsalzlösung von allen Serumresten befreit, dann im Faust-Hein getrocknet und mit wasserfreiem Äther extrahiert. Mit derart gewonnenen eiweißfreien Erythrocytenlipoidextrakten wurden nun weiße Mäuse, Meerschweinchen, Kaninchen mehrfach intraperitoneal vorbehandelt. Vorher wurde selbstverständlich das Serum dieser Tiere auf Agglutination bzw. Hämolyse gegenüber der betreffenden Blutkörperchenart geprüft. Bei weißen Mäusen wurde die interessante Beobachtung gemacht, daß in dem 3 bis 4 Tage nach den Injektionen entnommenen Bauchhöhlenexsudat viele krystallinische Gebilde, unter denen man das Cholestearin mikrochemisch mit der **Salkowskischen** Methode identifizieren konnte, oft von einkernigen weißen Blutkörperchen rings umgeben waren, daß die Tafeln wie angenagt und ausgehöhlt aussahen, daß die Einkernigen in den dadurch entstandenen Buchten lagen und dann Tröpfchen in ihrem Körperinnern hatten, die späterhin verdaut wurden. Das für unsere Frage wichtigste Ergebnis war, daß das **Bauchhöhlenexsudat**, und später das **Serum** von mit **Rindererythrocytenlipoidextrakten** mehrmals vorbehandelten Tieren bis zu starken Verdünnungen eine **vollständige Hämolyse mit den homologen roten Blutkörperchen** ergab. Wurde das Serum von Kaninchen, die mit Rinderblutkörperchenlipoidextrakten vorbehandelt waren, mit Rinderblutkörperchen zusammengebracht, so entstand eine ebenso komplette Hämolyse, wie mit dem Serum der Tiere, die zur Kontrolle mit roten Rinderblutkörperchen präpariert waren. Wurde das Serum der mit solchen Lipoidextrakten vorbehandelten Tiere z. B. mit Hammelblut zusammengebracht, so kam auch eine geringe bis mäßige Hämolyse zustande, mit Pferdeblut war meist vollständige Hemmung, manchmal eine Spur einer Hämolysinbildung zu erkennen, Schweineblut wurde vollständig gehemmt. Die Spezifität ist also keine absolute, aber auch das Serum mit Erythrocyten vorbehandelter Tiere zeigt zuweilen anderen Blutkörperchenarten gegenüber ähnliche, wenn auch geringere Wirkungen. Wurde nun das Serum eines mit Rinderblutkörperchenlipoidextrakt vorbehandelten Kaninchens, das mit Rindererythrocyten komplette Hämolyse gab, zwei Stunden lang mit dem betreffenden Lipoidextrakt im Brutofen bei 37° zusammengebracht, alsdann abzentrifugiert, und ließ man es nachher auf Rinderblutkörperchen einwirken, so kam eine totale Hemmung zustande, es trat das Phänomen der „**elektiven Absorption**" ein. Wurde dagegen das Serum eines mit Rinderblutkörperchenlipoidextrakt vorbehandelten Kaninchens in analoger Weise mit Pferdeblutkörperchenextrakt im Brutofen bei 37° zusammengebracht, dann abzentrifugiert, und ließ man es nachher auf Rinderblutkörperchen einwirken, so trat eine vollständige Hämolyse ein. Wenn man die analogen Absorptionsversuche nicht mit dem zur Vorbehandlung benutzten Blutkörperchenlipoidextrakt, sondern mit anderen Substanzen, z. B. Aleuronat, Casein, Cerolin, Butterfett macht, so tritt dieses Phänomen nicht auf, sondern es kommt eine Hämolyse zustande.

In weiteren Untersuchungsreihen wurde der Extrakt frischer Pankreasdrüsen auf Hämolysinwirkung geprüft. Ließ man frisch entnommenes Rinderpankreas, das möglichst von Bindegewebe und Fett befreit war, durch den Latapie gehen, und verdünnte das im Faust-Hein getrocknete Pankreas 1:50, so ergab dieser Extrakt mit verschiedenen roten Blutkörperchenarten bis in große Verdünnungen hinein komplette Hämolyse. Wurde nun ein solcher Pankreasextrakt 1:50 mit dem Lipoidextrakt von roten Pferdeblutkörperchen vermischt, dann eine Stunde geschüttelt, abzentrifugiert und mit Pferdeblut zusammengebracht, so entstand Hemmung, nur mit sehr hohen Dosen Pankreasextrakt kam zuweilen eine Spur Hämolyse zustande. Diese Hemmung war aber nicht absolut spezifisch lediglich gegenüber dem Pferdeblut. Wurde aber das Pankreasextrakt zusammengebracht mit anderen Substanzen, z. B. Aleuronat, Casein, geschüttelt, und dann abzentrifugiert, so trat komplette Hämolyse ein. Die Lipase ist also durch das Lipoid absorbiert worden. Das Schütteln des Pankreasextraktes allein beeinflußte dessen Wirksamkeit nicht.

Pankreasextrakt, $^{1}/_{2}$ Stunde auf 60° erhitzt, gibt mit roten Blutkörperchen Hemmung. Erwähnung verdienen in diesem Zusammenhange gewisse Beobachtungen, die bei der Einwirkung der Thymusdrüse auf rote Blutkörperchen gemacht wurden. Unvorbehandelt erwies sich diese in einer Mazeration von 1:5 bis 1:10 als nicht hämolytisch gegenüber verschiedenen Erythrocytenarten. Behandelte man aber ganz junge Kaninchen mit roten Hammelblutkörperchen, so zeigte sich, daß nach 3 bis 6 Tagen eine nach einiger Zeit wieder vorübergehende Hämolysinwirkung der Thymusextrakte eintrat, während das Serum der Tiere noch nicht hämolysierte.

Die Vorstellung, die wir uns nunmehr auf Grund unserer Untersuchungen von dem Zustandekommen des komplexen hämolytischen Prozesses machen müssen, ist die, daß das von den einkernigen weißen Zellen produzierte und sezernierte, infolge der Vorbehandlung reichlicher gebildete und spezifisch eingestellte lipolytische Ferment, das, wie bei allen fermentproduzierenden Zellen, in einer Vorstufe, als Zymogen, vorhanden ist, den sogenannten Zwischenkörper, den thermostabilen Amboceptor darstellt, der durch eine normalerweise im Serum oder anderen Körperflüssigkeiten enthaltene thermolabile Substanz, das Komplement, zu wirksamem Ferment aktiviert wird, eine Erscheinung, wie sie bei allen Fermentprozessen in analoger Weise beobachtet wird. Diese spezifische aktive Lipase repräsentiert den Antikörper, das Hämolysin, greift an das Antigen, das Lipoid der Erythrocyten, höchstwahrscheinlich an das Lecithin an, und spaltet es in eine Fettsäure und Glycerin. Es ist nun möglich, daß entweder die Lipase an sich direkt die Hämolyse bewirkt, oder daß die freigewordene Fettsäure die Hämolyse verursacht, oder daß diese sich mit dem Alkali bzw. Alkalieiweiß zu Seife verbindet, die ihrerseits die Hämolyse erzeugt. Eine Reihe von objektiven Befunden spricht sehr zugunsten der Auffassung der Hämolyse durch Abspaltung einer Fettsäure aus dem Lipoid der Erythrocyten durch eine Lipase, und zwar gerade für die Spaltung des Lecithins. Kobert fand, daß bei dem Übergang des Oxyhämoglobins in den gelösten Zustand Glycerinphosphorsäure frei wird, und auch der Umstand, daß bei der Hämocytolyse als Folge derselben eine Herabsetzung der Alkalescenz des Blutes sich ergibt, weist daraufhin, daß eine Säurebildung stattgefunden hat. Diese stärkere Säurebildung des hämolytischem Immunserums käme durch die Abspaltung der Fettsäure aus dem Lipoid, dem Lecithin der Erythrocyten zustande.

Im übrigen ist, wie erwähnt, durch mehrfache Untersuchungen festgestellt worden, daß Eiweißabbauprozesse bei der Hämolysinbildung keinerlei Rolle spielen.

Aus den Untersuchungen ergibt sich aber noch eine andere, wie mir scheint, sehr wichtige, weil allgemeingültige Erkenntnis, nämlich die der Entstehung der spezifischen Einstellung der Lymphocytenlipase gegenüber dem jeweiligen Lipoid der roten Blutkörperchen. Wir sehen nämlich, daß von vornherein diese Einstellung der einkernigen weißen Blutkörperchen gegenüber den injizierten roten nicht besteht, daß erst allmählich die spezifische Fähigkeit sich aus der allgemein lipolytischen entwickelt, und daß erst nach wiederholter Vorbehandlung das Phänomen typisch und ausgebildet in die Erscheinung tritt. Der Vorgang ist derart, daß die lipoiden Erythrocyten und die lipolytischen einkernigen weißen Zellen sich gegenseitig chemotaktisch anlocken. daß letztere die roten Blutkörperchen in ihren Zellkörper aufnehmen und dort verdauen, d. h. eine gegen das Lipoid wirksame Lipase produzieren, und daß dann infolge mehrfacher Vorbehandlung mit dem gleichen Blutkörperchenlipoid der Zellkörper gewöhnt, gewissermaßen trainiert, darauf abgerichtet wird, gerade eine gegen diese bestimmte Lipoidsubstanz gerichtete spezifische Lipase zu liefern, und diese nicht bloß in seinem Körperinnern zu behalten, sondern auch in die Umgebung, und zwar meist überschüssig, abzusondern. Diese Beobachtungen dürften wohl imstande sein, die Entstehung der spezifischen Einstellung eines Zellfermentes gegen eine bestimmte Substanz unserem biologischen Verständnis näher zu bringen, da sie nicht etwa bloß in den Beziehungen zwischen Lymphocyten und Agglutination und Hämolyse zum Ausdruck kommen, sondern auch zwischen diesen und z. B. den Fettsubstanzen der Tuberkelbazillen, wie wir weiter unten sehen werden, von mir experimentell nachgewiesen sind. Dort wie hier kommt dieses Vermögen der spezifischen Einstellung dadurch zustande, daß zunächst durch das lipoide Antigen die Lymphocyten chemotaktisch angelockt. daß die lipoidhaltigen Substanzen in den Zelleib aufgenommen werden, und daß in ihm die Fähigkeit, ein besonders gegen das betreffende Lipoid gerichtetes Ferment zu produzieren, sich allmählich herausbildet. Durch mehrfache Vorbehandlung mit dem gleichen Lipoid, dort mit Tuberkelbacillen, hier mit roten Blutkörperchen, steigert sich diese Fähigkeit zu einer zwangsmäßigen spezifischen Lipasenbildung, die nach Absonderung des Fermentes in die Umgebung auch außerhalb des Zellkörpers wirksam ist. Im übrigen sind derartige Vorgänge nicht vereinzelt, sondern auch bei anderen fermenthaltigen Zellen mit Sicherheit festgestellt worden, und können Analoga zu den obigen Befunden bei der Hämagglutination und Hämolyse bilden. So ist es bekannt, daß man Hefezellen durch Fütterung mit bestimmten Zuckerarten dazu zwingen kann, ein gerade gegen diese Kohlehydrate gerichtetes Ferment abzusondern, so ist es weiterhin feststehend, daß man bei Tieren durch einseitige Nahrungszuführung den Magen und die Bauchspeicheldrüse zur Sekretion speziell gegen diese Substanzen gerichteter Fermente bringen kann[21]). Die Entstehung der Spezifität ist auf diese Weise ihres rätselvollen Gewandes entkleidet, und verspricht nicht nur für das Verständnis dieser Prozesse, sondern allgemein für das aller in Betracht kommenden Immunitätsvorgänge Bedeutung zu gewinnen. Infolge unserer mikroskopischen Befunde können wir aber auch die Erfahrungstatsache verstehen, daß die durch die reaktive Lymphocytose erzeugte Spezifität gegenüber den jeweiligen lipoidhaltigen Antigenen keine absolute ist, daß Antigene, die chemisch miteinander sehr nahe verwandt sind, naturgemäß die Veranlassung geben müssen zur Bildung von Antikörpern, die als Reaktionsprodukte einander ebenfalls sehr ähnlich sein müssen, und daß infolgedessen innerhalb einer sehr nahen Verwandtschaftsgruppe die ähnlichen Antikörper mit den ähnlichen Antigenen gewisse, wenn auch schwächere Gruppenreaktionen geben. Ich möchte diesen Tatsachen, die sich auf die oben geschilderten, nur mikroskopisch wahrnehmbaren Beobachtungen stützen, aus dem Grunde eine größere Bedeutung beimessen, weil ähnliche Verhältnisse höchstwahrscheinlich in der klinischen Medizin beim Zustandekommen der sogenannten Gruppenreaktion eine Rolle spielen.

Die Fähigkeit der spezifischen Einstellung des lipolytischen Lymphocytenferments gegen bestimmte Lipoide halte ich für ein wichtiges Gesetz, das in der Pathologie eine bedeutsame Rolle spielt. Das Eindringen in das Wesen dieser spezifischen Einstellung, das Verständnis des Zustandekommens der Spezifität der lipolytischen Antistoffe gegen Lipoidsubstanzen ist, wie wir später sehen werden, speziell bei denjenigen Erkrankungen von größter Bedeutung, deren Erreger lipoidhaltig sind.

Kurz zusammengefaßt können wir als wesentlichste Ergebnisse dieser unserer experimentellen Untersuchungen folgende betrachten.

Nach mehrfacher intraperitonealer Injektion von fremdartigen roten Blutkörperchen kann man z. B. bei Mäusen nicht bloß innerhalb des Tierkörpers, sondern auch auf dem Objektträger beim Vermischen des lymphocytenreichen Bauchhöhlenexsudates des vorbehandelten Tieres mit den homologen roten Blutkörperchen die einzelnen Phasen der Hämagglutination und Hämolyse von den ersten nur mikroskopisch sichtbaren Anlagerungen von roten Blutkörperchen an die weißen bis zur makroskopisch wahrnehmbaren Agglutination, das Zusammenbacken, Schmelzen und schließlich die vollständige Lösung der roten Blutkörperchen unter dem Einfluß der lipolytischen einkernigen weißen Zellen systematisch verfolgen, und die einzelnen Stadien dieses Verklumpungs- und Auflösungsprozesses im mikroskopischen Bilde festhalten.

Bei der immunisatorisch erzeugten Hämagglutination und Hämolyse wirkt die Lipoidsubstanz der roten Blutkörperchen als Antigen, und die Antikörperbildung beruht im wesentlichen auf dem chemischen Vorgang einer Lipasenbildung. Die Lipase stammt aus den einkernigen ungranulierten basophilen weißen Blutkörperchen, den Lymphocyten, die als Reaktion auf die intraperitoneale Injektionen von Erythrocyten, z. B. bei der weißen Maus, in großen Massen auftreten. Die von den einkernigen weißen Blutkörperchen gebildete Lipase stellt sich infolge mehrfacher Vorbehandlung mit der gleichen Blutkörperchenart spezifisch gegen das betreffende Erythrocytenlipoid ein. Die neugebildete Lipsase wird, wie bei allen fermentsezernierenden Zellen, nur in einer Vorstufe, als Zymogen, als „Ambozeptor", als „Zwischenkörper" geliefert, der sich späterhin in die Umgebung ergießt, und durch eine in den Körperflüssigkeiten normaler Weise vorhandene Substanz, das „Komplement", zu einem vollwirksamen hämolytischen Ferment aktiviert wird. Diese Lipase wird durch das homologe, zur Vorbehandlung benutzte, als Antigen wirkende Erythrocytenlipoid absorbiert. Hämolyse und Lipolyse nehmen nach mehrfacher Vorbehandlung zu. Auch das Pankreasextrakt, das hämolytisch wirkt, verliert durch Absättigung mit Erythrocytenlipoid, nicht aber durch eine solche mit anderen Substanzen, die hämolytische Wirkung.

Die spezifische Einstellung des Antikörpers auf das Antigen entsteht bei der Hämagglutination und Hämolyse, wahrscheinlich in analoger Weise auch bei anderen Immunitätsprozessen, dadurch, daß infolge mehrfacher Vorbehandlung mit der gleichen Erythrocytenart, dem gleichen Lipoid, die Reaktionszellen, die einkernigen Weißen, allmählich daran gewöhnt werden, eine gerade gegen dieses Lipoid gerichtete Lipase, einen „spezifischen Ambozeptor" zu produzieren, eine Erscheinung, die auch bei anderen fermentsezernierenden Zellen in ähnlicher Weise beobachtet wird.

Unsere Anschauungen vom Zustandekommen der Hämolysinbildung lassen sich im großen und ganzen mit den Ehrlichschen Ideen sehr wohl in Einklang bringen; wir sind aber imstande, an Stelle der allgemeinen Vorstellungen bestimmte Tatsachen zu setzen. Wir können sagen, daß das Lipoid der roten Blutkörperchen die haptophore Gruppe des Antigens bildet, die sich mit dem Receptor der als Antikörper wirkenden Lipase der einkernigen weißen Blutkörperchen verankert, daß diese zunächst unspezifisch wirkende Lipase infolge mehrfacher Vorbehandlung den gegen das betreffende Lipoid sich spezifisch oder nahezu spezifisch einstellenden neugebildeten Immunkörper darstellt, der nicht nur im Zelleibe verbleibt, sordern nach außen in die Umgebung abgestoßen wird. Diese Substanz, dieser Immunkörper, ist noch nicht das vollwirksame hämolytische Ferment, sondern stellt nur eine Vorstufe, ein Zymogen dar, das thermostabil ist, und erst durch eine andere Substanz, durch ein in den Körperflüssigkeiten präexistent vorhandenes „Komplement", das thermolabil ist, aktiviert wird. Das Zymogen kann insofern als „Amboceptor" aufgefaßt werden, als es befähigt ist, einerseits sich an das Antigen, das Lipoid der roten Blutkörperchen zu binden, sich auf dieses spezifisch einzustellen, andererseits zur hämolytischen Wirksamkeit des Hinzutritts des Aktivators, des „Komplements" bedarf.

Es bestätigen also auch unsere Untersuchungen über Hämagglutination und Hämolyse die allgemeine biologische Tatsache, daß überall, wo es sich um lipoide Antigene handelt, die lipolytischen Lymphocyten und ihre Bildungsorgane in Funktion treten; sie sind die Quelle der Gegenstoffe gegenüber Substanzen lipoiden Charakters, entweder allein oder gemeinsam mit anderen Stoffen.

4. Beziehung der Lymphocyten zu den Tuberkelbacillen. Tuberkulinreaktion.

Diese feststehenden, gesetzmäßigen Beziehungen zwischen Fetten, Lymphocytose und Fettspaltung, diese experimentell sichergestellten Zusammenhänge zwischen Lymphocytose und Abwehrreaktion des Organismus gegen lipoidhaltige Substanzen überhaupt habe ich auch auf die Frage der Bakteriolipolyse übertragen und entsprechende Untersuchungen über die Tuberkelbacilleninfektion von Tieren angestellt. Der Tuberkelbacillus besteht bekanntlich zum großen Teil aus fett- bzw. lipoidartiger Substanz, die schon nach den Untersuchungen von Robert Koch die Trägerin der Säurefestigkeit ist.

Ich habe im Kaiser Wilhelm-Institut für experimentelle Therapie in Dahlem Belege dafür zu schaffen gesucht, ob und welche Beziehungen zwischen den Lymphocyten und den Fetten bzw. den Lipoiden der Tuberkelbacillen vorhanden sind.

Es schien zweckmäßig, diese Untersuchungen einmal bei solchen Tieren zu machen, die von Natur aus eine größere Resistenz gegen Tuberkelbacillen besitzen, z. B. bei weißen Mäusen, und als Beobachtungsgebiet eine geschlossene Körperhöhle zu wählen, die es gestattete, die Reihe der sich abspielenden Vorgänge in ihren einzelnen Entwicklungsphasen genau zu verfolgen. Vergleichsweise wurden dann entsprechende Untersuchungen an besonders empfindlichen Tieren, Meerschweinchen, gemacht, in der Annahme, daß aus einem etwaigen unterschiedlichen Verhalten der beiden Tiergattungen sich Rückschlüsse würden ziehen lassen auf die biologischen Ursachen einerseits der Widerstandsfähigkeit, andererseits der Empfänglichkeit der verschiedenen Tierspezies gegenüber der tuberkulösen Erkrankung. Was die Versuchsanordnung betrifft, so wurden vollentwickelte Reinkulturen von Rindertuberkelbacillen, die durch mehrmaliges Waschen von Resten anhaftenden Nährmaterials befreit wurden, und deren möglichste morphologische und färberische Gleichmäßigkeit vorher festgestellt worden war, in physiologischer Kochsalzlösung aufgeschwemmt, in die Bauchhöhle von weißen Mäusen injiziert, und dann in gewissen Zeitabständen das mit Glascapillaren entnommene Bauchhöhlenexsudat mikroskopisch untersucht.

Bezüglich der Einzelheiten kann ich auf meine betreffenden Arbeiten verweisen[22]), ich will hier nur in großen Zügen ein Bild des allmählichen fermentativen Abbaues der Tuberkelbacillen im tierischen Organismus zu geben versuchen.

Der Umwandlungsprozeß und der Abbau eines nach Ziehl färbbaren Tuberkelbacillus gestaltet sich in der Bauchhöhle eines gegen Tuberkulose resistenten Tieres, der weißen Maus, nach der ersten Injektion in folgender Weise. Die intraperitoneal injizierten Tuberkelbacillen werden von weißen Blutkörperchen aufgenommen, zu einem sehr geringen Teil von polymorphkernigen, zu einem weit größeren Teil von einkernigen ungranulierten basophilen, wo sie bei der Färbung nach Ziehl als gleichmäßig intensiv rote Stäbchen oft in größeren Mengen angetroffen werden. Für die polymorphkernigen Leukocyten ist die Fettschicht der Tuberkelbacillen unangreifbar.

Zum lymphocytären Typus der weißen Blutkörperchen wurde nach unseren Untersuchungsergebnissen nicht nur jene engbegrenzte Kategorie von Zellen, die einen kreisrunden, in der Mitte gelegenen Kern, und einen nur schmalen, stärker basophilen Protoplasmasaum besitzen, sondern vom biologisch-funktionellen und entwicklungsgeschichtlichen Standpunkt aus jene ganze Zellgruppe gezählt, die einen runden oder etwas gekrümmten, wenig eingebuchteten, manchmal exzentrisch gelegenen Kern besitzt, und deren Protoplasma den Kern bald nur als schmaler Saum umgibt, bald breitleibiger, aber stets ungranuliert und basophil ist. Die Größe des Protoplasmasaumes, und vor allen Dingen die Gestalt des einen Kernes hängt, wie unsere Beobachtungen auch hier ergeben und bestätigt haben, innerhalb gewisser Grenzen von dem Funktionszustande der Zellen ab, ähnlich wie wir dies bei der Fettaufnahme und -verdauung, sowie bei der Hämagglutination und Hämolyse festgestellt haben; die Zellen selbst bleiben aber doch stets durch ein bestimmtes morphologisches und färberisches Verhalten des Kernes und Protoplasmas als Lymphocyten charakterisiert.

Häufig wurde festgestellt, daß ähnlich, wie bei der Fettaufnahme die Tröpfchen in der Konkavität des infolge der Funktion gekrümmten Kernes lagen, so auch die phagocytierten Tuberkelbacillen von dem aus dem gleichen Grunde manchmal bis zur Hufeisenform gebogenen Kern der lymphocytären Zellen wie umklammert waren; es machte den Eindruck, als ob es einer erhöhten Anstrengung, einer gesteigerten Funktion des hierbei besonders wichtigen Kernes bedurfte, um den Abbau der Tuberkelbacillen zu vollziehen, als ob die möglichst breite Umfassung der Tuberkelbacillen durch den Kern ihre Verdauung erleichterte.

Innerhalb der einkernigen Zellen, die bald den Hauptbestandteil der Exsudatzellen bilden, schwindet zuerst die meist gleichmäßig stark rot gefärbte äußere Hülle der Tuberkelbacillen zunächst stellenweise, dann ganz, und man erkennt jetzt ein etwas schlankeres, nur rosa gefärbtes Stäbchen, in dem reihenförmig intensiv rottingierte rundliche oder etwas längliche Körnchen eingelagert sind; dann schmilzt auch die rosa gefärbte Zwischenschicht zwischen den roten Körnchen

und der Umhüllung ab, so daß nur die leuchtend roten Körnchen, in Stäbchenform angeordnet, mit ungefärbten Lücken sichtbar
sind. Weiterhin büßen auch diese Körnchenhüllen ihre rote Färbung
ein, sie verlieren sie manchmal teilweise sogar etwas früher als die
rosafarbene Zwischenschicht, so daß zuweilen bei der Ziehlfärbung in
diesem Stadium innerhalb des mattroten Stäbchens farblose Lücken von
Körnchenform erscheinen. Während der rote Farbstoff sich allmählich von den Bacillen loslöst, geht er in das Protoplasma der lipolytischen einkernigen Zellen über, so daß dieses zuerst rosa, und

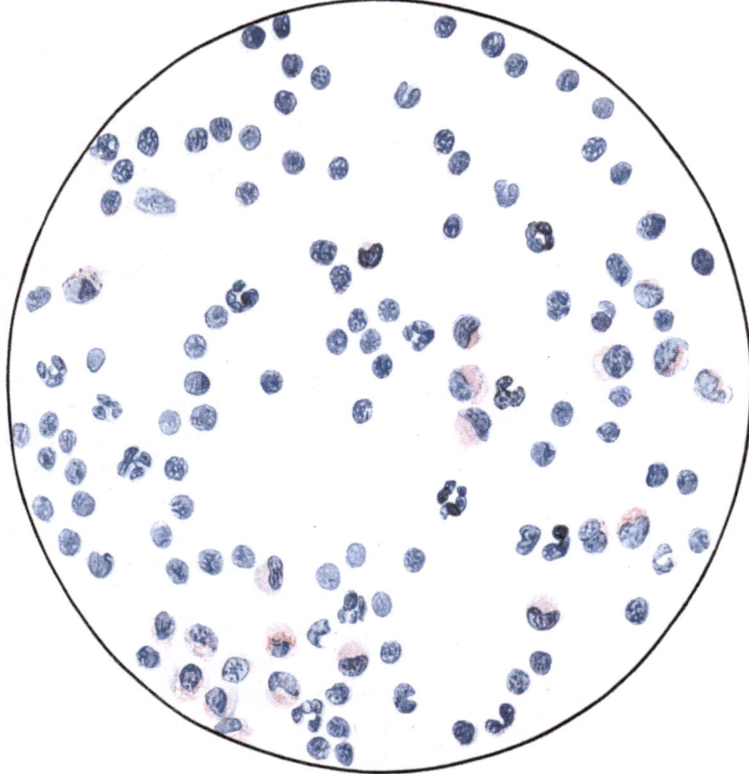

Abb. 23. Bauchhöhlenexsudat einer Maus, vier Tage nach der zweiten Injektion
von Rindertuberkelbacillen. Ziehlsche Färbung.

dann stärker rot erscheint (Abb. 23). Man kann also das Abschmelzen
der Fettschichten vom Tuberkelbacillus und ihren Übertritt
in den Zelleib förmlich sehen. Extracellulär werden um diese Zeit
ähnliche Umwandlungen an den Tuberkelbacillen nicht festgestellt. Dann
schwindet der rote Farbstoff allmählich auch aus den einkernigen
Zellen, das Protoplasma verdaut die Fettsubstanz, es wird zunächst nur mattrosa und erscheint schließlich normal. Damit hört
dann die Möglichkeit auf, den Rest der Tuberkelbacillen noch nach
Ziehl sichtbar zu machen; diese Abbauform der Tuberkelbacillen ist
als ganze betrachtet die letzte, die nach Ziehl noch darstellbar ist.

Wenn man aber jetzt nach der modifizierten Gramschen Methode nach
Much[23]) färbt, so treten die sogenannten granulären Formen in
die Erscheinung (Abb. 24), schwarzviolette Körnchenreihen, die nur

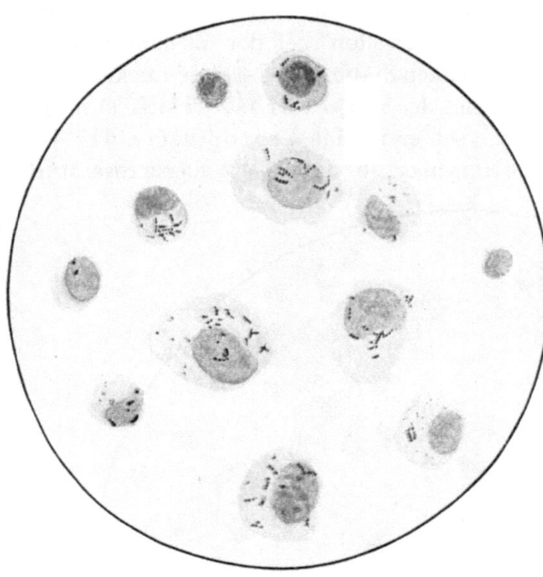

manchmal und andeutungsweise durch Fäden verbunden sind, sowie einzelne schwarzviolette Körner. Die Muchsche granuläre Form des Tuberkelbacillus ist also keine besondere Art des Tuberkuloseerregers, sondern stellt nur ein durch teilweise Entfettung herbeigeführtes Abbaustadium des Kochschen Bacillus dar; sie ist kein selbständiger, von dem Kochschen verschiedenartiger Tuberkelbacillentypus, sondern eine bestimmte, infolge des intra- und extracellulär wirkenden lipo-

Abb. 24. Bauchhöhlenexsudat einer Maus, zwei Tage
nach der zweiten Injektion von Rindertuberkelbacillen,
gefärbt nach der Methode Hatano (zuerst Ziehl,
dann Much).

lytischen Fermentes der Lymphocyten seiner Fetthülle zum
Teil entkleidete Abbaustufe des Kochschen Tuberkelbacillus.

Da die einzelnen Schichten und Hüllen des Tuberkelbacillus naturgemäß nicht vollkommen gleichmäßig und gleichzeitig abschmelzen, gibt es selbstverständlich zwischen den einzelnen Stadien die verschiedenartigsten Übergänge, die man mit einer kombinierten Färbung nach Ziehl und nach Much, z. B. nach Hatano oder nach Weiß sehr schön beobachten kann; so können einzelne Teile desselben Bacillus verschiedene Abbaustadien aufweisen, indem dasselbe Stäbchen in der einen Hälfte nach Ziehl, in der anderen nach Much, ein Körnchen rot, ein anderes schwarzviolett gefärbt erscheint, ja oft ist dasselbe Granulum zum Teil rot, zum Teil nach Gram tingiert. Die Spenglerschen Splitter sind säurefeste Bacillenteile oder einzelne säurefeste Körnchen, die mit den Muchschen Granulis nicht identisch sind, da sie sich eben nach Ziehl rot färben, während die letzteren eine niedere Abbaustufe repräsentieren, und die Ziehlsche Färbung nicht mehr annehmen. Die Muchsche Färbemethode hat nur eine Bedeutung für diejenigen Bacillenbestandteile, die sich nicht mehr nach Ziehl färben.

Bei fortschreitendem Abbau der Muchschen granulären Form schwinden von den in Stäbchenform angeordneten Körnchenreihen hier und dort einzelne, oft verschieden große Körner, so daß sie keine ganzen Reihen mehr bilden, und schließlich kaum noch ein typisches, an die ursprüngliche Gestalt der Tuberkelbacillen erinnerndes Merkmal aufweisen. Mit dem Verschwinden der Muchschen granulären Form ist der Abbau der Tuberkelbacillen jedoch noch nicht beendet.

Die Muchsche Form des Tuberkelbacillus beherbergt in ihrem Innern noch eine andere, letzte Schicht, die weder säurefest ist, noch sich nach Gram färbt, sondern nach der Ziehlschen Methode in der Kontrastfarbe, blau, erscheint. Es sind das ganz zarte Stäbchen, in die etwas stärker gefärbte und oft etwas größere, ihren Rand überragende Körnchen eingelagert sind, oder auch nur blaugefärbte Körnchen, die den innersten Kern, die letzten Überbleibsel der Tuberkelbacillen darstellen, die vor ihrer völligen Auflösung noch wahrgenommen werden können; diese Substanzen sind eiweißhaltig und werden wahrscheinlich durch die proteolytischen Fermente des Körpers weiter abgebaut.

Wird nach einer längeren Zeit eine zweite intraperitoneale Injektion der gleichen Tuberkelbacillenart vorgenommen, so beobachtet man, daß die Tuberkelbacillen jetzt schneller von den einkernigen Zellen aufgenommen und in kürzerer Zeit in ihnen entfettet werden, daß also die Lymphocytenlipase sich besser und prompter gegen das Fett der Bacillen eingestellt hat, und daß diese Lipase nunmehr nicht bloß im Innern der Zellen wirksam ist, sondern auch extracellulär ihre fettspaltende Wirkung auf die Tuberkelbacillen entfaltet.

Diese Vorgänge sind nach nochmaliger Injektion von Tuberkelbacillen noch deutlicher ausgesprochen, und sie können vielleicht als Erklärung der Tatsache dienen, daß ein Tier, einmal tuberkulös infiziert, gegen eine nochmalige Infektion sich stärker resistent erweist, weil eben die Abwehrapparate des Organismus sich dem Tuberkelbacillus gegenüber bis zu einem gewissen Grade spezifisch eingestellt haben. Dieselben biologischen Erscheinungen des allmählichen Sicheinstellens des Zellfermentes der Lymphocyten auf bestimmte lipoide Substanzen konnten wir also bereits bei verschiedenen Prozessen feststellen und beobachten sie, wie erwähnt, auch bei anderen sezernierenden Zellen.

Ließ man das Bauchhöhlenexsudat von mehrfach mit Tuberkelbacillen injizierten Mäusen, das mehrere Tage nach der letzten Injektion entnommen war, im hängenden Tropfen bei 37° 2 bis 3 Tage auf Tuberkelbacillen einwirken, so konnte man auch in vitro die Entfettungsvorgänge bis zu einem gewissen Grade nachweisen. Man sah die Bacillen schwach rot gefärbt, vielfach körnchenhaltig, in eine diffuse rötliche Masse eingebettet, öfter Muchsche granuläre Formen, und hin und wieder auch bläulich tingierte Stäbchen. Einzelne Bacillen waren allerdings unverändert (Abb. 25). Selbstverständlich wurden stets entsprechende Kontrollen mit dem Exsudate mit Bouillon vorbehandelter Mäuse gemacht.

Nachdem man nun den experimentellen Nachweis hatte führen können, daß die Lymphocyten infolge ihrer lipolytischen Eigenschaften imstande sind, die Fetthülle der Tuberkelbacillen nicht nur in ihrem eigenen Zelleibe zu lösen, sondern, nach Abgabe des

Fermentes in die umgebende Flüssigkeit, auch außerhalb ihres Zellkörpers die Entfettung und gleichzeitig die Entfärbung der Tuberkelbacillen zu bewerkstelligen, lag es nahe, die mit gleichen funktionellen Eigenschaften ausgestatteten **Produktionsstätten** dieser **Lymphocyten**, insbesondere die **Lymphdrüsen und die Milz**, auf ihr **Lösungsvermögen** den **Tuberkelbacillen** gegenüber zu prüfen, zumal schon von **Bartel und Neumann**, **Schröder und anderen**[29]) diesen Zellen bzw. Organen eine Schutzkraft gegenüber der Tuberkuloseinfektion zugeschrieben wurde.

Läßt man den **Mesenterialdrüsenpreßsaft** von mehrfach mit **Tuberkelbacillen** vorbehandelten **Mäusen** 2 bis 3 Tage bei 37⁰ im hängenden Tropfen auf **Rindertuberkelbacillen** einwirken, so sieht man **stark ausgelaugte**, oft nur ganz schwach rosa färbbare Bacillenhaufen in einem gleichmäßig roten Substrat liegen. Es werden einzelne aus roten Körnchen mit farblosen Zwischenräumen zusammengesetzte Stäbchen, sowie vielfach kleine Tuberkelbacillensplitter in rötlich gefärbter Umgebung gefunden, nach der modifizierten Gramfärbung trifft man öfter die **Much**schen granulären Formen an, und zuweilen findet man auch bläulich tingierte Stäbchen bzw. Körnchen (Abb. 26).

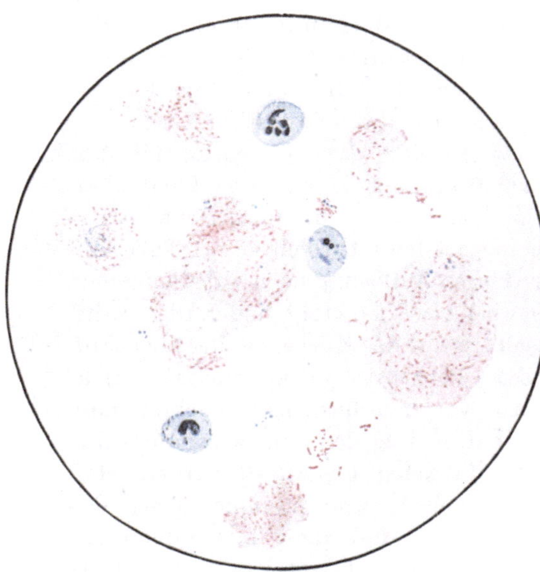

Abb. 25. Bauchhöhlenexsudat einer mit Tuberkelbacillen vorbehandelten Maus, drei Tage bei 37⁰ zusammengebracht mit Reinkultur von Rindertuberkelbacillen. Färbung nach Ziehl.

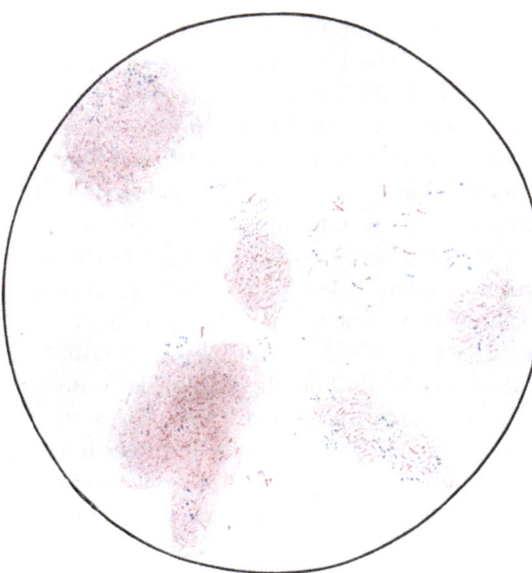

Abb. 26. Lymphdrüsenpreßsaft einer Maus, mit Rindertuberkelbacillen vorbehandelt, zwei Tage bei 37⁰ mit Rindertuberkelbacillen zusammengebracht. Ziehlsche Färbung.

Die Ansicht, daß die Lymphocytenlager, und besonders die Lymphdrüsen nur als Filter wirksam seien, nur mechanisch Fremdkörper und Krankheitserreger zurückhalten, ist durchaus nicht zutreffend. Ihre Hauptbedeutung beruht vielmehr neben der rein mechanischen Wirkung, die zwar nicht zu unterschätzen ist, jedenfalls aber nicht die wesentlichste Rolle spielt, auf der chemischen Beeinflussung der Infektionserreger, auf ihrer bisher festgestellten Lipasenwirkung; insbesondere ist diese Funktion erwiesen bei der Tuberkulose, wie aus unseren Untersuchungen zu ersehen ist, und bei der Lues. Auf die Frage, ob und inwieweit auch die gewöhnlichen Eitererreger, Staphylokokken, Streptokokken usw. von den Drüsen beeinflußt werden, soll hier nicht näher eingegangen werden.

Milzpreßsaft von mit Tuberkelbacillen mehrfach vorbehandelten Mäusen ergibt, in analoger Weise mit Tuberkelbacillen zusammengebracht, öfter zwar schwache Veränderungen an den Bacillen, aber im ganzen sind hier die Abbauprozesse bedeutend geringer, als die durch Lymphdrüsenpreßsaft bewirkten, manchmal kaum nachweisbar. Bemerken möchte ich bei dieser Gelegenheit, daß die Bauchhöhlenflüssigkeit von mit Tuberkelbazillen mehrfach vorbehandelten Mäusen, die bis über 3 Tage mit Friedmannschen Bacillen im hängenden Tropfen zusammengelassen wurde, nur ganz leichte Veränderungen an den Bazillen hervorrief, die sehr viel geringer waren, als an den richtigen Tuberkelbacillen, ein Zeichen dafür, daß beide Bazillenarten auch chemisch nicht identisch sind, und daß daher die Friedmannbazillen auch keine spezifisch gegen menschliche Tuberkelbacillen gerichteten Fettantikörper produzieren können. Behandelt man zur Kontrolle Frösche intraperitoneal mehrmals mit Friedmannschen Bacillen vor, und läßt deren Bauchhöhlenexsudat, das die homologen Bacillen stark entfettet, auf Menschen- oder Rindertuberkelbacillen einwirken, so erhält man auch nur eine sehr geringe Lipolyse.

Weiterhin war es in diesem Zusammenhange von Interesse, experimentell festzustellen, ob durch Vorbehandlung von Mäusen mit Tuberkelbacillenfetten eine Steigerung der lipolytischen Kraft dieser Tiere sowohl für die Tuberkelbacillenfette, als auch für die Tuberkelbacillen selbst zu erzielen ist. Wurden Mäusen, die mehrfach mit Tuberkelbacillenfett vorbehandelt waren, etliche Tage nach der letzten Injektion Tuberkelbacillen eingespritzt, so zeigten sich im Bauchhöhlenexsudat nach 2 bis 3 Tagen in einem beträchtlichen Teil der Fälle an den Bacillen Auslaugungserscheinungen und Veränderungen der Fetthülle, wenn auch manchmal nur geringeren Grades. Das Bauchhöhlenexsudat von Mäusen, die mehrfach mit Tuberkelbacillenfett vorbehandelt waren, verursacht bei 2 bis 3 Tage langer Einwirkung auf Tuberkelbacillen im hängenden Tropfen bei 37° gleichfalls Zerfallserscheinungen an den Bacillen, wenn auch nicht ganz so stark, es treten häufig Körnchen auf, in Stäbchenform angeordnet, mit dazwischenliegenden ungefärbten Stellen, es entstehen Splitter mit rötlichem Hof usw. (Abb. 27). Das als Kontrolle benutzte Exsudat einer

mit Bouillon vorbehandelten Maus, mit Tuberkelbacillen zusammengebracht, ergibt negativen Befund.

Schließlich sollte durch Vorbehandlung von Mäusen mit anderen
Lipoiden[28]) festgestellt werden, ob die von den Tuberkelbacillen
herrührenden Fette spezifische Eigenschaften besitzen, und ob ihnen im Organismus sich bildende spezifische Lipasen entsprechen, oder ob die Vorbehandlung mit nicht von Tuberkelbacillen herrührenden Lipoiden gleichfalls eine Steigerung der auf tuberkulöse Lipoide und auf Tuberkelbacillen eingestellten Lipasen zur Folge hat. Zu diesem Behufe wurde Mäusen wiederholt Bienenwachs, Olivenöl und dgl. in die Bauchhöhle eingespritzt. Das einige Zeit nach der letzten Injektion gewonnene Bauchhöhlenexsudat wurde in der bekannten Weise 2 bis 3 Tage bei 37° mit Rindertuber-

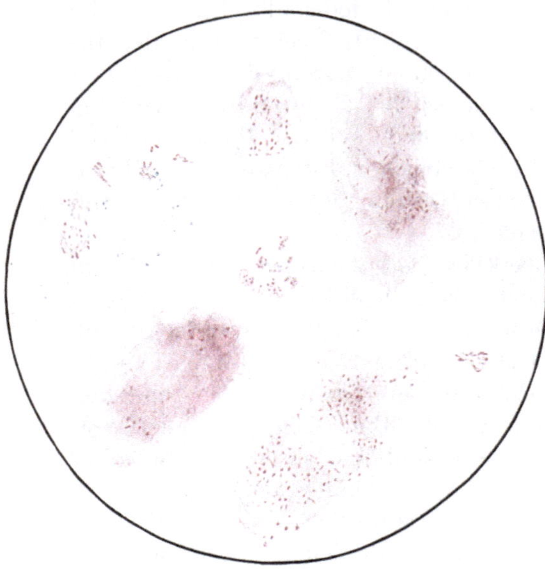

Abb. 27. Bauchhöhlenexsudat einer mit Tuberkelbacillenfett vorbehandelten Maus, 3 Tage bei
37° mit Rindertuberkelbacillen zusammengebracht. Ziehlsche Färbung.

kelbacillen zusammengebracht, aber das Resultat dieser Einwirkung auf
Tuberkelbacillen wer so gering, daß es nicht zu vergleichen war mit
den Fettabbauprozessen, die durch das Exsudat von mit Tuberkelbacillenfett, oder besonders mit Tuberkelbacillen vorbehandelten Tieren hervorgerufen wurden; an vielen Stellen waren Destruktionserscheinungen
überhaupt nicht festzustellen.

Zum Vergleichsobjekte mit der weißen Maus, dem Repräsentanten
einer tuberkuloseresistenten Tiergattung, wurde als Typus der tuberkulose-
empfindlichen Tierspezies das Meerschweinchen gewählt, das ja wiederholt Gegenstand ähnlicher Untersuchungen gewesen ist. Als Resultat ergab sich hier zunächst, im Gegensatz zu den Befunden bei der
weißen Maus, neben einer stärkeren Leukocytose eine spätere und geringere Ansammlung von Lymphocyten im Bauchhöhlenexsudate,
eine trägere Aufnahme der Tuberkelbacillen in ihren Zelleib, und eine
ganz langsame, oft unvollständige Entfettung in den einkernigen
weißen Blutkörperchen. Aber auch hier sieht man schon nach der ersten
Injektion, wenn auch nach wesentlich längerer Zeit, den Wachsmantel
der Tuberkelbacillen in den einkernigen weißen Blutkörperchen teilweise wenigstens abschmelzen und in das Zellprotoplasma übergehen, so daß dieses deutlich rosafarben erscheint. Werden nun solche

Tiere zum zweitenmal intraperitoneal mit Tuberkelbacillen gespritzt, so wird die Beobachtung gemacht, daß jetzt der Meerschweinchenorganismus, bzw. die einkernigen weißen Zellen die Tuberkelbacillen schneller in ihren Zelleib aufnehmen, und leichter ihrer Fetthülle entkleiden. Infolge der besseren Einstellung der Lymphocytenlipase gegenüber dem Tuberkelbacillenfett beeinflussen sich jetzt Bacillen und Lymphocyten leichter, die Aufnahme in die Zellen geschieht prompter, die Lösung der nach Ziehl färbbaren Fettsubstanz von den Bacillenleibern vollzieht sich besser, und ihr Eintritt in das Zellprotoplasma bzw. ihre Verdauung daselbst erfolgt schneller. Auch außerhalb der Zellen kann man nach wiederholter Vorbehandlung von Meerschweinchen mit Tuberkelbacillen, was schon Kraus und Hofer[26]) gesehen haben, häufig Veränderungen an den Bacillen beobachten, indem sie sich nur mattrosa färben, während stärker rote Körnchen sich herausheben, indem weiterhin nur vereinzelte rote Körnchen erscheinen, zwischen ihnen farblose Lücken auftauchen, und auch manchmal blaugefärbte Granula bemerkbar werden. Wir sehen also auch bei dem höchst empfindlichen Meerschweinchen ein im Prinzip ähnliches Verhalten der Lymphocyten gegen die Tuberkelbacillen, wie bei der gegen Tuberkulose wenig empfindlichen weißen Maus. Nur besteht ein wesentlicher Unterschied insofern, als erstens von vornherein bei der Maus die lymphocytäre Reaktion und die Phagocytose eine viel stärkere ist, und vor allem die Lymphocyten über wirksamere lipatische Substanzen gegenüber den Tuberkelbacillen zu verfügen scheinen. Indessen ist durch mehrmalige Injektion auch beim Meerschweinchen der lymphocytäre Apparat auf Tuberkelbacillen gleichsam besser einzustellen. Der berühmte Kochsche Meerschweinchenversuch, wonach das gesunde Tier auf Tuberkelbacillen-Injektion ganz anders reagiert, als das bereits tuberkulös infizierte, erklärt sich wahrscheinlich, z. T. wenigstens, durch diese Befunde.

Unsere experimentellen Fesstellungen berechtigen demnach sicher zu dem Schluß, daß wir in den Lymphocyten eine natürliche Waffe gegen tuberkulöse Infektionen zu sehen haben. Diese Waffe richtet sich durch die in den Lymphocyten vorhandenen lipatischen Fermente in erster Linie gegen die lipoiden Bestandteile der Tuberkelbacillen. Es handelt sich also bei der großen Rolle, die das lymphatische System bei der tuberkulösen Infektion spielt, um eine in diesen Beziehungen zwischen Lymphocytose und Lipoiden der Tuberkelbacillen begründete Verteidigungsmaßnahme. Freilich reichen bei hochempfindlichen Rassen bzw. Individuen die ihren Lymphocyten innewohnenden Kräfte zu einem vollkommenen Schutz nicht aus. Denn trotz ad maximum gesteigerter Lymphocytentätigkeit bei mehrfach vorbehandelten Meerschweinchen gelingt eine restlose Zerstörung der Tuberkelbacillen, bzw. ihrer Fettbestandteile und Erzielung von Immunität auf diesem Wege nicht, während es bei der weniger empfindlichen Maus der Fall ist.

Auf Grund dieser Untersuchungen ist es nunmehr biologisch ver-

ständlich, daß die Lymphocyten und ihre Bildungsorgane einen
je nach ihrer Funktionstüchtigkeit mehr oder weniger wirksamen
Schutz gegen die Tuberkelbacillen bilden können, und vor allen
Dingen ist die Erkenntnis von großer Bedeutung, worauf diese Schutz-
wirkung beruht; das „Wie“ und das „Wo“ der Heilwirkung ist sichergestellt, das „Wie“ insofern, als wir jetzt wissen, daß der fetthaltige
Bestandteil der Tuberkelbacillen bei der Selbstheilung der Tuberkulose infolge eines fermentativen Abbaues der Bacillen schwindet,
und das „Wo“ dadurch, daß wir in der Gruppe der Lymphocyten
und ihrer mit gleichen funktionellen Eigenschaften ausgestatteten Bildungsorgane, vor allem den Lymphdrüsen sowie dem gesamten
lymphatischen Apparate die Quelle dieses wirksamen lipolytischen Fermentes gefunden haben. Dieses Ferment ist imstande, sich nach mehrfacher Vorbehandlung leichter und innerhalb gewisser Grenzen spezifisch
gegen das Tuberkelbacillenfett einzustellen, und ist nicht bloß an den
Zelleib, an die lebende Zelle gebunden, sondern wird auch in die umgebende Körperflüssigkeit abgesondert. Wir können also auf Grund
unserer Untersuchungen als gesetzmäßige Beobachtung feststellen,
daß die Lymphocyten innerhalb des Getriebes der Abwehrstoffe
des Organismus als biologisches Reagens auf Fettsubstanzen eingestellt sind.

Aus der Beobachtung des allmählichen Abbaues der Tuberkelbacillen im Organismus unter dem Einfluß des lipolytischen Lymphocytenfermentes kann man nun wichtige Rückschlüsse ziehen
auch auf den komplizierten Bau der Tuberkelbacillen, die Struktur derselben deutlich erkennen.

Während die bisherigen Einzelbefunde für die morphologische
Aufklärung insofern unsicher und nur wenig verwertbar waren, als
sie an verschiedenen Objekten und unter verschiedenen Bedingungen
ohne biologischen Zusammenhang gemacht wurden, kann man, wie wir
gesehen haben, mit Hilfe unserer Methodik der systematischen Beobachtung des allmählichen Abbaues reingezüchteter, gleichmäßig
vollentwickelter, in ihrer ursprünglichen Form gekannter, und von
anderen Bakterien freier Tuberkelbacillen den sehr komplizierten Bau
derselben bestimmen, und zwar daraus, daß gesetzmäßige Beziehungen
zwischen morphologischer Struktur, färberischer Eigentümlichkeit und
chemischer Beschaffenheit der einzelnen Bestandteile festgestellt werden
konnten. Es ließ sich eruieren, daß jeder morphologischen Struktur gesetzmäßig ein ihr parallel gehendes färberisches Verhalten entspricht, und daß dieses wiederum durch die chemische Verschiedenheit der einzelnen Hüllen und Schichten der Tuberkelbacillen
bedingt ist, die eine veränderte Affinität zu den verschiedenen Farb-
stoffen besitzen. Zur Bekräftigung der Befunde wurden die aus den
Tuberkelbacillen durch bestimmte chemische Verfahren, Alkohol-, Äther-
extraktion usw. isolierten, und insbesondere durch Koch, Aronsohn, Deycke[28]) u. a. ziemlich gut charakterisierten Einzelbestand-
teile bezüglich ihrer tinktoriellen Eigenschaften mit den gleichen Färbe-

methoden untersucht, und damit die Beobachtungen am Tuberkelbacillen-leibe verglichen bzw. identifiziert.

Wenn wir die Probe auf die Richtigkeit unserer Befunde und unserer Vorstellungen von der morphologischen und färberischen Beschaffenheit der Tuberkelbacillen mit einer anderen Methode machen, nämlich der Beobachtung des allmählichen Wachstums der jungen Tuberkelbacillenkulturen, so sehen wir in der Tat, daß hier gerade der umgekehrte Prozeß sich abspielt; die jungen Tuberkelbacillensprößlinge durchlaufen bei ihrem allmählichen Wachstum dieselben morphologischen Entwicklungsstufen aufwärts bis zu ihrer völligen Reife, wie der Vollbacillus bei seinem Abbau rückwärts bis zu seinem völligen Verschwinden, und bieten dabei auch dieselben färberischen Eigentümlichkeiten dar. Es ist schon von Ehrlich, dann von Marmorek und Aronsohn[29]) festgestellt, daß die Jugendformen der Bacillen nicht säurefest sind, sondern sich nach Ziehl in der Gegenfarbe, blau, färben, daß sie dann erst die Gramfärbung annehmen, und noch später sich nach Ziehl, zuerst säureschwach, und dann säurefest färben lassen.

Die färberischen Befunde bei der Tuberkelbacillenentwicklung entsprechen also zeitlich genau den umgekehrten Verhältnissen, die wir beim Studium ihres fermentativen Abbaues eruiert haben, und lassen hierdurch die allmähliche Auflagerung und Imprägnierung mit den gleichen chemischen Substanzen erkennen, die wir beim Abbau schichtweise schwinden sehen.

Dieser gesetzmäßig erfolgende Abbau der Tuberkelbacillen, soweit er sich nicht bloß in der morphologischen Struktur, sondern vor allem in der jeweiligen spezifischen Färbung der einzelnen Abbauformationen äußert, gestattet ferner bestimmte Rückschlüsse auch auf die chemische Beschaffenheit der einzelnen Bacillenbestandteile. Sehr wesentlich unterstützt werden wir hierin durch die Färbung der isoliert aus den Tuberkelbacillen gewonnenen Substanzen auf dem Objektträger. Danach müssen wir annehmen, daß die äußerste homogene Begrenzungsschicht aus dem Bacillenwachs besteht, jenem Tuberkelbacillenfett, das sich nicht in kaltem Alkohol, sondern nur in Äther oder vollständig in Trichloräthylen löst, und das, wie Aronsohn feststellen konnte, und wie ich durch eigene Versuche bestätigen kann, sich nach Ziehl am intensivsten rot färbt und am stärksten säure- und alkoholfest ist. Diese Substanz umkleidet nicht bloß außen den ganzen Tuberkelbacillus, sondern bildet nach unseren Feststellungen auch die äußerste Schicht der im Innern der Tuberkelbacillen gelegenen Körnchen. Die Zwischensubstanz zwischen den einzelnen Körnern einerseits und der genannten Hülle andererseits bildet eine gleichfalls, aber wenig stark säure-, bzw. wenig alkoholfeste, nach Ziehl nur schwachrosa sich färbende Substanz, die, wie die Färbungsversuche auf dem Objektträger zeigen, dem in Alkohol sich lösenden Bestandteil des Tuberkelbacillus, dem Fettsäurelipoid entspricht. Die Muchschen Granula müssen in ihrer äußeren Lage, vielleicht neben einer Eiweißsubstanz, gleichfalls einen Fettstoff, wahrscheinlich ein Neutralfett enthalten; dafür spricht neben anderen

Gründen, z. B. der Antiforminfestigkeit der Granula, besonders der Umstand, daß Aronsohn fesststellen konnte, daß nach vollständiger Entfettung der Tuberkelbacillen durch Trichloräthylen diese nicht bloß ihre Säurefestigkeit, sondern auch die Färbbarkeit nach Much eingebüßt haben. Der innerste Kern der Tuberkelbacillen, der sich mit Methylenblau färbt, besteht aus Eiweißsubstanzen, deren besondere Eigenschaften noch nicht sichergestellt sind. Färbt man Tuberkelbazilleneiweiß, d. h. vollständig entfettete Tuberkelbacillen, auf dem Objektträger nach Ziehl, so nimmt dieses gleichfalls den blauen Farbstoff an.

Auf einige andere Stoffe, die manche Autoren in den Tuberkelbacillen gefunden haben wollen, z. B. Hemicellulose, Nuclein, Chitin usw., kann in diesem Zusammenhang nicht näher eingegangen werden, ebensowenig auf die öfter beschriebenen Keulenformen und Verzweigungen.

Wenn wir, kurz zusammengefaßt, ein Bild von der Morphologie und Chemie der Tuberkelbacillen geben wollen, so würde sich etwa Folgendes sagen lassen. Der vollentwickelte Tuberkelbacillus ist ein schlankes Stäbchen, das nach Ziehl-Neelsen gleichmäßig rot erscheint, und stark säure- und alkoholfest ist. Diese starke Säure- und Alkoholfestigkeit ist bedingt durch einen den ganzen Tuberkelbacillus umkleidenden Wachsmantel, die Wachsmantelschicht. Darunter befindet sich eine nur mattrosa färbbare Substanz, säure-, vor allem alkoholschwächer als die äußere Schicht, aus einem Fettsäurelipoid bestehend, die Lipoidzwischenschicht, in die wiederum stark säure- und alkoholfeste, aus Wachs bestehende, sich intensiv rot färbende Körnchen in Reihenform eingelagert sind, die Wachskörnerschicht. Diese wachsartigen, nicht immer gleich großen Körnchen bilden nur die äußere Umhüllung einer tieferen, nach Much schwarzviolett sich färbenden Körnchenreihe, die an manchen Stellen durch zarte Fäden miteinander teilweise verbunden sind. Diese hauptsächlich aus einem Neutralfett bestehende Schicht, die Neutralfettkörnerschicht, birgt den eiweißhaltigen Kern des Tuberkelbacillus in sich, der sich weder nach Ziehl noch nach Much färbt, sondern in der Gegenfarbe, blau, erscheint, und durch ein zartes Stäbchen verkörpert ist, in das blaue Körnchen, die Konturen des Stäbchens oft überragend, eingelagert sind, die Eiweißschicht. (Abb. 28.)

Mit Hilfe dieses Schemas, das natürlich in vielen Fällen durch mannigfache Übergangsbilder etwas verwischt ist, kann man jeden Tuberkelbacillenbefund in das ihm entsprechende Abbaustadium einreihen und auch chemisch annähernd charakterisieren. Die verschiedenen strukturellen und färberischen Befunde haben nicht nur eine rein anatomische Bedeutung, sondern können auch, was empirisch bestätigt wurde, unter Umständen von einem gewissen prognostischem Werte sein, insofern, als diejenigen Fälle, die vorwiegend tiefe Abbaustufen des Tuberkelbacillus aufweisen, eine günstigere Vorhersage gestatten, weil sie eben das Vorhandensein von wirksamen Antistoffen im Körper bekunden, während das Vorkommen von nur nach Ziehl darstellbaren un-

veränderten Bacillen auf das Fehlen von bakteriolytischen Abwehr-
kräften des Organismus hindeutet. Wir kommen auf diese Verhältnisse
später ausführlicher zurück. Erforderlich ist hierbei natürlich, daß nicht
nur nach Ziehl, sondern auch mit den kombinierten Färbemethoden
untersucht wird. Da gegen die chemisch verschiedenartigen Bestandteile der Tuberkelbacillen auch verschiedene Antikörper gerichtet sein
müssen, so ist es auf Grund unserer Untersuchungen unter Umständen
möglich, aus solchen Bacillenbefunden, die typische Abbaustadien aufweisen, das Fehlen bzw. Vorhandensein bestimmter chemischer Gegenstoffe zu erkennen.

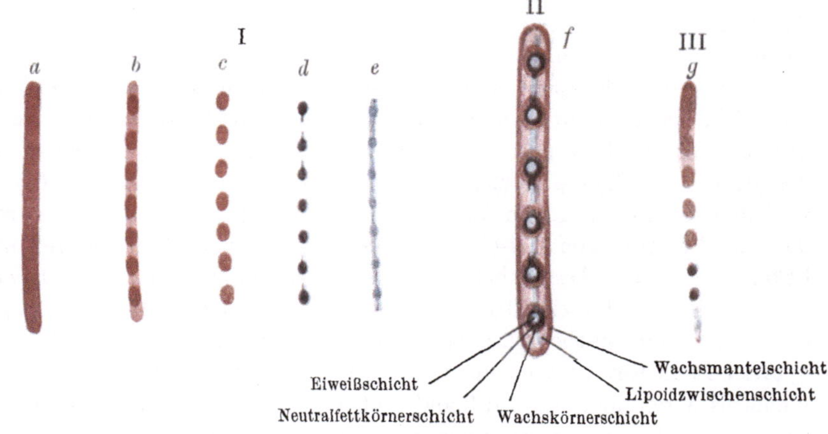

Abb. 28.　Schematische Darstellung

I. des Baues und der chemischen Beschaffenheit der einzelnen Schichten des
　　Tuberkelbacillus (a bis e),
II. des Längsschnittes durch einen Tuberkelbacillus (f) und
III. eines ungleichmäßig abgebauten Tuberkelbacillus (g).

Bei kombinierter Färbung, die es gestattet, alle Hüllen und Schichten
des Tuberkelbacillus zur Darstellung zu bringen, kann man aus den Befunden der verschiedenen Abbaustadien, die man auf Grund dieser
Untersuchungen nicht bloß morphologisch, sondern auch chemisch
charakterisieren kann, entscheiden, ob und welche Abwehrmittel
des Organismus vorhanden, bzw. wirksam sind, welchen unmittelbaren Einfluß sie auf die Tuberkelbacillen selbst ausgeübt haben,
inwieweit sie imstande gewesen sind, sie abzubauen. Gewisse Schwierigkeiten sind allerdings nicht zu verkennen, z. B. die sichere Feststellung
der Muchschen Granula, und vor allem die Erkennung der eiweißhaltigen
Bestandteile des Tuberkelbacillus, innerhalb anderer Bakteriengemische.
Es wäre interessant, Paralleluntersuchungen anzustellen zwischen den
mit Hilfe der Deycke-Muchschen Partialantigene gefundenen Antistoffen und den aus dem Abbau der Tuberkelbacillen im Körper
selbst erschlossenen, bakteriolytischen Kräften, wobei die Tatsache zu
berücksichtigen ist, daß die Kutanreaktionen gegen leblose Bestandteile

der Tuberkelbacillen keinen zuverlässigen Maßstab abgeben für die im Blute kreisenden, tatsächlich wirksamen Abwehrstoffe gegen lebende Tuberkelbacillen.

In diesem Zusammenhange ist es von Interesse, auf das Zustandekommen der **Tuberkulinreaktion**, und auf das Wesen der **Tuberkulinwirkung** kurz einzugehen.

Im tuberkulösen Gewebe sind Antistoffe gefunden, die, wenigstens was die Antikörper gegen die Fettbestandteile der Tuberkelbacillen angeht, nach unseren Untersuchungen von dem reaktiven, umgebenden Lymphocytenwall herstammen; aus dieser Tatsache ergibt sich eine im wesentlichen der **Wassermann-Bruckschen** und **Wolff-Eisnerschen**[30]) Anschauung ähnliche Theorie des Eintritts der Herdreaktion nach Tuberkulininjektionen.

Von **Wolff-Eisner** ist nur auf die Eiweißsubstanz des Tuberkulin Rücksicht genommen worden, die bei der Aufschließung frei werden und toxisch wirken soll, während die antigene Fettkomponente, und die durch die Lymphocyten repräsentierten, im tuberkulösen Gewebe vorhandenen lipolytischen Antistoffe nicht in Rechnung gezogen wurden, da diese Beziehungen zwischen Tuberkelbacillen und Lymphocyten nicht bekannt waren. Daß aber bei der Tuberkulinreaktion der Eiweißbestandteil der Tuberkelbacillen nicht die alleinige Rolle spielt, geht schon aus dem pathologisch-anatomischen Befund der lokalen lymphocytären Reaktion hervor; diese lipolytischen Zellen sind, soweit unsere Kenntnisse reichen, nur auf lipoide, und nicht auf Eiweißsubstanzen abgestimmt. Übrigens ist auch von anderer Seite[31]) hervorgehoben worden, daß bei der Tuberkulinwirkung ein Lipoidkörper von maßgebender Bedeutung ist. Daß dem so sei, erhellt schon daraus, daß Tuberkulininjektion, wie gesagt, reaktiv Lymphocytenansammlung[32]) bewirkt, daß nach Tuberkulineinträufelung in die Bindehaut lokale Lymphocytenvermehrung[33]) zustande kommt, und daß auch im Tuberkulinpapelblut[34]) eine Lymphocytose nachgewiesen ist.

Tuberkulin wird ferner in seiner reaktiven Wirkung durch vorherige Pepsinverdauung nicht abgeschwächt. Die einzelnen Bestandteile des Tuberkelbacillus erzeugen, isoliert subcutan injiziert, histologisch verschiedenartige Veränderungen; was uns hier besonders interessiert, ist die Feststellung, daß die Fettbestandteile eine lokale Lymphocytenvermehrung hervorrufen[35]), ein Befund, der mit unseren Ergebnissen und ihrer Deutung völlig übereinstimmt.

Das Tuberkulin, bei dessen Reaktions- und Heilwirkung neben den Eiweißstoffen also die Fettsubstanz eine bedeutende Rolle spielt, wird auf seinem Kreislauf durch den Körper deshalb gerade in der Umgebung des **Krankheitsherdes** gebunden, verankert und abgebaut, weil hier die zu ihm passenden spezifischen **Antistoffe**, die fettspaltenden **Lymphocyten**, die sich spezifisch auf das Tuberkellipoid eingestellt haben, vorhanden sind. Tatsächlich findet ja auch die Herdreaktion in der Zone der Lymphocytenumwallung statt; hier stoßen Antigen und Antikörper zusammen. Das Tuberkulin wird dann weiterhin durch das im Krankheitsherde befindliche, sagen wir, Antituberkulin abgebaut, und infolge des Freiwerdens toxischer Substanzen wird eine reaktive Entzündung und Fieber erzeugt.

Wenn im Körper keine Antistoffe gegen Tuberkelbacillen vorhanden sind, wie beim Fehlen einer Tuberkulose überhaupt, oder bei sehr schweren Tuberkuloseformen mit mangelnden Abwehrvorkehrungen des Organismus, so tritt dementsprechend auch keine Tuberkulinreaktion ein.

Ähnliche Vorgänge wie im tuberkulösen Herde spielen sich auch im Blute ab, weil auch dort, wenn auch nicht so konzentriert, Antistoffe gegen das Tuberkelgift kreisen. Ist infolge der Einwirkung des injizierten lipoidhaltigen Tuberkulins auf das im Körper vorhandene lipolytische Antituberkulin viel überschüssiges Tuberkulin zurückgeblieben, was bei Einverleibung von zu großen Tuberkulindosen der Fall ist, so kann der Organismus geschädigt werden, weil zu dem alten Gift, dessen sich der Körper durch Antistoffproduktion schon nicht erwehren konnte, noch ein neues hinzutritt, gegen das der geschwächte Organismus machtlos ist. Ist die Dosis indessen dem Antikörpergehalt entsprechend, oder nur um ein geringes stärker, so ist es möglich und wahrscheinlich, daß je nach der Reaktion des Organismus durch die in bestimmten Zwischenräumen erneute, allmählich gesteigerte Dosierung des Tuberkulins die Antistoffproduktion gegen dasselbe wirksam angeregt wird. Auf Grund dieser Erwägungen ist es verständlich, warum gerade dann die Wirksamkeit der Tuberkulintherapie deutlich hervortritt, wenn mit kleinen, eine kaum merkbare Reaktion hervorrufenden Dosen begonnen wird[36]), und mit diesen erst nach vollkommenem Abklingen der Reaktionserscheinungen allmählich gestiegen wird, bis der widerstandsfähiger gewordene Körper in den Stand gesetzt wird, die zu seiner Entgiftung nötigen Antistoffmengen selbst zu produzieren.

Die auffallende Erscheinung, daß auch Lepröse auf Tuberkulin reagieren, findet darin ihre Erklärung, daß der dem Tuberkelbacillus chemisch verwandte fetthaltige Lepraerreger ebenfalls ein stark lymphocytenhaltiges Entzündungsprodukt, das Leprom, erzeugt, daß dort ebenfalls ein lipatischer Antistoff gegen das lepröse Lipoid entsteht, an den der ihm verwandte Fettbestandteil des Tuberkulins gebunden wird.

Die Beziehungen zwischen Tuberkelbacillus und Lymphocyten erklären sich also in folgender Weise. Der Tuberkelbacillus hat eine, bzw. mehrere, z. T. verschiedenartige fetthaltige Hüllen und einen eiweißhaltigen Kern. Als Reaktion auf das Eindringen des Bacillus beobachtet man im Organismus die Entstehung eines die Tuberkelbacillen einkreisenden Lymphocytenwalles. Zum großen Teil besteht der Tuberkel pathologisch-anatomisch aus Lymphocyten; die im Tuberkel enthaltenen Epitheloidzellen lassen die einen vom Bindegewebe abstammen, andere, vielleicht die Mehrzahl, halten sie für Lymphocytenabkömmlinge. Erst neuerdings ist wieder erklärt worden, daß die Initialtuberkelbildung aus großen Mononucleären, umgeben von Lympho-

cyten, besteht, die die Vorstadien der Epitheloidzellen seien[37])*). Baumgarten[38]) nimmt bekanntlich an, daß die fixen Bindegewebszellen wuchern
bis zur Entwicklung der Epitheloidzellen, und daß sekundär Lymphocyten
aus den Blutgefäßen auswandern. Das ist jedoch sicher, daß Lymphocyten nicht bloß in der Peripherie des Tuberkels, sondern auch innerhalb desselben, zwischen den Epitheloidzellen, sich befinden. Selbst
die von Joest aufgestellte Behauptung[39]), daß im Beginn der Tuberkel-
bildung Lymphocyten zugrunde gehen, läßt das nahe Verhältnis beider
zueinander deutlich erkennen. Sind die Tuberkelbacillen in ihrer
Virulenz abgeschwächt, so rufen sie nur eine geringgradige Lymphocytenansammlung hervor. Infolge des in den Lymphocyten enthaltenen fettspaltenden Fermentes, welches die lipoiden Bestandteile der
Tuberkelbacillen abzubauen imstande ist, und welches auch in die
Umgebung des Krankheitsherdes, in die Gewebssäfte des tuberkulösen
Organismus ergossen wird, gelingt es. im tuberkulösen Herde Antistoffe
nachzuweisen[40]), und im Serum Tuberkulöser Substanzen zu finden,
welche die Ätherextrakte der Tuberkelbacillen präcipitieren[41]). Der
lymphocytenreiche Liquor cerebrospinalis bei tuberkulöser Meningitis[42])
agglutiniert Tuberkelbacillen, enthält Stoffe, welche ihre fettartigen
Substanzen chemisch zu beeinflussen vermögen. In stark lymphocytenhaltigem Material, in lymphocytenreichen Tuberkeln, in tuberkulösen Lymphdrüsen usw.[43]) verlieren infolge der lipolytischen Einwirkung der Lymphocyten die Tuberkelbacillen ihre Fetthülle, färben
sich daher nicht mehr nach der Ziehlschen Methode, welche nur die
Wachs- bzw. Lipoidschichten färbt, sondern es wird nur der Tuberkel-
bacillenrest, der wesentlich aus Neutralfetten besteht, nach der Gramschen Methode tingiert. Auf den innersten, eiweißhaltigen Tuberkel-
bacillenkern, der auch giftig ist, können nur solche Substanzen heilend
einwirken, die die toxische Eiweißsubstanz der Bacillen vernichten;
daher der günstige Einfluß des Hetols[44]) usw. wegen des durch die
reaktive polynucleäre Leukocytose zur Wirksamkeit gelangten proteolytischen Fermentes[45]).

Ähnlich wie bei der Tuberkulose liegen die Verhältnisse bei der
Lepra; die Leprabacillen verhalten sich färberisch ebenso wie die
Tuberkelbacillen, auch sie enthalten eine Fettsubstanz, mit der man
immunisieren[46]) kann, und gleichzeitig wird bei der Lepra eine beträchtliche, zum mindesten lokale Lymphocytose[47]) beobachtet. Während des Heilungs- und Immunisierungsprozesses treten Veränderungen
der Färbbarkeit der Leprabacillen auf, die prinzipiell an Beobachtungen
erinnern, die den Muchschen granulären Formen der Tuberkelbacillen
ähnlich sind[48]), und die nach meiner Ansicht auch durch die nämliche
Ursache bedingt sind. Deycke[49]) fand, daß mit der allmählichen Ent-

---

*) Vielleicht spielt bei der Bildung der Epitheloidzellen aus lymphocytären
Elementen neben der aktiven Gestaltsveränderung infolge der Funktion und Anpassung an das Antigen auch eine passive, infolge gegenseitigen Druckes der vielen
den Tuberkelinhalt umlagernden Zellen eine Rolle, ähnlich wie wir es bei der
Umlagerung eines Fetttropfens durch Lymphocyten beobachtet haben.

fettung der Leprabacillen auch ihre typische Färbung abnimmt, und daß hiermit auch der Heilungs- bzw. Immunisierungsprozeß gleichen Schritt hält. Bei dieser Entfärbung bzw. Entfettung und gleichzeitigen Entgiftung müssen nun die einkernigen weißen Zellen eine sehr bedeutende Rolle spielen, da gerade auf Schnitten der Milz und der Lymphdrüsen konstatiert werden konnte, wie der rote Farbstoff der Fettsubstanz von den Bacillenleibern sich loslöste, und in das Zellinnere überging, so daß das Protoplasma deutlich rot gefärbt war. Es sind also auch für diese, dem Vorgange bei den Tuberkelbacillen analoge, durch die Entfettung bedingte Entgiftung der Leprabacillen die mit lipolytischen Eigenschaften ausgestatteten einkernigen weißen Zellen und ihre Produktionsstätten von ausschlaggebender Bedeutung.

Bei der Aktinomykose und dem Rhinosklerom, deren Erreger gleichfalls fettartig sind, sind die reaktiven Lymphocyten, und besonders die höchstwahrscheinlich von ihnen abstammenden Epitheloidzellen häufig mit Fetttröpfchen und Lipoiden erfüllt.

5. Beziehungen der Lymphocyten zur Syphilis. Wassermannsche Reaktion.

Im höchsten Grade bemerkenswert sind weiterhin die vielfachen Beziehungen, die zwischen Lueserreger, Lymphocytose, Fettspaltung, Spirochätenauflösung und Wassermannscher Reaktion, bzw. Antikörperbildung bestehen.

Die Beziehung der Syphilis zu den Lipoiden wird schon durch den Lipoidcharakter des bei der Wassermannschen Reaktion in Tätigkeit tretenden Antigens erwiesen. Die Luesspirochäten sind lipoidhaltig oder sondern ein lipoides Toxin ab, sie widerstehen der Pepsin-Salzsäureverdauung, werden durch $96^0/_0$ Alkohol, taurocholsaures Natron, Saponin, Galle usw. gelöst (Uhlenhuth und Mulzer, E. Hoffmann[50a]); sie erzeugen, wie alle lipoiden Antigene, eine lokale Lymphocyten- bzw. Plasmazellenreaktion, die Syphilis geht mit einer Vermehrung der Lymphocyten[50] im Blute und mit Lymphdrüsenschwellung einher, das Blutserum Luetischer besitzt erhöhtes Fettspaltungsvermögen[51]), dessen Stärke anscheinend parallel ist dem Grade der erzielten Immunität, und enthält Antikörper gegen das Syphilisantigen, die die Wassermannsche Reaktion geben. Auch die Cerebrospinalflüssigkeit insbesondere bei progressiver Paralyse enthält starke Lymphocytenvermehrung[52]), besitzt erhöhte Lipasenwirkung[53]), und gibt positive Wassermannsche Reaktion[54]).

Zwischen den drei letztgenannten Krankheiten, der Tuberkulose, der Lepra und der Lues, bestehen insofern gewisse biologische Ähnlichkeiten, als sie alle fettartige Antigene haben und alle eine reaktive Lymphocytose aufweisen. Die schon hierin sich zeigende biologische Verwandtschaft der genannten Krankheiten äußert sich auch noch durch vielfache andere Wechselbeziehungen zwischen ihren Antigenen einerseits und den Antikörpern andererseits. Bevor ich weiter auf die Befunde bei der Syphilis eingehe, möchte ich diese interessanten Beziehungen etwas näher erörtern. Das Serum Lepröser gibt mit Ätherauszügen aus Lepraknoten sowie aus Tuberkelbacillen [55]) und mit Syphilisantigen [56]) Komplementbindung. Andererseits gibt Lepraextrakt [57]) auch mit Syphilitikerserum Komplementbindung. Tuberkulin ruft nicht bloß bei Tuberkulösen, sondern auch bei Lepra [58]), zuweilen auch bei Syphilis [59]) Reaktionen hervor, und hat einen Heileffekt bei der Behandlung der Lepra. Nach Tuberkulininjektionen sind bei Leprösen in den Lepraknoten nach der Ziehlschen Methode Leprabacillen oft nicht nachweisbar [60]), sondern nur nach Gram, was, wie wir gesehen haben, auf eine durch reaktive lymphocytäre Einwirkung erzeugte, wenigstens teilweise Entfettung der Bacillen hinweist. Nach Einspritzung von Tuberkulin, bei dem auch die Fettsubstanz eine wesentliche Rolle spielt, entsteht, wie schon erwähnt, eine Lymphocytose, Bildung von Antituberkulin, und das nach Injektionen von großen Tuberkulindosen bei Tieren sich bildende lokale Exsudat enthält eine Lipase. Nach Tuberkulineinträufelung in die Conjunctiva kommt ebenfalls Lymphocytenvermehrung zustande [61]), und bei der Spirochätenüberimpfung auf die Kaninchenhornhaut bilden sich gleichfalls Anhäufungen von Lymphocyten [62]). Salvarsan ruft eine Reaktion auch in tuberkulösen Herden hervor [63]); Nastin, das in gewissem Sinne spezifisch bei Lepra wirkt, soll auch therapeutisch bei Tuberkulose zu verwenden sein, Tuberkelbacillen lösen sich darin auf, und Meerschweinchen kann man angeblich mit Nastin gegen spätere tuberkulöse Infektion schützen.

Diese, ohne genaue Kenntnis der inneren biologischen Vorgänge unverständlichen, zusammenhanglosen und sogar den Gesetzen der Spezifität anscheinend widersprechenden Beziehungen erklären sich einfach in folgender Weise: Bestimmte lipoidhaltige Antigene veranlassen auch infolge der gesetzmäßig eintretenden Lymphocytose die Produktion bestimmter fettspaltender, als Antikörper wirkender Fermente von Amboceptorencharakter, die sich annähernd spezifisch einstellen. Diese Anpassung, diese Einstellung ist aber nicht absolut genau; worauf diese Ungenauigkeit beruht, worin sie ihren Grund hat, konnte durch unsere Untersuchungen über Hämagglutination und Hämolyse experimentell verständlich gemacht und unter dem Mikroskope direkt beobachtet werden. Wenn man eine Maus mit Rinder- und Hammelblut vorbehandelt, so sieht man, wie die einkernigen Zellen des Exsudates auf dem Objektträger die homologen roten Blutkörperchen stürmisch agglutinieren, wie aber auch Gänseblutkörperchen in geringem Grade durch die Lipase der einkernigen Zellen chemotaktisch angezogen werden. Man beobachtet direkt unter dem Mikroskope das Phänomen, das v. Wassermann als die Entstehung von „Zerstreuungskreisen“ bezeichnet.

Ebenso wie bei der Hämagglutination und Hämolyse der lipatische Amboceptor der Lymphocyten sich zwar annähernd spezifisch gegen die homologen roten Blutkörperchen einstellt, dabei aber auch in geringem Grade nahe lipoidverwandte Erythrocyten mit beeinflußt, so verhält es sich auch bei der Antistoffbildung gegenüber den Infektionen, deren Erreger lipoidhaltig sind, bzw. deren lipoide Antigene eine chemische Ähnlichkeit miteinander besitzen, in unserem Falle also bei Lues, Tuberkulose, Lepra. Ihre fettartigen Antigene erzeugen eine reaktive Lymphocytose, die sowohl lokal im Infektionsherde, als auch meist im Blute des Gesamtorganismus konstatierbar ist. Die durch die jeweiligen lipoiden Krankheitserreger chemotaktisch angelockten Lymphocyten sondern nun ein Ferment ab, das sich gegenüber dem betreffenden Antigen annähernd spezifisch einstellt, aber dieser Antikörper ist eben nicht absolut spezifisch, sondern reagiert in gewisser Weise auch auf nahe verwandte Antigene. Da chemisch verwandte Antigene auch ähnlich gebaute Antikörper erzeugen, so kommt es, daß innerhalb einer Familiengruppe ein Antikörper zu verschiedenen Antigenen und umgekehrt Beziehungen hat. Wir werden später bei der Besprechung des Zustandekommens der entzündlichen Granulationsneubildungen Gelegenheit haben, noch genauer auf diese biologischen Erscheinungen zurückzukommen. Wir beobachten aus einem ähnlichen Grunde erfahrungsgemäß, daß Heilmittel, die chemotherapeutisch ein bestimmtes Antigen treffen, ein nahe verwandtes in gewissem Sinne mit beeinflussen; so wirkt Salvarsan nicht bloß auf die Luesspirochäte, sondern auch auf die Erreger des Rekurrens, der Frambösie usw.[64]).

Das Lipoid der Syphilisspirochäten scheint nun eine besondere Ähnlichkeit mit dem Lecithin zu haben. Diese Ähnlichkeit geht soweit, daß man beim Anstellen der Wassermannschen Reaktion, allerdings nur innerhalb gewisser Grenzen, anstatt des Luesantigens Lecithin setzen kann, und daß syphilitisches Serum Lecithin in vitro ausflockt[65]), daß im Reagensglase eine Bindung zwischen Lecithin und Luesantitoxin eintritt[66]). Wenn nun an Stelle des Luesantigens Lecithin treten kann, wenn das aus lymphocytenreichem Blut stammende Serum Luetischer ein erhöhtes Fettspaltungsvermögen besitzt und Lecithin ausfällt, wenn ferner diese im Blut Syphilitischer befindlichen Antistoffe die Wassermannsche Reaktion geben, so durfte man annehmen, daß die, durch mehrfache Injektionen von Lecithin in die Brust- und Bauchhöhle von Tieren entstandenen Exsudate, die, wie ich experimentell feststellen konnte, auch sehr lymphocytenreich sind, auch ein erhöhtes Fettspaltungsvermögen besitzen und auch Lecithin ausflocken; daß ferner insbesondere Milz, Lymphdrüsen und oft auch die Blutflüssigkeit, die mit den gleichen Eigenschaften ausgestattet sind, vielleicht nicht bloß als Antikörper, als Amboceptoren gegen Lecithin, sondern gegen das ihm chemisch nahe verwandte Luesantigen selbst, bzw. dessen Lipoidanteil gerichtet sind und mit ihm Komplementbindung geben.

Tatsächlich konnte ich schon vor einer Reihe von Jahren durch vielfache Tierversuche den experimentellen Nachweis[69]) für die oben ausgesprochene Vermutung erbringen.

Das Material wurde dadurch gewonnen, daß man Kaninchen und Meerschweinchen in die Brust- und Bauchhöhle Lecithin in Emulsion, oder meist in öliger Lösung injizierte, und zwar gewöhnlich innerhalb von 2 Wochen 3 mal. Die jedesmal injizierte Menge betrug bei Kaninchen intraperitoneal 5 bis 6 ccm, intrapleural 2 bis 3 ccm, bei Meerschweinchen wurden in die Bauchhöhle 4 bis 5 ccm,

in die Brusthöhle etwa 2 ccm eingespritzt. Als Präparate wurden verwandt die
10 proz. Lecithinemulsion Merck, das Mercksche Lecithin in 10 proz. öliger Lösung,
ferner die öligen Lecithinlösungen von Riedel und Agfa. Zur Kontrolle wurden
eine Anzahl Tiere unvorbehandelt auf Wassermannsche Reaktion untersucht.

Gewöhnlich 5 bis 6 Tage nach der letzten Injektion wurden die Tiere getötet, das Serum derselben, inaktiviert, ohne weiteres für die Untersuchung benutzt, Brust- und Bauchexsudat wurde von dem ausgefällten Lecithin abfiltriert
und inaktiviert, während Milz, Mesenterialdrüsen und Leber, in einigen Fällen
auch das Netz und Pankreas, mit selbstzubereiteter physiologischer Kochsalzlösung maceriert, filtriert und dann inaktiviert verwandt wurden. Bei Meerschweinchen wurden gewöhnlich Milz, Mesenterialdrüsen und Leber im Verhältnis von
1 : 3 physiologischer Kochsalzlösung maceriert, beim Kaninchen 1 : 5. Als Luesantigen wurde ausschließlich alkoholischer Fötalleberextrakt benutzt. Die Versuche wurden stets in gleicher Weise vorgenommen, das beigefügte Protokoll
eines solchen (Tab. 1) mag Auskunft geben über Einzelheiten der Anordnung, über
das Verhältnis der verwandten Mengen, die Kontrollen usw. In einer Reihe von
Fällen wurde nicht bloß 0,1 des Materials, sondern auch noch 0,2 und 0,05 verwandt.

Meerschweinchen 3 mal mit Lecithin-Merck ölige Lösung vorbehandelt.
Mazeration der Organe mit Kochsalzlösung 1 : 3.

Nr.	Inaktiviertes, filtriertes Material 0,1 cm	Extrakt 1 : 6	Kompl. 0,05	Hämolyt. Ambocept. 0,00045	Habl. 5 Proz.	Resultat
1	Serum					Spur Hemmung
2	Bauchexsudat .					Mäßige Hemmung
3	Brustexsudat .	0,5	0,05	0,00045	0,5	Starke Hemmung
4	Lymphdrüsen .					Mäßige Hemmung
5	Milz					Starke Hemmung
6	Leber					Fast kompl. Hemmung
7	Serum					Kompl. Hämolyse
8	Bauchexsudat .					Mäßige Hämolyse
9	Brustexsudat .	—	0,05	0,00045	0,5	Kompl. Hämolyse
10	Lymphdrüsen .					
11	Milz					
12	Leber					
13	—	0,5	0,05			Kompl. Hämolyse
14	—	0,5	—	0,00045	0,5	Kompl. Hemmung
15	—	—	0,05			Kompl. Hämolyse
16	—	—	—			Kompl. Hemmung

Aus den Untersuchungen ergibt sich als fast konstanter Befund, daß
die Milz, die Mesenterialdrüsen und die Leber der mit intrapleuralen und intraperitonealen Injektionen von Lecithin vorbehandelten Tiere die Wassermannsche
Reaktion gegenüber Luesantigen geben, daß dies auch die Brust- und in
geringerem Grade die Bauchexsudate tun, ferner bei Meerschweinchen auch
das Blutserum, während das Blutserum gerade von Kaninchen nur ausnahmsweise eine geringe Hemmung verursacht. Wassermann und Citron ist es ebenfalls bei ihren Versuchen nicht gelungen, durch subcutane Injektionen von Lecithinemulsion, im Serum von Kaninchen komplementbindende Substanzen für
Lipoide, speziell für Lecithin zu erzeugen, und auch Dohi[70]) fand unter 5 Versuchen bei Kaninchen nur einmal eine Veränderung der Serumreaktion. Auch
bei meinen Untersuchungen der durch intrapleurale und intraperitoneale
Injektionen von Lecithin vorbehandelten Kaninchen gab deren Serum nur
ganz ausnahmsweise eine Hemmung gegenüber Luesantigen, zeigte vielmehr fast
stets komplette Hämolyse. Brust- und Bauchexsudat hemmen in einzelnen Fällen
teilweise selbst, während die Milz nur ausnahmsweise, die Mesenterialdrüsen nur

hin und wieder eine geringe Selbsthemmung zeigen; die Leber hemmte in der angewandten Dosis in einer größeren Anzahl von Fällen selbst. Stets aber hemmten die Kontrollen deutlich weniger als beim Wassermannschen Versuch.

Die obigen Feststellungen, daß nämlich die nach Lecithininjektionen auftretenden entzündlichen lymphocytenreichen Exsudate, ferner die Macerationen von Milz, Lymphdrüsen und Leber, bei Meerschweinchen in geringerem Grade auch das Serum, inaktiviert, also amboceptorenhaltig, komplementbindende Eigenschaften gewinnen gegenüber alkoholischem Extrakt aus luetischer Fötalleber, erscheinen nun bedeutungsvoll für das Verständnis des Wesens des Luesantigens sowohl, wie besonders der Wassermannschen Reaktion. Ich konnte nachweisen, daß auch Lipoide, z. B. Lecithin, imstande sind, unter gewissen Voraussetzungen als Antigene zu wirken und Reaktionsstoffe bzw. Antikörper zu erzeugen, und daß diese Antikörperbildung auf einer spezifischen lipolytischen Amboceptorenwirkung beruht, daß die Quelle für diese fermentative Wirkung in den in dem Exsudate in großen Mengen vorhandenen Lymphocyten und ihren Bildungsorganen, vornehmlich den Lymphdrüsen und der Milz, zu suchen ist, daß ferner diese Substanzen bzw. Organe durch die Vorbehandlung an Fettspaltungsvermögen zunehmen, sich spezifisch einstellen und mit Luesantigen Komplementbindungsreaktion geben. Auch das luetische Blut ist lymphocytenreich, das Serum besitzt erhöhtes Fettspaltungsvermögen, flockt Lecithin aus und enthält Antistoffe gegen das Luesgift, die die Wassermannsche Reaktion bedingen.

Es drängt sich also ganz von selbst die Ähnlichkeit der durch die oben geschilderte Vorbehandlung mit Lecithin erzielten Antistoffe mit den biologisch nachweisbaren Antistoffen gegen das wirkliche luetische Gift, bzw. seinen lipoiden Anteil auf. Beide sind lymphocytenreich, beide haben ein relativ hohes Fettspaltungsvermögen, beide fällen Lecithin aus und beide geben mit alkoholischem Fötalleberextrakt Komplementbindungsreaktion.

Ich fand also meine schon vor 10 Jahren ausgesprochene Vermutung experimentell bestätigt, daß bemerkenswerte ursächliche Beziehungen bestehen zwischen Lueserreger, Lymphocytose, Fettspaltung und Wassermannscher Reaktion. Diese letztere steht eben in einem gewissen Zusammenhange mit einer spezifischen Lipolyse, einer Alteration, einer Art Verdauung des fetthaltigen Antigens durch die spezifisch eingestellte und in das Serum übergetretene Lipase der lymphocytären Elemente des Blutes und ihrer Bildungsorgane. Zwischen Luesantigen und Antikörper bestehen anscheinend ähnliche chemische Beziehungen, wie zwischen lipoider und spezifisch lipolytischer Substanz. Das luetische Serum enthält ein gegen das lipoide Luesantigen spezifisch eingestelltes, aus den Lymphocyten stammendes lipatisches Proferment, einen Amboceptor*), der beim An-

---

*) Anmerk. b. d. Korrekt. Tatsächlich hat v. Wassermann neuestens den Amboceptorencharakter der Reagine festgestellt und die „Wassermann-Substanz" praktisch-diagnostisch verwertet; die Identität dieser mit dem aus den Lymphocyten stammenden spezifisch lipolytischen Amboceptor ist sehr wahrscheinlich.

stellen der Reaktion durch das sogenannte Komplement aktiviert wird, und an das Luesantigen oder eine ihm chemisch sehr nahe stehende Substanz herantritt, es spaltet; ist im Serum keine spezifische Lipase, kein zum Luesantigen passender Amboceptor enthalten, so tritt das Komplement an den hämolytischen Zwischenkörper; wir kommen später noch kurz darauf zurück. Daß außerdem noch physikalisch-chemische Vorgänge eine, jedoch untergeordnete, Rolle spielen, ist im höchsten Grade wahrscheinlich. Diesbezügliche Untersuchungen, die aber noch nicht ganz abgeschlossen sind, sprechen durchaus für die Richtigkeit dieser Auffassung.

Der positive Ausfall der Wassermannschen Reaktion würde also nicht unmittelbar das Vorhandensein von syphilitischen Herden, von Spirochäten im Organismus beweisen, sondern nur mittelbar anzeigen, daß in dem betreffenden Organismus ein spezifisch gegen das lipoidartige Syphilisvirus, oder ausnahmsweise gegen eine ihm chemisch sehr nahe verwandte lipoide Substanz gerichteter fettspaltender Antistoff vorhanden bzw. frei ist, daß infolgedessen also in dem betreffenden Körper Syphilisvirus oder ein ihm chemisch sehr nahe stehendes enthalten ist. Da sich Antikörper gegen das Luesantigen nur dann bilden, wenn der Körper mit Luesgift infiziert ist, so drückt der Nachweis dieser Antikörper, wenn auch nicht unmittelbar, so doch mittelbar das Befallensein des Organismus von Lues aus. Der negative Ausfall der Wassermannschen Reaktion besagt nicht direkt, daß der Organismus nicht syphilitisch ist, bzw. daß die Syphilis geheilt ist, sondern er verkündet nur, daß in dem betreffenden Organismus zurzeit keine spezifisch lipolytischen Antikörper gegenüber dem Luesantigen vorhanden bzw. frei und nachweisbar sind.

Diese Anschauung steht auch im Einklang mit dem sonst schwer verständlichen Befunde einer sehr häufig negativen Wassermannschen Reaktion bei Lues maligna[71]), da hier infolge der Reaktionslosigkeit[72]) des lymphatischen Apparates keine spezifisch lipolytische Antistoffe gebildet werden trotz Bestehens von Syphilis. Tritt aber einmal bei der Lues maligna ein plötzlicher Umschwung von negativer zu positiver Reaktion ein, so ist das klinisch erfahrungsgemäß als ein günstiges Zeichen aufzufassen[73]). Da also Spirochätenherde im Körper vorhanden sein können, ohne daß sie entzündliche lymphocytäre Reaktionen hervorzurufen brauchen, so wird als biologischer Ausdruck dieses Fehlens der Lymphocyteninfiltration, der lipatischen Amboceptorenwirkung, auch die Wassermannsche Reaktion negativ sein. Aus diesem Umstande erklärt sich auch ohne weiteres die Erfahrungstatsache, daß der negative Ausfall der Wassermannschen Reaktion nicht immer beweisend ist für das Fehlen von Syphilis. Die auffallende Beobachtung ferner, daß in vielen Fällen von latenter Lues die Wassermannsche Reaktion negativ ist, wird durch den tatsächlich auch anatomisch feststellbaren Befund verständlich, daß zeitweise eine entzündliche lymphocytäre Reaktion um die Krankheitsherde fehlt, daß die im Körper vorhandenen Spirochäten reaktionslos liegen, daß „die Infektion ruht", daß also lipatische Antikörper in diesen Zeiten nicht gebildet werden, bzw. durch die Wassermannsche Reaktion biologisch nicht nachweisbar sind. Also auch die Fälle von latenter Syphilis mit negativem Wassermann sprechen für meine Anschauung, daß die Wassermannsche Reaktion nicht der unmittelbare Ausdruck für das Vorhandensein von Spirochätenherden im Körper, für das Befallensein mit luetischem Virus ist, sondern nur anzeigt, ob spezifische amboceptorartige Lipasen gegen dieses im Organismus vorhanden bzw. nachweisbar sind. Denn beim Übergang vom Latenzstadium mit negativer Reaktion in das manifeste mit positivem Wassermann ist ja keine neue Spirochäteninvasion, keine Neuinfektion eingetreten, sondern der Prozeß ist nur so zu deuten, daß während der Latenzzeit mit negativer Reaktion die tatsächlich vorhandenen Spirochäten keine entzündliche lymphocytäre Infiltration der Krankheitsherde verursachen, die ihrerseits die Quelle der Antikörper, der Ursprung der Reagine sind, daß dagegen bei manifester Lues bzw. in der Latenzperiode mit positivem Wassermann diese entzündlichen lymphocytären Reaktionen vorhanden sind, die ihren biologischen Ausdruck finden in der Nachweisbarkeit der komplementbindenden lipatischen Profermente. Wenn hereditär syphilitische Kinder bzw. Kinder syphilitischer Eltern eine negative Reaktion haben, zeigen sie gewöhnlich auch keine manifesten Erscheinungen. Aus diesem Grunde ist auch in lokalen syphilitischen Krankheitsherden, wie z. B. bei der Iritis syphilitica, im Kammerwasser die Wassermannsche Reaktion früher positiv, weil die aus den lymphocytären Entzündungsprodukten der Iris stammenden Reagine in dasselbe eher und reichlicher ergossen werden, als in das Serum. Diese Deutungen der klinischen Erscheinungen werden, wie gesagt, durch die pathologisch-anatomischen Befunde gestützt und gekräftigt. Tatsächlich ist es eine klinische Erfahrung, daß, wenn in der Latenzzeit eine stark positive Reaktion vorhanden ist, der Ausbruch von sichtbaren Neuerscheinungen gewöhnlich bald folgt, ein Zeichen dafür, daß die anatomisch sich einleitenden entzündlichen Vorgänge sich durch die Wassermannsche Reaktion früher biologisch ankündigen, als durch die klinisch wahrnehmbaren Manifestationen. Wenn beim Beginn einer spezifischen Behandlung ein Teil der Fälle mit negativer Reaktion in eine positive umschlägt, so ist das gleichfalls als ein Zeichen der einsetzenden Antikörperbildung zu erklären, die ihrerseits auf der lymphocytären Gewebsinfiltration beruht, womit auch die klinische Erfahrung übereinstimmt, daß zu Anfang einer spezifischen Kur häufig die syphilitischen Krankheitsherde sich anscheinend verschlimmern, d. h. die manifesten entzündlichen Erscheinungen stärker hervortreten. Auf der andern Seite deutet der Parallelismus zwischen der Abnahme der klinischen Symptome und der Wassermannschen Reaktion gleichfalls auf den Zusammenhang der letzteren mit den entzündlichen, lymphocytären Infiltrationen und der dadurch bedingten Lipasenwirkung hin. Die tierexperimentelle Tatsache, daß man nur dann eine Neuinfektion erzielen kann, wenn die Wassermannsche

Reaktion eine negative ist, erklärt sich in Übereinstimmung mit unserer
Deutung dadurch, daß das inokulierte Virus eben nur dann angehen
kann, wenn keine Antistoffe im Körper vorhanden sind, die der neuen
Infektion entgegenwirken, die die Krankheitserreger durch vorhandene
Gegenmittel zerstören oder schädigen.

Da die Syphilis keine Immunität gegen eine nochmalige Infektion hinterläßt, sondern nach Abheilen derselben eine Neuinfektion
stattfinden kann, so ist anzunehmen, daß Antistoffe, Immunkörper,
im geheilten Organismus nicht zurückbleiben, sondern mit der Zerstörung des Antigens auch verschwinden. Wenn also die Erkrankung
überstanden, geheilt ist, wird der Nachweis dieser Antikörper nicht
mehr gelingen, die Wassermannsche Reaktion wird dann aus diesem
Grunde negativ werden.

Nach den experimentellen Untersuchungen Neißers und anderer[74])
ist schon in einem sehr frühen Stadium der syphilitischen Ansteckung
der Körper von dem Virus durchseucht; um diese Zeit kann zwar das
Kreisen von luetischem Antigen, von Spirochäten, im Körper nachgewiesen
werden, aber es findet sich noch keine Wassermannsche Reaktion, die
sich erst später herausbildet. — Diese und noch andere klinische
Beobachtungen lassen sich mit Hilfe meiner Auffassung gut erklären.
und sprechen zu ihren Gunsten; wenn gerade in der ersten Zeit der
syphilitischen Infektion die Wassermannsche Reaktion im Blut negativ
ist, so kommt das daher, daß sich noch keine nachweisbaren Gegenstoffe gebildet haben, daß also die Wassermannsche Reaktion negativ
ist. Erst aus der Bildung, dem Vorhandensein und der Nachweisbarkeit von Antistoffen gegen Syphilis ziehen wir den Schluß,
daß der Körper mit Lues infiziert ist. Daher, wie gesagt, die
bekannte klinische Erfahrung, daß die negative Wassermannsche Reaktion nicht beweisend ist gegen das Bestehen von Syphilis, im Gegensatz zur positiven Wassermannschen Reaktion, die für das Vorhandensein von Syphilis spricht.

Die Tatsache, daß beim Primäraffekt der Spirochätennachweis diagnostisch wertvoller ist, als die oft negativ ausfallende
Wassermannsche Reaktion, während in den späten Stadien der Syphilis-
erkrankung die Spirochäten viel weniger leicht nachweisbar sind, dagegen die Wassermannsche Reaktion fast stets positiv ausfällt, erklärt sich gleichfalls ungezwungen aus folgendem Grunde: Solange sich
gegen die lipoidhaltigen Spirochäten kein spezifisch eingestelltes erhöhtes Fettspaltungsvermögen der Blut- und Gewebsflüssigkeit, keine
spezifisch lipolytischen Antistoffe als Ausdruck der Reaktion des lymphatischen Apparates des Organismus herausgebildet haben, sind die Lueserreger in ihrer Struktur noch unverändert und deutlich nachweisbar, während die Wassermannsche Reaktion negativ ist. Wenn
aber infolge der Tätigkeit des lymphatischen Apparates die Lymphocyten sich spezifisch gegen das luetische Lipoid eingestellt haben,
wenn das Fettspaltungsvermögen des Serums ein stärkeres und wirk-
sameres geworden ist, dann ist die Wassermannsche Reaktion, die

auf der spezifischen Lipasenwirkung beruht, positiv, aber es gelingt nur
seltener der Spirochätennachweis, weil eben in vielen Fällen wahrscheinlich die Lipoidsubstanz derselben durch den fettlösenden Antistoff
zum Teil oder ganz verdaut, und so dem Nachweis entzogen ist.

Bereits mit dem Erscheinen des Primäraffektes beginnen die
Schutz- und Heilkräfte des Körpers einzusetzen — im Reizserum
der Sklerose soll sich infolgedessen manchmal positive Wassermannsche
Reaktion nachweisen lassen, früher als im Blutserum. Daß in der Tat
die Lymphdrüsen bei der Lues einen schädigenden, virulenz-
abschwächenden Einfluß auf die Syphiliserreger haben, geht schon
aus der alten, erwähnten Erfahrungstatsache hervor, daß diejenigen
Fälle, die ohne Lymphdrüsenschwellung einhergehen, gewöhnlich einen
sehr bösartigen Verlauf nehmen. Ebenso ist es ein bekannter pathologisch-
anatomischer Befund, daß in sehr lymphocytenreichen Gummiknoten[75]),
in Lymphdrüsen, Milz und im stark lymphocytenhaltigen Liquor der
Paralytiker Syphilisspirochäten sehr schwer nachweisbar sind, ähnlich
wie Tuberkelbacillen in sehr lymphocytenreichen Tuberkeln, daß ferner
bei der sogenannten Pneumonia alba die Spirochäten durch die massenhaft vorhandenen lymphocytären Elemente zerstört werden[76]).

Eine große Reihe von weiteren klinischen Beobachtungen spricht
sehr zugunsten meiner Auffassung vom Wesen der Wassermannschen
Reaktion, und gestattet, zusammenhanglose und anscheinend der Spezifität widersprechende Befunde dem Verständnis näher zu bringen. Es
ist festgestellt, daß Stoffe, die Fette lösen, z. B. Alkohol[77]), Äther,
Chloroform, Komplementbindung verursachen und daß Substanzen, die
eine Lecithinausflockung[78]) bewirken, die Wassermannsche Reaktion
positiv werden lassen; nach Äthernarkosen wird oft eine vorher negative Reaktion in eine positive umgekehrt[79]), im Blute chronischer Al-
koholiker[80]) wird zuweilen positiver Wassermann ohne Lues gefunden usw.

Die Beobachtung, daß nach Lecithininjektionen[81]) die vorher positive Wassermannsche Reaktion verschwindet und in eine negative
umschlägt, würde sich dadurch erklären, daß das Lecithin die in dem
syphilitischen Serum befindliche Lipase, die die Ursache der Wassermannschen Reaktion ist, infolge des aufeinander eingestellten Recep-
torenapparates abfängt, absättigt und den Reaktionskörper nicht mehr
nachweisbar macht, eine Erklärung, wie sie in ähnlicher Weise, allerdings ohne die obige biologische Grundlage, auch Citron[82]) gegeben hat.

In hohem Maße interessant ist aber besonders die Tatsache, daß
außer bei der Syphilis die Wassermannsche Reaktion gerade bei
solchen Erkrankungen beobachtet wird, deren Erreger ein Lipoid, und
zwar ein dem syphilitischen wahrscheinlich chemisch sehr ähnlich ge-
bautes enthalten, bei denen ebenfalls eine Lymphocytose konstatiert
ist, und deren reaktiv erzeugte lipolytische Antikörper also chemisch gleichfalls einander sehr ähnlich sein werden, z. B. bei Lepra[83]),
Frambösie, Malaria[84]), Recurrens[85]), Trypanosomen[86]), perniziöser
Anämie[87]), Bantische Krankheit[88]), in gewissen Stadien des Scharlach[89]),
manchmal bei Tuberkulose und Lupus[90]) usw. Bei der Pellagra spielen

ebenfalls Lipoide als Ursache der Erkrankung eine Rolle[91]), es ist eine auffallende Vermehrung der Lymphocyten im Blute der Kranken konstatiert[92]), und eine positive Wassermannsche Reaktion gefunden worden[93]). Sehr deutlich ausgesprochen ist der Zusammenhang von Lymphocytose, Fettspaltung und Wassermannscher Reaktion in der Cerebrospinalflüssigkeit der Paralytiker. Sie ist sehr lymphocytenreich, hat gesteigertes Fettspaltungsvermögen, und der Ausfall der Wassermannschen Reaktion ist stets positiv.

v. Wassermann und Lange[94]) haben als Quelle der Reagine in der Cerebrospinalflüssigkeit der Paralytiker auf Grund besonderer experimenteller Untersuchungen, und entsprechend meinen früheren Ergebnissen, die Lymphocyten festgestellt. Interessant ist es, daß im Gegensatz zur eitrigen Hirnhautentzündung, die in der Cerebrospinalflüssigkeit polymorphkernige Leukocyten zeigt, sowohl die tuberkulöse, wie die syphilitische Meningitis durch das Vorhandensein von reichlichen Lymphocytenmengen ausgezeichnet ist, die als Reaktionszellen gegenüber den beiden lipoiden Antigenen auftreten. Während aber die ersteren sich bezüglich ihrer Lipasenbildung auf das Fett der Tuberkelbacillen eingestellt haben, sind letztere speziell gegen das syphilitische Lipoid gerichtet; daher geben diese mit dem luetischen Antigen Komplementbindung, jene nicht. Wenn trotzdem hin und wieder auch bei der tuberkulösen Meningitis eine positive Wassermannsche Reaktion[95]) gefunden wird, so spricht das eben deutlich für die nahe Verwandtschaft der lipoiden Antigene und lipolytischen Antikörper, die dieses Verhalten erklärt.

Von verschiedenen Autoren ist als im höchsten Grade wahrscheinlich bezeichnet worden, daß die Syphilisheilmittel die Parasiten nicht oder nicht direkt abtöten, sondern vielmehr die Antistoffproduktion des Körpers steigern[96]), die Abwehrkräfte des Organismus in Aktion versetzen, und so auf Umwegen erst die Heilung bewirken. Es ist nun konstatiert, daß nach Salvarsaninjektionen eine Lymphocytose entsteht, daß um Salvarsankörner eine Lymphocytenansammlung[97]) stattfindet, daß besonders in die syphilitischen Herde größere Mengen von Lymphocyten und deren Abkömmlingen, Plasmazellen, angelockt werden, und daß auf diese Weise z. T. die Rückbildung der Hautsyphilide[98]) zustande kommt. Diese Umwallung des fetthaltigen Krankheitsherdes mit fettspaltenden Substanzen würde in hinreichendem Maße die festgestellte Anreicherung der Antistoffe an der Infektionsstelle verständlich machen, die Steigerung der Antistoffproduktion erklären. Während der Salvarsanbehandlung zeigen mit der Besserung der klinischen Erscheinungen die Krankheitsherde pathologisch-anatomisch in den meisten Fällen eine Zunahme der Lymphocyten[99]). Bei der Tabes und Paralyse treten, wie wir noch sehen werden, nach Salvarsanbehandlung gerade in den Fällen Besserungen auf, wo im Liquor eine starke Lymphocytose sich bildet[100]). Auch vom Jod ist es nachgewiesen, daß es eine Lymphocytose[101]) hervorruft, die ihrerseits günstig auf syphilitische Prozesse einwirken kann. Ebenso steigert das früher oft und angeblich erfolgreich gebrauchte Pilocarpin[102]), wie experimentell erwiesen, bedeutend die Anzahl der Lymphocyten; ähnliche Verhältnisse spielen auch bei der Quecksilberbehandlung[103]) eine nicht unwichtige Rolle.

Fassen wir die bei der Lues erhobenen, für unsere Betrachtung wichtigen, objektiven Befunde unter einen einheitlichen biologischen Gesichtspunkt zusammen, so ergibt sich folgendes. Der Lueserreger ist lipoidhaltig bzw. sondert ein lipoides Toxin ab, das Antigen bei der Wassermannschen Reaktion hat Lipoidcharakter, die lokale Gewebsreaktion, die die Spirochäte oder ihr Gift im Organismus hervorruft, besteht in einer Ansammlung von Lymphocyten bzw. Plasmazellen, das heißt Abkömmlingen dieser Lymphocyten. Nicht bloß im Primäraffekt, sondern außer bei der Initialsklerose auch bei den syphilitischen Affektionen aller anderen Organe und jeden Stadiums, in der Roseola, in der Papel, dem tuberösen Syphilid, dem Gumma usw. wird als Herdreaktion stets eine Lymphocytenansammlung beobachtet. Bei der künstlichen Übertragung der Syphilis auf Kaninchen und Affen kommt gleichfalls eine starke Lymphocytenanhäufung, zunächst an der Infektionsstelle, dann in den Krankheitsherden des ganzen Körpers zustande, und auch im Blute dieser Tiere entwickelt sich eine ausgesprochene Lymphocytose. Pathologisch-anatomisch ähnliche Verhältnisse sind, wie wir gesehen haben, auch in den lokalen Herden anderer Krankheiten, deren Erreger lipoidhaltig sind, nachgewiesen; nicht bloß das Syphilom, sondern auch der Tuberkel, das Leprom usw. bestehen histologisch wesentlich aus Lymphocyten. Bei allen diesen Erkrankungen ist ein Abbau der lipoiden Erreger durch die Lymphocyten, die ein fettspaltendes Ferment enthalten, festgestellt. Es ergibt sich daher und aus unseren experimentellen Untersuchungen das allgemeine biologische Gesetz, daß auf Antigene lipoiden Charakters der Körper mit Lymphocytose, d. h. mit Fettspaltung reagiert. Im Blutserum wird als Ausdruck dieser Reaktion des Körpers gegen das lipoide Antigen eine erhöhte Lipolyse gefunden. Sie ist schon bei der gesteigerten enteralen und parenteralen Fettzufuhr nachgewiesen, sie entsteht bei der Vorbehandlung von Tieren mit lipoidhaltigen Erythrocyten, sie ist, wie bei der Tuberkulose, auch bei der Syphilis festgestellt. Die Quelle dieser lipatischen Fermente sind die Lymphocyten und deren Bildungsorgane, vor allem das lymphatische System. Die Antikörperbildung gegenüber lipoiden Antigenen beruht also auf einer Lipasenwirkung, und diese, wie ich nachweisen konnte, als Ambozeptor wirkende Lipase ist imstande, sich dem jeweiligen lipoiden Antigen gegenüber spezifisch einzustellen. Damit stimmt auch der klinische Befund überein, daß die Stärke der Lipase im syphilitischen Blute anscheinend parallel geht dem Grade der erzielten Immunität. Der Zusammenhang von Luesantigen, Lymphocytose, spezifischer Fettspaltung, Wassermannscher Reaktion, die auf Antikörperbildung beruht, und Spirochätenabbau ist besonders ausgeprägt in der Cerebrospinalflüssigkeit der Paralytiker. Lymphocytenvermehrung ist hier sicher nachgewiesen worden, ebenso das Vorhandensein einer Lipase, positive Wassermannsche Reaktion und sehr geringer Spirochätengehalt. Da v. Wassermann und Lange mit den gewaschenen luetischen Liquorlymphocyten eine positive Wassermannsche Reaktion erzielen konnten, was auch meinen auf anderem Wege gewonnenen Untersuchungsergebnissen entspricht, ist in diesen Lymphocyten auch die Quelle der Reagine mit Bestimmtheit zu suchen. Infolge des spezifischen Lipasegehaltes des lymphocytenreichen Liquor und des wahrscheinlich dadurch bedingten Abbaues der Syphiliserreger gelingt hier nur selten der Nachweis der lipoiden Spirochäten. Auch die Goldsolflockung, die als ein Zeichen, als ein Reagens fermentativer Wirkung überhaupt gelten kann[104]), geht in ihrer Stärke im Liquor ungefähr parallel der Lymphocytose[105]). Das Lipoid des Lueserregers[106]) oder seiner Sekretionsprodukte hat chemisch eine große Ähnlichkeit mit dem Lecithin. An Stelle des luetischen Antigens kann innerhalb gewisser Grenzen Lecithin treten, und luetisches Serum fällt Lecithin aus. Durch mehrfache intrapleurale und intraperitoneale Injektionen von Lecithin erhielt ich Exsudate, die auch sehr lymphocytenreich sind, die auch ein erhöhtes Fettspaltungsvermögen besitzen, ebenfalls Lecithin ausflocken, und ebenso wie die Extrakte aus Lymphdrüsen usw. eine, wenn auch nicht immer sehr starke Komplementbindungsreaktion mit alkoholischem Fötalleberextrakt geben.

Wenn die Lymphocyten und ihre Abkömmlinge, die Plasmazellen, die Antistoffe gegen die Syphiliserreger, z. T. wenigstens, produzieren, wenn die Antikörperbildung auf einer lipatischen Ambozeptorenwirkung beruht, und letztere im Zusammenhange steht mit der Wassermannschen Reaktion, so müssen sich auch die klinischen Erscheinungen mit Hilfe dieser Anschauung ungezwungen erklären lassen. In den ersten drei Wochen nach der Ansteckung mit Syphilisspirochäten ist eine Krankheitsreaktion grobsinnlich gewöhnlich nicht wahrzunehmen, die Wassermannsche Blutprobe ist negativ. Wenn dann der im wesentlichen aus Lymphocyten und Plasmazellen bestehende Primäraffekt sich entwickelt hat, wenn also eine ausgeprägte lokale Reaktion des Körpers eingetreten ist, ist zunächst die Wassermannsche Reaktion im Blute ebenfalls noch negativ, trotz positiven Spirochätenbefundes sowohl im Infektionsherde, als auch im Blute. Häufig soll allerdings, und das spricht durchaus für unsere Anschauung, im Reizserum des Primäraffektes positive Wassermannsche Reaktion vorhanden sein, bei noch negativer Reaktion im Blute. Die Antikörperbildung im zirkulierenden Blutserum ist jedenfalls noch zu gering, um mit Hilfe dieser Methode nachgewiesen werden zu können. Eine Antistoff- bzw. Immunkörperbildung muß sich aber schon beim Vorhandensein des Primäraffektes eingeleitet haben, da eine neue Infektion in diesem Stadium der Krankheit nicht mehr erfolgen kann. Vor Ausbildung des Primäraffektes kann eine Superinfektion in milderer Gestalt eintreten.

Der positive Ausfall der Wassermannschen Reaktion kann also nicht unmittelbar, sondern nur auf einem Umwege die Anwesenheit von Spirochäten im Körper anzeigen, da er nur der Ausdruck der Antikörperbildung gegen sie ist. Daher sind auch bei Lues maligna Spirochäten vorhanden, die Wassermannsche Blutprobe aber negativ, weil eine stärkere Antikörperbildung, eine Lymphdrüsenschwellung infolge mangelhafter Abwehrvorkehrungen des Organismus ausbleibt; infolgedessen ist auch der Verlauf derartiger Erkrankungsfälle ein bösartiger. Es wird aber durch unsere Erklärung verständlich, daß klinisch zusammenfallend mit dem Beginn der Leistendrüsenschwellung, etwa um die sechste Woche, wo also biologisch eine starke lymphocytäre Reaktion, eine kräftige Lipasenbildung des Körpers einsetzt, die Wassermannsche Reaktion positiv wird. In den späteren Stadien werden die lipoiden Lueserreger schwerer nachweisbar, weil sie wohl durch die Lipase z. T. aufgelöst werden, die Wassermannsche Reaktion aber wird mit zunehmendem Fettspaltungsvermögen des Serums und der Körperflüssigkeiten stärker. Wenn die Wassermannsche Reaktion auf einer spezifischen Lipasenwirkung beruht, so muß ferner angenommen werden, daß beim Zustandekommen der Reaktion lipoides Antigen verbraucht wird, und daß sich bei der Spaltung des luetischen Lipoides durch die lymphocytären Elemente eine Säure bildet, daß die Alkalescenz des Blutes sich vermindert. Beides, der Verbrauch des lipoiden Antigens und die stärkere Säurebildung im Blute der Syphilitiker ist tatsächlich nachgewiesen, auch zwischen den Syphilisleberprodukten und den Stoffen des luetischen Serums sind freigewordene Säuren[109]) gefunden worden, und die vorhandene leichte Fällbarkeit gewisser Eiweißbestandteile des Serums, der Globuline, durch Alkohol ist gleichfalls bedingt durch die erhöhte Säurebildung[110]) im luetischen Serum. Negativ reagierende luetische Sera können durch Säurezusatz in positive umgewandelt werden. Der alkoholische Fötalleberextrakt wird ferner durch Kobragift[67]) seiner antigenen Eigenschaften beraubt, was wahrscheinlich auf der lecithinspaltenden Eigenschaft des Kobragiftes beruht, ebenso nimmt Steapsinverdauung[68]) dem Organe die Fähigkeit, wirksame Extrakte zu liefern.

Bestehen die Zusammenhänge zwischen lipoidem Lueserreger, Lymphocytose, Antikörperbildung, positiver Wassermannscher Reaktion und spezifischer Lipasenwirkung in dem oben ausgeführten Sinne, wofür ja alle bisher festgestellten Tatsachen sprechen, so müßte es möglich sein, das Vorhandensein dieser spezifischen Antikörper gegenüber dem Lueslipoid, also die Wassermannschen Reagine, neben der bisherigen klassischen noch in einer anderen Form zur Darstellung zu bringen, die chemisch mehr dem Wesen der Reaktion entspricht. Doch diese Untersuchungen über die praktisch-diagnostische Verwendbarkeit des spezifisch lipolytischen Ambozeptors sind noch im Gange; sie haben bisher günstige Resultate ergeben, und es soll erst später darüber berichtet werden.

Von weiteren interessanten biologischen Beziehungen zwischen lipoid-artigem Antigen, Lymphocytose, vermehrtem Fettspaltungsvermögen der Blutflüssigkeit und Wassermannscher Komplementbindungsreaktion bei gewissen bösartigen Geschwülsten, insbesondere Sarkomen, soll unten kurz die Rede sein.

6. Künstliche Erzeugung verschiedenartiger Granulations-neubildungen und Zellwucherungen. Gesetz der Chemorphie.

In weiterer Verfolgung der bisherigen Ergebnisse habe ich die durch Injektionen von verschiedenen Fett- und Lipoidsubstanzen in Gewebe experimentell erzeugten Reaktionsprodukte systematisch untersucht, um vielleicht Aufschluß zu erhalten nicht bloß über die Ursache der Entstehung der entzündlichen Granulome, sondern auch ihrer Verschiedenartigkeit im anatomischen Bau[121]).

Es war nach den bisherigen Befunden zu vermuten, daß nicht bloß die humoralen, und, wie wir gesehen haben, die exsudatcellulären, sondern auch die geweblichen Reaktionsprodukte als Antwort auf den speziellen Reiz eigenartiger fettiger Antigene innerhalb gewisser, unter Umständen weiter Grenzen schwanken würden, trotz mancher gemeinsamer Reaktionsmerkmale. Es mußte aber der experimentelle Nachweis hierfür erbracht werden.

Vorweg sei bemerkt, daß es in der Tat gelingt, nicht bloß durch die genannten Substanzen überhaupt Zellwucherungen, Granulations-neubildungen im Gewebe hervorzurufen, die im Laufe ihrer Entwicklung innerhalb einer gewissen Breite morphologische Veränderungen durchmachen, sondern daß man imstande ist, durch Injektion verschiedenartiger, wenn auch chemisch verwandter Substanzen eine Differenzierung in der morphologischen Beschaffenheit der reaktiven Zellwucherungen künstlich zu erzeugen. Es haben sich in bezug auf die Reaktionsprodukte nicht unbeträchtliche Unterschiede ergeben, je nachdem man z. B. Lecithin in 10 proz. wäßriger Emulsion, oder in 10 proz. öliger Lösung oder reines Lecithin einspritzte, ferner war auch anscheinend die Menge der injizierten Substanz, bzw. die dadurch hervorgerufene Gewebsspannung von gewissem Einfluß auf die reaktiven Wucherungen.

Wenn man Mercks 10 proz. wäßrige Lecithinemulsion z. B. unter die Bauchhaut von Kaninchen in einer solchen Menge einspritzt, daß eine ziemlich starke lokale Gewebsspannung entsteht, so erhält man nach einer schnell vorübergehenden polymorphkernigen Leukocytenanhäufung schon nach 1 bis 2 Tagen ein sehr lymphocytenreiches Exsudat, dessen Elemente sich später noch stark vermehren. Diese Ansammlung von Lymphocyten bildet nun nicht bloß einen flüchtigen Bestandteil einer in wenigen Tagen verschwindenden Entzündung, sondern es entsteht oft eine lokale Zellwucherung bzw. -ansammlung, die man meist längere Zeit durch die Haut durchfühlen kann, und die erst allmählich wieder verschwindet. Wenn man nach 8 Tagen eine solche Injektionsstelle histologisch untersucht, Gefrierschnitte mit Osmium behandelt, so findet man starke herd-förmige Ansammlungen von Lymphocyten, teils vom kleinen und mittleren, teils vom Typus der sogenannten großen Lymphocyten, auffallenderweise fast ohne sonstige Gewebselemente. Wo noch größere Lecithinteilchen vorhanden sind, sieht man schwarzgefärbte Stellen, um welche dichtgedrängt Lymphocyten gelagert sind. Neben extracellulär gelegenen findet man im Innern einer großen Anzahl dieser Lymphocyten größere oder kleinere schwarzgefärbte Körnchen. Die Lymphocyten haben die Lecithintröpfchen in ihren Zelleib aufgenommen, und zeigen während der verschiedenen Stadien ihrer Funktion, während des intracellulären Abbaues des Lecithins die von mir früher geschilderten morphologischen Veränderungen des Kernes und des Protoplasmas, Krümmungen, leichte Einkerbungen des Kernes und Vergrößerungen des Protoplasmaleibes. Untersucht man

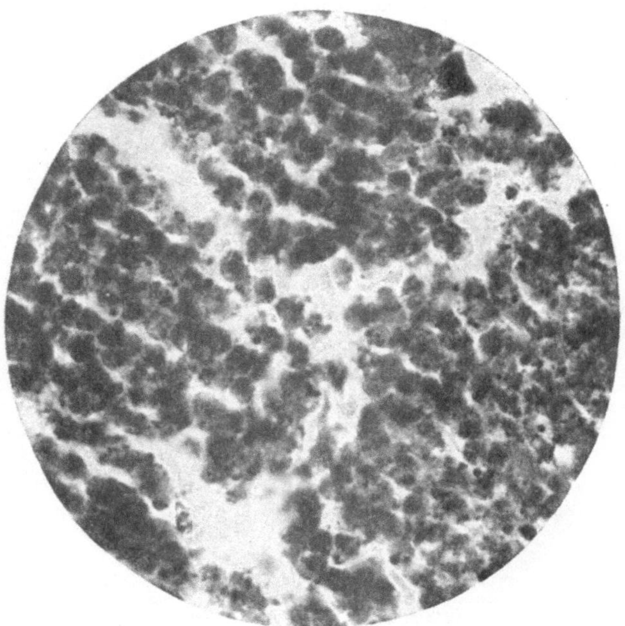

Abb. 29.　Leitz, Objektiv 7.　Projekt.-Okular 3.

eine solche in derselben Weise vorbehandelte Stelle nach 3 Wochen, so findet man meist Herde vor sich, die fast durchweg aus gleichartigen Zellen bestehen, wo ein Stroma vollständig fehlt; sie setzen sich ausschließlich aus lymphocytären Elementen zusammen, die noch hin und wieder einen größeren, durch Osmium schwarz gefärbten Tropfen einschließen, und die sonst, was auffallend und wesentlich ist, zum größten Teil in ihrem Innern mehr oder weniger zahlreiche schwarze Körnchen und Stäubchen enthalten (Abb. 29). Die Lymphocyten selbst sind von etwas verschiedener Größe, die meisten haben die Größe der sogenannten großen Lymphocyten, einige sind noch größer, manche kleiner. Der Kern ist ziemlich groß, manchmal gebogen, etwas eingebuchtet, oft ganz rund. Wenn die Lecithintröpfchen aus dem Zellkörper verschwunden sind, ist der Kern wieder zur Ruheform zurückgekehrt, meist ganz rund, der Protoplasmasaum klein. Die reichliche Imprägnierung der Lymphocyten mit Lecithinkörnchen ist jedenfalls ein sehr bemerkenswerter Befund in dem lokalen Reaktionsprodukt. Bindegewebswucherung, Fibroblastenbildung, das Vorhandensein von richtigem Granulationsgewebe konnte hierbei nicht festgestellt werden. Nach der Injektion von wäßriger Lecithinemulsion kommt also unter gewissen Voraussetzungen ein Reaktionsprodukt zustande, das lediglich aus Lymphocyten von etwas verschiedenem morpholo-

gischen Aussehen besteht, die die injizierte Substanz in fein verteiltem Zustande
in ihr Inneres aufgenommen haben.

Spritzt man 10proz. Lecithin Merck in öliger Lösung unter die Haut oder
in die Oberschenkelmuskulatur von Kaninchen, so findet man schon nach 8 bis
9 Tagen eine fast völlige Durchsetzung derselben mit Lymphocyten meist der
Ruheform (Abb. 30), während an den peripheren Teilen entzündliches Granulationsgewebe auftritt, das aber nicht bloß in der ersten Periode, sondern auch noch
späterhin durch ein mehr oder minder starkes Überwiegen lymphocytärer Elemente
ausgezeichnet ist. An den Stellen, die an das ausschließlich von Lymphocyten
eingenommene, noch nicht durch Granulationsgewebe ersetzte Zentrum unmittelbar grenzen, sieht man noch viele, vorwiegend kleine Lymphocyten mit großem
Kern und schmalem Protoplasma, daneben deutlich als solche erkennbare Lympho-

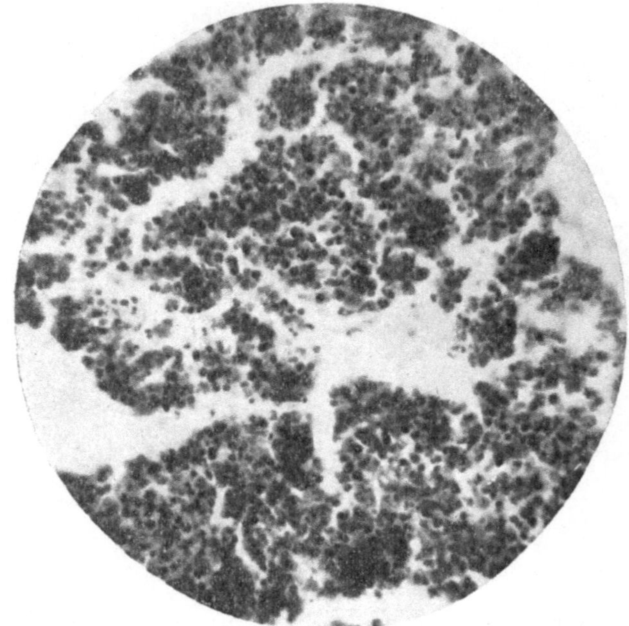

Abb. 30.   Objektiv 7.   Okular 3.

cyten, deren Protoplasmaleib breiter ist, und deren Kern mehr exzentrisch gelagert und von etwas ovaler oder gekrümmter Form ist, weiterhin sieht man öfter
Plasmazellen ähnliche Gebilde mit ihrer typischen Kernstruktur und polyblasten-
artige Zellen. Diese Zellentwicklungsstadien findet man nicht bloß in zeitlich
nacheinander untersuchten Präparaten, sondern oft gleichzeitig nebeneinander, bzw.
von dem Zentrum nach der Peripherie durch Übergänge miteinander verbunden,
Lymphocyten, Plasmazellen und Polyblasten, die also aus- und nacheinander
sich zu entwickeln scheinen, während an den ganz peripheren Zonen junges
typisches Granulationsgewebe vorhanden ist, das aber auch noch durch seinen
Gehalt an, wenn auch manchmal wenigen Lymphocyten und durch seinen mehr
zelligen als fibrillären Bindegewebscharakter ausgezeichnet ist (Abb. 31).

An den Stellen, wo in das junge Granulationsgewebe bereits Gefäße hinein-
gewachsen sind, findet man eine reichliche Menge ausgewanderter, sie dicht um-
lagernder und manchmal wie mit einem Mantel umgebender Lymphocyten (Abb. 32).
Je älter diese Herde werden, je später man die Injektionsstellen histologisch untersucht, um so mehr verschwinden gewöhnlich die Lymphocyten und die ausgesprochen lymphocytenähnlichen Zellen, und an ihre Stelle tritt sehr zellreiches,
reines Granulations- und Bindegewebe, das aber immer noch durch einen gewissen

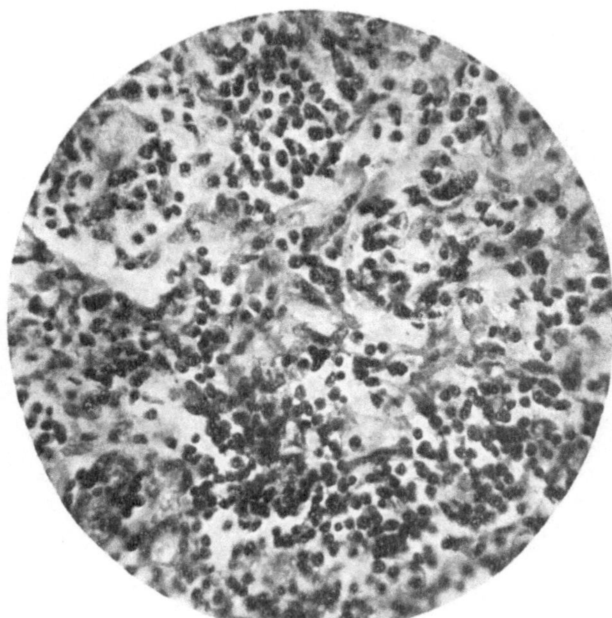

Abb. 31.   Objektiv 7.   Okular 3.

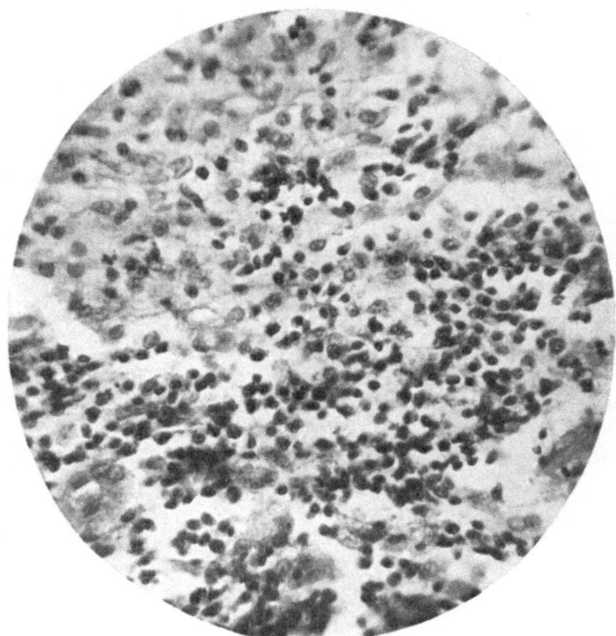

Abb. 32.   Objektiv 7.   Okular 3.

Gehalt an Lymphocyten und ihren verschiedenen Entwicklungsformen bzw. Abkömmlingen charakterisiert ist, im Gegensatz zum fibrillären Bindegewebe, wie es sich bei der Substitution fibrinösen Exsudates herausbildet. Die Zellen, aus denen sich das Reaktionsprodukt nach Lecithin—Öl-Injektionen zusammensetzt, sind also auch hier vornehmlich Lymphocyten, die teils durch Vermehrung der an Ort

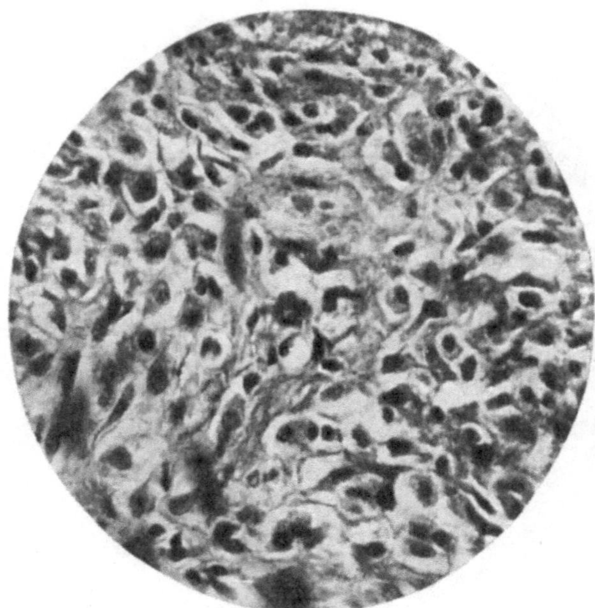

Abb. 33.   Objektiv 6.   Projekt.-Okular 3.

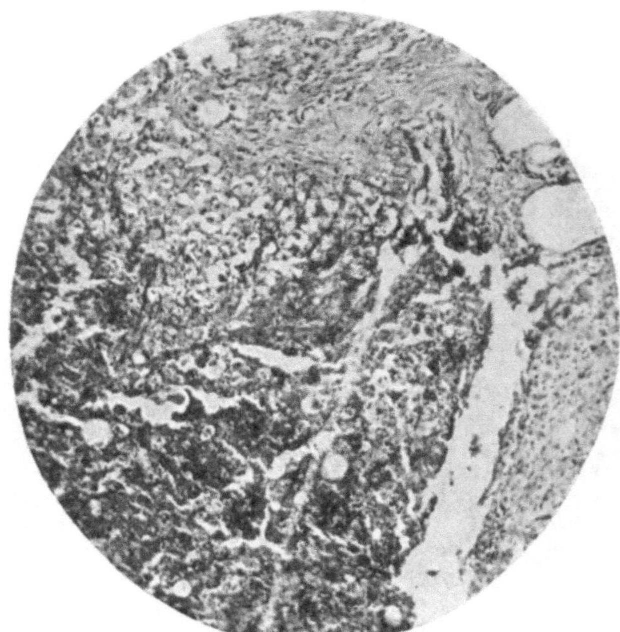

Abb. 34.   Objektiv 3.   Projekt.-Okular 3.

und Stelle vorhandenen sich bilden, meist eingewandert bzw. aus den jungen Gefäßen ausgewandert sind, und die sich dann entsprechend der chemischen Beschaffenheit der injizierten Flüssigkeit und den verschiedenen Phasen ihrer Tätigkeit auch morphologisch ändern, teils stammen sie von gewucherten Bindegewebszellen ab.

Steigt man mit der Konzentration des Lecithins in öliger Lösung bis zur Injektion des reinen Lecithins von zäher Konsistenz und brauner Farbe, so kann man feststellen, daß mit der Abnahme des flüssigen Öles und der Zunahme des Lecithins die sehr starke reine Lymphocyteninfiltration und -durchsetzung abnimmt, bzw. daß die Lymphocyten sich ausgesprochener in eigenartige, großzellige Elemente umwandeln, und daß auch das Bindegewebe stärker zur Proliferation angeregt wird (Abb. 33).

Es ist ein häufiger und auffallender Befund, daß einige Zeit nach der Lymphocyteneinwanderung große einkernige ungranulierte Zellen mit großem, wie aufgebläht oder gequollen erscheinendem Protoplasmaleib auftreten, und die mit Lymphocyten infiltrierte Masse umgeben, daß sie manchmal, aber nicht immer, eine etwas vakuoläre, wahrscheinlich durch extrahierte Lipoidtröpfchen bedingte Struktur haben, und oft zwei bis drei oder auch mehr nebeneinandergelagerte oder sich z. T. deckende Kerne zeigen, Zellen, die aber nicht wie die gewöhnlichen Fremdkörperriesenzellen aussehen, sondern sich schon durch das Verhältnis zwischen dem großen Zelleib und dem einen oder den immerhin wenigen, stark färbbaren Kernen, die meist zentral gelegen sind, von ihnen unterscheiden. Eine gewisse Ähnlichkeit haben diese Zellen teils mit den sogenannten Epitheloidzellen, teils mit den Xanthomzellen (Abb. 34).

Die Art der Zusammensetzung des experimentell erzeugten Granulationsgewebes ist also biologischgesetzmäßig abhängig insbesondere von der chemischen Konstitution der injizierten Substanz, und dem jeweiligen Funktionsstadium des Reaktionsgewebes, das meist Hand in Hand geht mit dem Abbau des, sagen wir, Antigens. Die verschiedenen Zellformen im Granulationsgewebe sind also aufzufassen als morphologische Gestaltsveränderungen einer oder vielleicht mehrerer Arten von Zellen, die reaktiv durch bestimmte chemische Reize auftreten, gemäß ihrer biologischen Funktion in Tätigkeit geraten, und als Ausdruck ihres gesteigerten bzw. veränderten Biochemismus, und entsprechend den verschiedenen Phasen desselben verschiedene Formänderungen aufweisen.

Die Lymphocyten erscheinen, wenn wir unsere Befunde auf die in Betracht kommenden Erkrankungen übertragen, bei der einen Krankheit in ihrer typischen oder nahezu typischen morphologischen Gestalt, weisen hier nur leichte Veränderungen am Kern und Protoplasma auf, bei anderen Erkrankungen zeigen sie schon stärkere Formveränderungen, bei wieder anderen treten Zellen mit noch andersartiger morphologischer Differenzierung, als plasmacelluläre Reaktion auf; alle diese Umwandlungen sind eben dadurch bedingt, daß die ursprünglich rein lymphocytären Elemente als morphologischen Ausdruck einer bestimmten Funktionsausübung, der chemischen Einstellung ihrer Antistoffe auf das jeweilige Antigen, auch eine entsprechend veränderte Gestalt annehmen.

Der Abbau des Antigens bedingt sowohl chemisch die Bildung neuer bzw. veränderter humoraler Reaktionsstoffe, als auch morphologisch in den den Abbau besorgenden, bzw. den Sekretionszellen entsprechende Strukturveränderungen. Ebenso wie nach Injektion von Fetten oder Lipoiden in seröse Höhlen die Exsudatzellen, die Lymphocyten, ihr Produkt, die Lipase der betr. Substanz gegenüber einstellen, und beim Übergang von der Ruhe in die

Tätigkeit, sowie in den verschiedenen Stadien ihrer Funktion, also mit der Veränderung ihres Biochemismus auch Änderungen ihres morphologischen Aussehens zeigen, so ändern sich auch die lokalen geweblichen Reaktionsprodukte entsprechend der chemischen Beschaffenheit des Antigens, und ihrem eigenen, der Produktion der Abbaustoffe dienenden Funktionszustande, und wandeln sich dadurch in das für die jeweilige Krankheit typische, charakteristische entzündliche Granulationsgewebe um.

Die nach Injektion verschiedener Fettsubstanzen experimentell erzeugten entzündlichen Granulome sind also entsprechend unseren Befunden als Reaktionsprodukte aufzufassen, deren pathologisch-anatomisch gemeinsames Merkmal das mehr oder weniger deutliche Vorwiegen lymphocytärer Elemente in der Neubildung ist, bedingt durch die chemische Konstitution der fettartigen Antigene überhaupt; die anatomischen Abweichungen der einzelnen Granulome sind hervorgerufen durch die immerhin vorhandene chemische Verschiedenartigkeit der einzelnen Fette bzw. Lipoide, und das dieser chemischen Eigenart des jeweiligen Antigens entsprechende gesetzmäßige Auftreten bzw. die morphologischen Umwandlungen der Abwehrzellen, die dann die charakteristischen Reaktionsmerkmale der speziellen Art ausmachen.

Die Granulationsbildung ist aber nicht nur innerhalb gewisser Grenzen abhängig von der verschiedenen chemischen Beschaffenheit der Antigene und dem Funktionsstadium der Reaktionszellen, sondern wird auch in gewisser Weise beeinflußt durch die typische Granulations- bzw. Bindegewebsbildung infolge des vorhandenen entzündlichen Exsudatfibrins. Während bei der Organisation des reinen Fibrins zuerst eine starke polymorphkernige Leukocyteneinwanderung eintritt, und dann eine mehr fibrilläre Bindegewebsneubildung resultiert, herrschen bei den Granulationsbildungen nach Injektionen von lipoiden Substanzen die lymphocytären Elemente und die zum Teil aus ihnen sich entwickelnden Zellformen vor; da aber, wie gesagt, die Injektion fettartiger Substanzen sekundär auch eine gewisse fibrinöse Entzündung hervorruft, so setzt sich das Granulomgewebe gewöhnlich aus wenigstens zwei Komponenten zusammen, dem lipoiden Anteil des Antigens und dem Anteil des Fibrins.

Infolge der chemischen Einstellung des lipolytischen Lymphocytenfermentes auf das betreffende Antigen wird die Beobachtung verständlich, daß z. B. die Lymphocyten der Cerebrospinalflüssigkeit der Paralytiker die Wassermannsche Reaktion geben, weil sie eben spezifisch gegen das Lipoid der Syphilisspirochäte gerichtet sind, während die Lymphocyten bei der tuberkulösen Cerebrospinalmeningitis, die auf das Fett der Tuberkelbacillen eingestellt sind, negativ reagieren. Wenn von mancher Seite gerade auch bei der tuberkulösen Cerebrospinalmeningitis in einzelnen Fällen das Vorkommen einer positiven Wassermannschen Reaktion im Liquor behauptet wird, so spricht das erst recht für die prinzipielle Richtigkeit unserer Anschauungen, für die Verwandtschaft auch der Antistoffe gegenüber den chemisch verwandten lipoiden Antigenen. Ebenso können wir jetzt die bekannte pathologisch-anatomische Tatsache verstehen, daß das eine lipoide Antigen, z. B. der Tuberkelbacillus, als Reaktionsprodukt eine mehr lymphocytäre Infiltration hervorruft, während ein anderes lipoides Antigen, das der Syphilis, eine mehr plasmacelluläre Reaktion erzeugt. Die Plasmazellen sind, wie allgemein anerkannt ist, Abkömmlinge der Lymphocyten, entwickeln sich aus ihnen, und stellen unserer Auffassung nach eine vor allem dem luetischen Antigen morphologisch angepaßte Form der lymphocytären Reaktion überhaupt dar. Auch z. B. bei den Xanthomen, deren einigermaßen charakteristische Zellen wieder andere Formen angenommen haben, ist es im höchsten Grade wahrscheinlich, daß sie als eine nicht bloß bindegewebige, sondern auch lymphocytäre Reaktion gegenüber dem durch ein wieder andersartiges Lipoid, wahrscheinlich das Cholesterin, hervorgerufenen Reiz auftreten.

Es ist bemerkenswert und bestätigt unsere experimentellen Befunde und ihre biologische Deutung, daß gerade diejenigen entzündlichen Neubildungen, die als Granulome bezeichnet werden, und die schon aus dem Grunde als Reaktionserscheinungen anzusehen sind, weil in ihnen die Krankheitserreger mehr oder minder abgebaut werden, hervorgerufen werden durch Antigene fettartigen Charakters, so vor allem das Tuberkulom, das Syphilom, das Leprom, das Aktinomykom, das Rhinosklerom usw.

Die geweblichen Reaktionsprodukte, die sie erzeugen, die Granulome, weisen infolgedessen gleichfalls gewisse gemeinsame Merkmale auf, insbesondere Lymphocytenansammlungen, zeigen aber nichtsdestoweniger auch charakteristische Verschiedenheiten ihres Aufbaues. Die biologische Ursache für diese im einzelnen bestehende Verschiedenartigkeit bei im ganzen vorhandener Ähnlichkeit des morphologischen Aufbaues der Granulome ist darin zu suchen, daß die genannten Krankheitserreger als Gruppenmerkmal wohl eine fettartige Beschaffenheit ihres Körpers besitzen, daß aber im besonderen doch die verschiedenen Antigene in mehr oder weniger weiten Grenzen durch chemische Eigenart voneinander abweichen, und daher in ihren Reaktionsprodukten neben gewissen Gleichartigkeiten in der morphologischen Zusammensetzung auch verschiedene, charakteristische Eigentümlichkeiten zeigen, die wir anatomisch-diagnostisch fast in analoger Weise als Reagens auf die verschiedenen Erkrankungen benutzen können, wie wir Körperflüssigkeiten chemisch- bzw. biologischdiagnostisch verwerten. Es ändert sich eben mit der Verschiedenartigkeit des Antigens nicht bloß der humorale Antikörper, das Zellsekret, chemisch, sondern auch der Antikörperbildner, die Sekretionszelle, wandelt ihre Gestalt auch morphologisch entsprechend der spezifischen Eigenart des Antigens gesetzmäßig um. Ein Vorgang, den man als Chemomorphoplasie, kurz als „Chemorphie" bezeichnen könnte. Mit diesem Worte soll ausgedrückt werden, daß die aktive, funktionierende Reaktionszelle, in unserem Falle der

Lymphocyt, nicht bloß den Chemismus, sondern gleichzeitig damit auch die Gestalt den jeweiligen Reizen entsprechend innerhalb gewisser Grenzen umzuwandeln vermag. In der Chemorphie der Zelle, in dem gesetzmäßigen Verhältnis von Biochemismus zu Biomorphie sind die Wechselbeziehungen zwischen Cellular- und Humoralpathologie überhaupt begründet. Beide stehen in keinem Gegensatze zueinander, sondern vielmehr in ursächlichem Zusammenhange. Daß auch das in den entzündlichen Granulomen mehr oder weniger vorhandene Exsudatfibrin, wie erwähnt, die Granulationsbildung beeinflußt, ist sehr wahrscheinlich. Inwieweit das Bindegewebe unmittelbar, ohne Umweg über das Exsudatfibrin, auf den Reiz reagiert, ist schwer zu sagen.

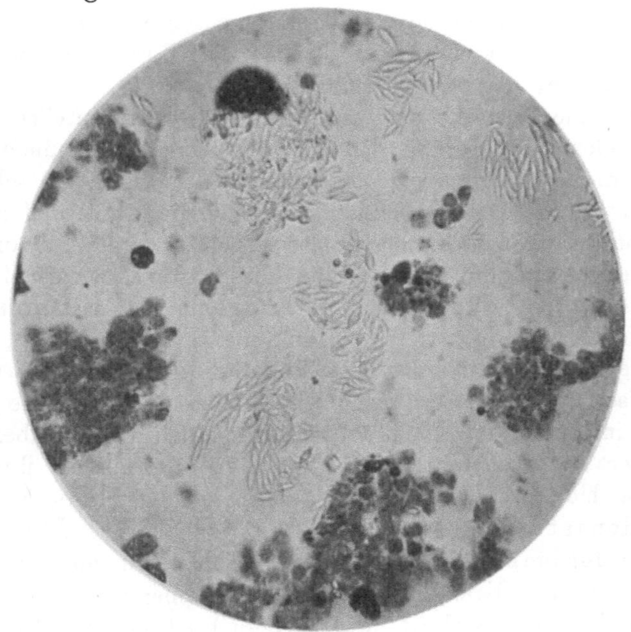

Abb. 35.   Objektiv 7.   Okular 2.

Interessant ist der öfter von mir erhobene Befund von Kristallen in den von Lymphocyten durchsetzten Massen nach Lecithinemulsion-Einspritzungen (Abb. 35); sie sehen den sogenannten Spermakristallen auffallend ähnlich, und dürften auch chemisch mit ihnen eine Ähnlichkeit haben, da auch diese höchstwahrscheinlich ein Zersetzungsprodukt des Lecithins darstellen, Glycerinphosphorsäure oder Cholin. Derartige Kristalle sind in dem zur Injektion verwandten Lecithin natürlich vorher nicht gefunden worden. Dieser Befund erinnert an die Bildung von Fettsäurenadeln bei der Einwirkung lymphocytenhaltigen, lipolytischen Materials auf Wachs, die ich vor Jahren beschrieben habe. Ein ähnlicher Befund von Fettsäurenadeln und Lymphocyten im Unterhautzellgewebe ist, allerdings ohne Kenntnis des biologischen Zusammenhangs, auch von Küttner beschrieben worden[112].

In einer Anzahl von Fällen, aber bei weitem nicht immer, gelang es, durch Injektionen von 10 proz. Lecithin in öliger Lösung, und zwar nicht bloß durch subepitheliale, sondern auch durch subcutane Einspritzung unter die Haut des Ohres von Kaninchen, Epithelwucherungen zu erzeugen (Abb. 36).

Die injizierte Masse war bei der histologischen Untersuchung nach 2 bis 3 Wochen von meist einkernigen Zellen durchsetzt, die einen durchaus lymphocytären Typus hatten; unmittelbar angrenzend an diese Zellen, die in der äußersten Schicht gewöhnlich eine etwas größere Gestalt annahmen, wie gequollen und aufgebläht aussahen, manchmal auch kleine Zelleinschlüsse zeigten, fand man lange, geschichtete Epithellager. Die den lymphoiden Zellen zugewandten Schichten waren Pflasterepithelzellen von mehrfacher Lage, ihnen folgten cylinderförmige Zellen, und die äußerste Zellschicht täuschte an manchen Stellen den Eindruck

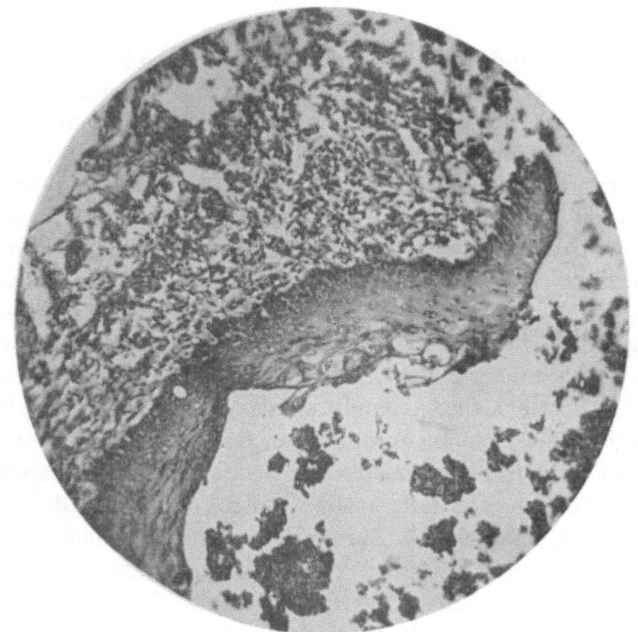

Abb. 36. Objektiv 4. Okular 2.

vor, als ob sie mit den Unterhautbindegewebszellen in direkter Verbindung stände; allein, trotzdem selbst bei Reihenschnitten ein unmittelbarer Zusammenhang zwischen den künstlich erzeugten Epithelzellwucherungen und dem Oberflächenepithel oder dem der Haarbälge sich nicht nachweisen ließ, müssen wir das eben als eine Täuschung ansehen und den Übergang einer Epithelzelle in eine Bindegewebszelle und umgekehrt ablehnen. Die Pflasterzellschicht der Epithelwucherungen enthält merkwürdigerweise ziemlich häufig Einschlüsse, die den sogen. „Vogelaugen" durchaus ähnlich sehen, ein Zeichen dafür, daß diese Gebilde nichts mit „Krebsparasiten" im eigentlichen Sinne zu tun haben. Eine Gesetzmäßigkeit des Entstehens dieser Epithelwucherungen nach Öl- und Lipoidinjektionen, wie sie ja öfter beschrieben wurden, konnte ich aber nicht feststellen; in Betracht zu ziehen wäre noch die Möglichkeit der durch die Kanüle erfolgten Transplantation von Epithel von der Haut aus, das unter dem Einfluß der lipoiden Substanz in Wucherung geriete.

Inwieweit die geschilderten Untersuchungsergebnisse auch für das Verständnis der Entstehung und des Wesens der Geschwülste von Bedeutung sein könnten, müssen erst weitere ausgedehnte Untersuchungen lehren. Daß gerade auch Lipoide bei ihnen eine ursächliche Rolle spielen können[116]), dürfte bekannt sein. In den bei Paraffin- und Teerarbeitern häufig beobachteten Geschwülsten sind fettartige Stoffe festgestellt worden, es ist auch mehrfach experimentell gelungen, carcinomähnliche Epithelwucherungen durch Injektionen von Scharlachöl und sonstigen lipoiden bzw. lipoidlöslichen Substanzen hervorzurufen[117]), die sich wieder zurückbilden, wenn man das injizierte Fett usw. aus dem Körper entfernt. Übergänge zwischen entzündlicher Granulombildung und wirklicher Geschwulst finden wir z. B. bei der Lymphogranulomatose, bei der von vielen Autoren als Ursache ein säurefestes Stäbchen angenommen wird, das Ähnlichkeit mit dem Tuberkelbacillus und dessen granulärer Abbauform[118]) hat, und auch ein zum Teil ähnliches Reaktionsprodukt wie dieses hervorruft, nur noch kombiniert mit anderen Elementen. Bei den sogenannten Chloromen, die zu den Lymphosarkomen gehören, ist Lymphocytenvermehrung festgestellt[119]), und es sind in den Zellen Kügelchen gefunden worden, die die Fettreaktion geben. Es ist jedenfalls interessant, sich einmal die verschiedenen wechselseitigen Beziehungen zwischen Lipoiden, als evtl. ursächlichem Moment einer Geschwulstbildung, und lipolytischen Substanzen als Reaktionserscheinung vor Augen zu führen. Es sind in malignen Tumoren vielfach Fettsubstanzen[116]) und fetthaltige Bakterien[118a]) gefunden worden, die möglicherweise genetisch in Betracht zu ziehen sind, und es ist sehr oft sowohl eine lokale, als auch häufig eine allgemeine Lymphocytose[120]) mit ihnen vergesellschaftet. Im Serum dieser Geschwulstträger, wie in den Tumoren selbst ist dementsprechend auch öfter ein starkes Fettspaltungsvermögen[121]) gefunden und festgestellt worden, daß es ähnlich wie das Luetischer Lecithin ausflockt[122]). Ferner kann in einer Reihe von Fällen für die Wassermannsche Reaktion, die höchstwahrscheinlich auf einer spezifischen Fettspaltung beruht, bei der jedenfalls die Lymphocyten als Quelle der Reagine von ausschlaggebender Bedeutung sind, an Stelle des lipoiden Luesantigens Tumorextrakt[123]), also ein ebenfalls als Antigen wirksames Lipoid benutzt werden. Die Wassermannsche Reaktion wird bei manchen an malignen Tumoren Erkrankten mit Luesextrakt zuweilen positiv gefunden[124]), ebenso wie manche Luetiker bei der Geschwulstdiagnostik oft positive Resultate geben[125]). Die Meiostagminreaktion[126]), die von einigen Autoren bei bösartigen Geschwülsten als charakteristisch angesehen wird, benutzt als Antigen gleichfalls ein Lipoid, und das Reagin stellt höchstwahrscheinlich einen lipolytischen Antikörper dar. Bei der v. Dungernschen Geschwulstdiagnostik[125]) wird auch ein lipoides Antigen verwandt, und manche Fälle von Syphilis und Tuberkulose reagieren damit positiv[125]). Ohne die großen biologischen Zusammenhänge und deren Bedeutung erkannt zu haben, ist den Lymphocyten[126]) und einer Bildungsstätte dieser Zellen, der Milz, bereits eine gewisse immunisatorische Bedeutung bei Geschwülsten zugeschrieben worden [127]). In diesem Zusammenhange sei auf die vielgerühmte Wirksamkeit des Radiums bei gewissen Geschwülsten hingewiesen, das auf der einen Seite imstande ist, Lipoide zu spalten[128]), und auf der anderen Seite einen merkwürdigen Einfluß gerade auf die Lymphocyten und ihre Bildungsstätten, die Milz und die Lymphdrüsen, ausübt[129]). Die lipolytischen Lymphocyten spielen jedenfalls bei den Geschwülsten, insbesondere bei den Sarkomen, als natürliches, wenn auch meist unzureichendes Abwehrmittel, und besonders bei der Wirksamkeit der Radium- und Thoriumbehandlung, unmittelbar oder mittelbar, eine große Rolle.

Es erscheint nun verlockend, gewisse Arten von Tumoren, insbesondere kommen hier die Lymphocytome, Lymphome, Lymphosarkome, Rundzellensarkome in Betracht, trotz der vielen und prinzipiellen unterschiedlichen Merkmale gegenüber den entzündlichen Granulomen, doch von einem ähnlichen biologischen Gesichtspunkte aus wie diese zu betrachten. Ebenso wie wir zu der Erkenntnis gekommen sind, daß der Tuberkel, das Syphilom, das Leprom, das Aktinomykom einerseits ein Krankheitsprodukt, ein Zeichen der stattgehabten Infektion, und zwar einer mit schleppendem, nur langsam oder gar nicht spontan zur Heilung führendem Verlauf ist, aber gleichzeitig doch eine Reaktion des Organismus gegenüber den Krankheitserregern darstellt, wenn auch eine oft durchaus ungenügende; ebenso ist es vielleicht nicht unberechtigt, zumal alle anderen Erklärungsversuche zu keiner Verständnismöglichkeit geführt haben, auch die oben genannten Geschwulstbildungen sowohl als Zeichen und Träger der Erkrankung, als auch als allerdings völlig unzureichende Abwehrbestrebungen des Körpers gegenüber gewissen toxischen Substanzen höchstwahrscheinlich lipoider Natur aufzufassen. Auch bei gewissen Geschwülsten werden die Lymphocyten ihre Lipase gegen das die Reaktion auslösende Gift einzustellen versuchen, und Hand in Hand damit gehend eine Änderung ihres morphologischen Aussehens und Verhaltens gewinnen. Diese Umwandlung kann sowohl chemisch, als auch morphologisch so weit führen, daß es zu einer völligen Entartung der Zellen und ihres Zellchemismus kommt, und dadurch würde sich ein Teil der bei den echten Geschwülsten, insbesondere bei den Lymphomen bzw. Lymphosarkomen beobachteten Erscheinungen und tatsächlichen Befunde unserem Verständnis näher bringen lassen. Beim Zustandekommen der regressiven Prozesse scheinen überall gerade die Lymphocyten eine bedeutende Rolle zu spielen. Wir schließen aus den mikroskopischen Befunden, daß die Lymphocytenanhäufung im Krankheitsherde zum mindesten einen Teil der Abwehrkräfte des Organismus gegenüber dem Krankheitsgift darstellt, und daß unsere Vermutung eine gewisse Berechtigung und Begründung hat, daß auch bei manchen echten Geschwulstbildungen die Zellansammlung eine Reaktionserscheinung des Körpers gegenüber einem unbekannten, vielleicht lipoidartigen Toxin darstellt, daß diese Reaktionszellen aber durch ihre funktionelle Insuffizienz und chemische sowie morphologische Entartung, und dadurch, daß sie die toxische Substanz

in ihren Körper aufgenommen haben, selbst zu pathologischen bzw.
pathogenen Gebilden werden. Doch möchte ich den Boden der Tatsachen
nicht verlassen, und mich nicht auf rein hypothetisches Gebiet begeben.

7. Unterschiede zwischen „akuten" und „chronischen" Infektionskrankheiten.

Die alte Anschauung, daß akute Infektionskrankheiten eine polymorphkernige Leukocytose, chronische eine lymphocytäre Reaktion
hervorrufen, ist, wie ich bereits bei früherer Gelegenheit ausgeführt habe,
nicht richtig, und muß einer tieferen Erkenntnis Platz machen[113]);
denn einmal finden sich bei vielen chronischen Eiterungen, alten Em-
pyemen usw. stets polymorphkernige Leukocyten, und andererseits gehen,
abgesehen davon, daß man akute Lymphocytenexsudate künstlich erzeugen kann, manche akuten Krankheitszustände, z. B. die akute Poliomyelitis[114]), die akute lymphatische Leukämie usw. klinisch mit
Lymphocytose einher, und auch nach Sonnenlicht, bzw. Bestrahlungen
mit ultraviolettem Licht soll eine akute Lymphocytose zustande kommen[115]). Die tatsächlichen Verhältnisse liegen vielmehr so, daß die Art
der Reaktion abhängig ist wesentlich von der chemischen Zusammensetzung der Krankheitserreger, daß die gewöhnlichen, in der
Hauptsache eiweißhaltigen Eitererreger die proteolytischen Leukocyten chemotaktisch anlocken, womit natürlich noch nicht gesagt
ist, daß die bakteriolytische Wirkung sich in der fermentativen erschöpft, während auf fettartige Antigene die Lymphocyten reagieren.
Wenn die mit Leukocytose einhergehenden Krankheiten gewöhnlich
einen mehr akuten, die mit Lymphocytose mehr einen schleichenden,
langsamen Verlauf nehmen, so liegt das an der chemischen Beschaffenheit der Krankheitserreger und der funktionellen Eigenart der Reaktionszellen, bzw. der wechselseitigen Einwirkung
beider aufeinander, indem die Reaktion auf die fetthaltigen Antigene
bzw. ihr Abbau nicht so schnell, und wegen ihrer chemischen Struktur,
oder aus sonst noch unbekannten Gründen, durch die Lymphocyten vielleicht auch nicht so vollständig vor sich geht, jedenfalls aber immer eine
längere Zeit in Anspruch nimmt, als der der eiweißartigen Antigene,
die durch die Leukocyten rascher, explosiver abgebaut werden; möglicherweise verhalten sich auch die entstehenden Fettabbauprodukte
im Organismus bezüglich ihrer antigenen Eigenschaften anders, als die
Eiweißspaltprodukte. Die Krankheiten mit lipoiden Erregern, Tuberkulose, Lepra, Syphilis, Aktinomykose usw. haben deshalb einen im allgemeinen, aber nicht ausnahmslos langsameren, „chronischen" Verlauf
als andere, „akute" Infektionskrankheiten, weil, wie gesagt, die fettartigen Substanzen im Körper nicht so stürmisch toxisch wirken, langsamer die Reaktion erzeugen, und durch die Reaktionsstoffe nicht so ex-
plosiv verbrannt werden, oder bei ihrer Verbrennung nicht so giftig wirkende
Abbausubstanzen liefern, wie die Eiweißspaltprodukte. Die chemische Beschaffenheit des Antigens, die Art der Reaktion und des Abbaues

durch die Abwehrsubstanzen sowie die Abbauprodukte selbst bedingen in dem einen Falle einen schnelleren, in dem anderen einen langsameren Verlauf der Erkrankung. Die fettartigen Krankheitserreger werden durch die lipatischen Elemente des Körpers wahrscheinlich nicht nur langsamer und vielleicht unvollständiger, sondern auch unter geringerer Wärmeentwicklung und Temperatursteigerung abgebaut, und liefern biologisch andersgeartete Abbauprodukte als die eiweißartigen Infektionserreger, die eine heftig toxische Wirkung haben, rasch, unter starker Wärmeentwicklung, Gehirnreizung und Temperatursteigerung gespalten werden. Daß tatsächlich der Abbau der Eiweißstoffe sich im Organismus viel schneller und stürmischer vollzieht und andersartig wirkende Spaltprodukte liefert, erhellt u. a. schon aus den Erscheinungen der Anaphylaxie, die nur oder hauptsächlich nach wiederholter parenteraler Eiweißzuführung auftreten.

II. Klinischer Teil.

1. Lymphocytose als gesetzmäßige Abwehrreaktion gegen Erreger lipoiden Charakters.

Nachdem ich in den Lymphocyten mit verschiedenen Methoden ein fettspaltendes Ferment habe nachweisen können, und durch eine Reihe experimenteller Untersuchungen die gesetzmäßigen Beziehungen zwischen Lymphocyten zur Fettaufnahme und -Verdauung, sowie zur Bakterio- bezw. Cytolipolyse festgestellt habe, nachdem ich den Nachweis einer elektiven Chemotaxis von fettartigen Substanzen auf die auch innerhalb der Blutgefäße befindlichen Lymphocyten geführt, und beobachtet habe, daß die aktiv ausgewanderten einkernigen weißen Blutkörperchen einer amöboiden Bewegung fähig sind, Protoplasmafortsätze auszustrecken vermögen, mit deren Hilfe sie Fetttröpfchen, rote Blutkörperchen, Tuberkelbacillen in ihren Zelleib phagocytieren, und daß Hand in Hand damit gehend, als Ausdruck ihrer gesteigerten Funktion, gesetzmäßige Veränderungen am Kern und Protoplasma eintreten, nachdem ich ferner zeigen konnte, daß die Lipase der Lymphocyten die Fähigkeit besitzt, sich allmählich spezifisch oder annähernd spezifisch gegen das betreffende Lipoid einzustellen, und daß parallel mit dieser chemischen Änderung auch eine Umwandlung der morphologischen Gestalt der Lymphocyten innerhalb gewisser Grenzen nicht bloß in Exsudaten, sondern auch im entzündlichen Granulationsgewebe eintritt, war man zu der Auffassung berechtigt, daß es ein allgemeines biologisches Gesetz ist, daß die Lymphocytose die klinische Bedeutung einer Reaktion des Organismus, einer Abwehrerscheinung des Körpers gegenüber Antigenen fettartigen Charakters hat, wobei die reaktive Wirkung auf einem lipolytischen Abbau des fettartigen Antigens beruht, und daß gesetzmäßige Korrelationen zwischen Biochemismus und Biomorphie der Lymphocyten bestehen.

Während man bisher über die Funktion der Lymphocyten im Körperhaushalte vollständig im unklaren war, hat der Nachweis der lipolytischen und sonstigen biologischen Eigenschaften der einkernigen weißen Blutkörperchen es ermöglicht, das Auftreten der Lymphocytose in physiologischen und pathologischen Zuständen, und ihre klinische Bedeutung dem Verständnis näher zu bringen. Durch die neuen Erkenntnisse sind wir imstande, Befunde, die bisher unvermittelt und zerstreut nebeneinander gestanden haben, und über deren inneren Zusammenhang man sich bisher keine Vorstellung machen konnte, biologisch unter einen gemeinsamen großen Gesichtspunkt zu bringen und klinisch zu verwerten.

Es soll untersucht werden, ob das von uns auf Grund experimenteller Befunde und anatomischer sowie klinischer Tatsachen proklamierte biologische Gesetz, daß die Lymphocytose eine Abwehrmaßregel des Körpers gegen Substanzen fettartigen Charakters darstellt, sich in der menschlichen Pathologie als allgemein gültig und feststehend bewahrheitet, und ob sich durch diese Erkenntnis in klinisch-diagnostischer, prognostischer und vielleicht auch therapeutischer Beziehung neue Aussichten eröffnen.

Überblicken wir die große Anzahl physiologischer und pathologischer Zustände, in denen eine Lymphocytose auftritt, und forschen wir nach der Ursache ihres Auftretens, so gelangen wir in Übereinstimmung mit unseren Untersuchungsergebnissen zu dem Schlusse, daß hier in der Tat ein allgemeines biologisches Gesetz obwaltet, daß überall auf fettartige Substanzen, seien diese endogenen oder exogenen Ursprunges, die Lymphocyten reagieren, daß fettartige Stoffe die lipolytischen Lymphocyten chemotaktisch beeinflussen, daß die Lymphocytose eine Reaktion des Körpers gegenüber diesen fettartigen Antigenen bedeutet, und daß die Antikörperbildung auf einer Lipasenwirkung, auf dem Abbau der Fettsubstanzen beruht. Daß außerdem Lymphocytose noch bei verschiedenen anderen Zuständen beobachtet wird, wo diese biologischen Beziehungen zwischen Lipoid und Lipase sich nach unseren jetzigen Kenntnissen nicht ohne weiteres ergeben, muß zugegeben werden; möglicherweise stellt sich indessen ein solcher Zusammenhang bei Vertiefung unserer Kenntnisse noch heraus, vielleicht haben aber die Lymphocyten außer den bisher von mir festgestellten noch andere, vorläufig unbekannte Funktionen.

Es sollen nun zunächst alle diejenigen physiologischen und pathologischen Zustände angeführt werden, die regelmäßig mit einer Lymphocytose einhergehen, und dann wollen wir prüfen, ob unsere experimentellen Befunde und die von uns gegebene Deutung sich in der klinischen Pathologie des Menschen als richtig erweisen, und ob sie imstande sind, bisher unverständliche klinische Erscheinungen unserer Erkenntnis näher zu bringen und dadurch ein tieferes Verständnis der Krankheitsbilder überhaupt zu ermöglichen.

2. Physiologische und pathologische Zustände, die mit Lymphocytose einhergehen.

Lymphocytose ist als ein konstanter klinischer Befund bei folgenden Zuständen festgestellt worden:

Unter physiologischen Verhältnissen im frühen Kindesalter[133], nach starkem Schreien der Kinder[134], nach Massage, sowie überhaupt nach starken Muskelbewegungen (passiv), im Schlafe[135], ferner nach Zuführung fettreicher Nahrung[136], bei der Fettverdauung, in der Höhenluft[137], nach Sonnenbestrahlung[138], nach Einwirkung ultravioletten Lichtes[139], nach Finsenlicht[140], nach Stauung[141], nach Radiumemanation[142], bei Röntgenologen[143], infolge der Einwirkung gewisser Drüsen mit innerer Sekretion[143a], insbesondere der Thymus[144] und der Nebennierenrinde[145], auch der Hypophyse, nach Jod-[149] und Thyreoidindarreichung[150], nach der Anwendung sogenannter autonomotroper Mittel[146], Pilocarpin, Pituitrin, Lecithin, Cholin, durch das Entfettungsmittel Leptynol (Platinmetallhydroxyden[147]), nach der Injektion von fett- und lipoidartigen Substanzen, sowie von Arsen, Salvarsan[148], weiter, unter pathologischen Verhältnissen, bei Störungen des Fettstoffwechsels, bei Acetonämie[151], im Hungerzustande[152], als Kriegsernährungsstörung[153], bei der Ödemkrankheit[154], bei Skorbut[155], nach epileptischen Anfällen[156], in Erstickungszuständen[157], beim Frühjahrskatarrh, Keratoconus, bei trachomatöser Conjunctivitis[158], bei sympathischer Ophthalmie[159], dann als sog. postinfektiöse Lymphocytose, ferner bei Lues[160], in den luetischen Produkten der verschiedensten Organe aller Stadien, in der Cerebrospinalflüssigkeit metaluetischer Krankheiten, bei der Tabes und der progressiven Paralyse, bei Lepra[161], bei Tuberkulose. insbesondere in ihrem ersten Stadium, in tuberkulösen Exsudaten und im Auswurf Tuberkulöser[162], nach Tuberkulininjektionen[163], bei Skrofulose[164], bei Aktinomykose[165], Rhinosklerom[166], Mykosis fungoides[167], chron. Endometritis[168], gewissen Hauterkrankungen[169], chron. Magendarmkrankheiten[170], bei perniziöser Anämie[171], lymphatischer Leukämie[172], bei leukämischen Hauterkrankungen[173], bei der sogen. Pseudoleukämie, den aleukämischen Lymphadenosen[174], Chlorom[175], anderen Tumoren[176], oft bei Hodgkinscher[177] Krankheit und Megalosplenien[178], nach Milzexstirpation[179], in gewissen Stadien der paroxysmalen Hämoglobinurie[180], bei Polycythaemia rubra[181], bei dem Status thymico-lymphaticus[182], bei exsudativer Diathese[183], Basedowscher Krankheit[184] und Myxödem[184a], Diabetes[185], Addisonscher Krankheit[186], bei manchen Formen der Fettsucht[187], in gewissen Stadien des Typhus abdominalis[188], nach Typhusschutzimpfung[189], bei Paratyphus A und B[190], in gewissen Stadien des Scharlachs[191], der Grippe[192], des Fünftagefiebers[193], der Weilschen Krankheit[193a] und auch des Flecktyphus[194], bei Malaria[195], Variola[196], Purpura variolosa[197], Varicellen[198], Rötheln[199], Febris recurrens[200], Trypanosomen[201], Mikrofilaria[202], Bilharziosis[203], Pellagra[204], Dengue[205], Pappataccifieber[206], bei Keuchhusten[207]. Parotitis epidemica[208], Rachitis[209], Achylia gastrica[210], chronischem Gelenkrheumatismus[211]), gewissen Nierenkrankheiten[212]), bei gonorrhoischen Prozessen[213]), bei Epidermolysis bullosa hereditaria[214]), bei Neurotikern[215]), nach Nervenerkrankungen[216]), bei Dementia praecox[217]), in der Cerebrospinalflüssigkeit bei akuter Poliomyelitis[218]), Polioencephalitis[219]), Encephalitis lethargica[220]), bei Encephalomyelitis der Pferde[221]) und anderen.[222])

3. Übergangsformen und große Mononucleäre als morphologische Ausdrucksformen verschiedener Funktionsstadien der Lymphocyten; ihre diagnostische Bedeutung.

Beginnen wir mit der Prüfung der Frage, ob die von uns experimentell festgestellten Gestaltsveränderungen der Lymphocyten, ihre Wandlungsfähigkeit von den typischen kleinen über die großen Lymphocyten zu den Übergangsformen und den sogen. großen mononucleären Zellen als morphologischer Ausdruck der Ruhe bezw. verschiedener Funktionsphasen, mit den klinischen Erfahrungen nicht bloß in Übereinstimmung sich befinden, sondern unverständliche Beobachtungen zu erklären vermögen.

Nachdem wir die Tatsache als solche feststellen konnten, daß die Lymphocyten innerhalb gewisser Grenzen während ihrer Funktion auch ihr morphologisches Aussehen ändern, werden viele klinische Befunde, die eine einheitliche, die Erscheinungen erklärende biologische Deutung bisher unmöglich machten, mit einem Male verständlich. Es ist nicht unsere Absicht, eine ins einzelne gehende, auf die Diagnostik bezügliche Schematisierung des morphologischen Lymphocytenbildes zu geben, sondern es sollen nur die großen Richtlinien gezeichnet werden, die für die Beurteilung desselben maßgebend sind, und in klinisch-diagnostischer Beziehung eine allgemeine Geltung besitzen.

Es stellt sich heraus, daß gerade bei solchen Krankheitszuständen, die im übrigen mit einer Lymphocytose einhergehen, in ihrer Gestalt veränderte Lymphocyten gefunden, und zum Teil als „pathologische Lymphocyten", als sogen. Riederformen und dergleichen bezeichnet werden; sie entsprechen den von mir geschilderten, durch gesteigerte Tätigkeit bedingten Veränderungen der Lymphocyten, mit denen sie sonst morphologisch und vor allem funktionell identisch sind. Es erscheint daher richtiger, biologisch nicht von dem Auftreten „pathologischer Lymphocytenformen" bei gewissen Erkrankungen zu sprechen, sondern die Auffassung hat mehr Wahrscheinlichkeit für sich und erleichtert auch das klinische Verständnis, daß bei diesen Erkrankungen lymphocytäre Elemente in Aktion bzw. in Reaktion treten, die während und infolge ihrer gesteigerten funktionellen Inanspruchnahme eine von der normalen Ruhegestalt abweichende Form annehmen; die Zellen an sich sind nicht pathologisch, sondern nur pathognomonisch für ein Stadium erhöhter Tätigkeit Man wird also auf Grund unserer experimentellen Ergebnisse und ihrer Bestätigung in der Pathologie in Zukunft klinisch nicht bloß die Anzahl der Lymphocyten, ihre Vermehrung oder Verminderung zu berücksichtigen haben, sondern auch ihre morphologische Beschaffenheit als Ausdruck ihres Funktionszustandes in Betracht ziehen müssen. Die gleichen Befunde von Kernveränderungen und Protoplasmavergrößerung während der gesteigerten Funktionsausübung der Lymphocyten habe ich, wie oben auseinandergesetzt, bei der Fettaufnahme und -Verdauung, bei den Hämagglutinations- und Hämolysestudien, sowie bei dem Abbau der Fetthüllen der Tuberkelbacillen beobachtet.

Schon gewisse unter physiologischen Verhältnissen erhobene Befunde finden in unseren Untersuchungsergebnissen ihre Erklärung und Deutung. Köllicker, später Virchow und weiterhin von Ebner[223]) hatten festgestellt, daß in den ersten Chylusgefäßen sehr viele Lymphocyten mit eingebuchtetem, hufeisenförmig gekrümmtem Kern gesehen werden. Das spricht nun nicht, wie z. B. Grawitz meint, dafür, daß hier Übergänge von Lymphocyten zu Leukocyten stattfinden, sondern erklärt sich dadurch, daß in den ersten Chylusgefäßen, wo sehr viele Fetttröpfchen vorhanden sind, die Lymphocyten in einem Zustand sehr gesteigerter Tätigkeit sich befinden, und infolgedessen die veränderte Kernkonfiguration aufweisen. Auch bei der gewöhnlichen Fettverdauung sind ebenfalls neben den Lymphocyten meist die Übergangsformen vermehrt.

Es ist im übrigen interessant, daß auch in den Darmepithelzellen, in denen nach unseren heutigen Kenntnissen die Rückverwandlung der resorbierten wasserlöslichen Fettbestandteile in Neutralfett stattfindet, von Asher[224]) bestimmte morphologische Unterschiede während des Hungerns und nach Fütterung gefunden wurden, was auf eine aktive Tätigkeit dieser Zellen bei der Resorption bzw. Verdauung schließen läßt.

Für die Anschauung, daß die Übergangsformen und auch die großen Mononucleären sich aus den Lymphocyten entwickeln, mit ihnen in einer Wechselbeziehung stehen und den morphologischen Ausdruck eines bestimmten Stadiums funktioneller Tätigkeit darstellen, spricht außer den experimentellen Untersuchungsergebnissen eine große Anzahl klinischer Befunde; freilich fehlt es auch hier nicht ganz an Ausnahmen. Große Einkernige und besonders Übergangsformen werden meist in gewissen Stadien besonders derjenigen Krankheiten beobachtet die erfahrungsgemäß mit einer Vermehrung der Lymphocyten einhergehen, z. B. bei den akuten Formen der lymphatischen Leukämie, bei den aleukämischen Lymphadenosen, häufig bei Basedow, bei der Syphilis, bei der Tuberkulose, bei Trypanosomen, Malaria, Röteln, Variola, Parotitis epidemica, Skorbut usw. Ein gewisser Parallelismus von Lymphocytose und Vermehrung der großen Einkernigen besteht auch bei der Anwendung sogen. autonomotroper Mittel, Pilocarpin, Pituitrin, Cholin, wo die gleichzeitige Vermehrung der Lymphocyten und Mononucleären für eine chemotaktisch gleichsinnige Beeinflussung spricht, wie das auch Falta, Bertelli und Schweeger (l. c.) glauben. Die Vermehrung der großen Einkernigen und der Übergangsformen kann gleichzeitig mit

oder auch ohne Lymphocytose vorhanden sein, und kommt durch die
mehr oder weniger gesteigerte funktionelle Inanspruchnahme einer größeren oder kleineren Anzahl der lymphocytären Elemente und ihrer dadurch bedingten Gestaltsveränderung zustande.

Bei akut syphilitischen Prozessen, also im Zustand gesteigerter
reaktiver Tätigkeit, sind sehr häufig gerade die großen Lymphocyten,
die Riederformen und großen Mononucleären vermehrt, ebenso findet
bei der Rückbildung der Hautsyphilide unter der Salvarsanbehandlung
eine Zunahme der Lymphocyten, Übergangsformen und Plasmazellen
statt, Beobachtungen, die durchaus meine Anschauungen auch klinisch
bestätigen, daß die Übergangszellen und Mononucleären morphologische
Ausdrucksformen gesteigerter Funktionsstadien der Lymphocyten sind.
Bei der Malaria finden wir gleichfalls im Anfall, in der Phase erhöhter
Tätigkeit der Reaktionszellen, ein Ansteigen der großen Lymphocyten,
Übergangsformen und der Mononucleären; wenn die Infektion bloß
latent, aber nicht erloschen ist, besteht auch noch die Mononucleose
neben Lymphocytose, und erst nach dem Absinken der Zahl der großen
Mononucleären erfahren die kleinen Lymphocyten eine Steigerung, als
auch klinisch verwertbares und mit unserer Auffassung übereinstim-
mendes Zeichen der Rückkehr der gesteigerten Funktion zur Ruhe, als
ein Symptom der Genesung. Ähnliche, wenn auch nicht so ausgesprochene Beobachtungen sind in gewissen Stadien des Flecktyphus
gemacht worden; einige Tage nach der Erkrankung sind die Lymphocyten vermehrt, in der zweiten Woche treten sogen. atypische Zellen
sowie Plasmazellen und große Mononucleäre auf, in der Rekonvalescenz
verschwinden die sogen. pathologischen Formen, die Zellen bekommen
wieder lymphocytären Typus.

Bei unkomplizierter Grippe wird häufig eine Lymphocytose beobachtet, daneben während des akuten Fieberverlaufes eine Vermehrung
der Übergangsformen und großen Mononucleären. Wenn während des
Stadiums der Vermehrung der Zahl der Einkernigen oft eine Verminderung der Lymphocyten besteht, so ist das nach unserer weiter unten
näher dargelegten Auffassung leicht erklärlich. Auch beim Fünftagefieber
sind im Anfall, das heißt während des Stadiums gesteigerter Tätigkeit der Reaktionszellen, die Lymphocyten im alten Sinne vermindert,
dagegen die Übergangszellen und großen Mononucleären vermehrt; dieser
Zustand ist kurz nach dem Anfall nicht mehr so ausgesprochen, verwischt sich weiter, und in der anfallsfreien Zeit besteht eine Lymphocytose, eine Rückkehr zur Ruheform der Zellen. Wenn nach Röntgenbestrahlung die Lymphocytenzahl sich zu vermindern beginnt, nehmen,
als Zeichen des Reizzustandes, zunächst die Übergangsformen und Mononucleären zu[225]), ebenso tritt nach Radiumwirkung ein Sinken der
Lymphocyten und eine Zunahme der großen Einkernigen ein.

Bei Mumps ist es eine gewöhnliche Beobachtung, daß neben der
Lymphocytenvermehrnng auch eine Steigerung der Plasmazellen, der
Riederformen, der Übergangsformen und der großen Mononucleären fest-

gestellt wird. Gleiche und ähnliche Befunde von Vermehrung von Lymphocyten zusammen mit Übergangsformen und großen Mononucleären sind, außer bei den genannten Krankheiten, beschrieben worden bei Morbus Banti, Epidermolysis bullosa hereditaria, bei Polycythaemia rubra, bei Skorbut, bei Dengue, bei Addisonscher Krankheit, bei Botulismus, bei Polioencephalitis, bei Sklerodermie, bei Pappataccifieber, bei Achylia gastrica, bei Aufenthalt im Höhenklima, bei Encephalomyelitis der Pferde, bei Variola, Pellagra, Grippe, nach Salvarsaninjektionen, nach Milzexstirpation usw.

Im übrigen ist oft auch rein morphologisch eine Grenze zwischen den ineinander übergehenden Zellformen gar nicht zu ziehen, da man bei manchen Bildern nicht mit Bestimmtheit sagen kann, was ein großer Lymphocyt, und was eine Mononucleäre ist.

Auch bei der in der letzten Zeit des Krieges sehr oft, und von verschiedenen Autoren gemachten Beobachtung, daß selbst bei anscheinend Gesunden eine Verschiebung des Blutbildes nach der lymphocytären Seite hin stattgefunden hat [153]), ein Befund, auf dessen biologische Erklärung wir weiter unten eingehender zu sprechen kommen, ist es aufgefallen, daß, ebenso wie bei der gewöhnlichen Fettverdauung, neben den typischen kleinen Lymphocyten Zellen mit eingebuchtetem Kern und größerem Protoplasmasaum angetroffen werden; ferner werden bei der im Kriege genauer studierten Ödemkrankheit [154]), bei der eine große Verarmung des Blutes an Fett vorhanden ist, gleichzeitig kleine und große Lymphocyten, Übergangsformen und auch große Mononucleäre gefunden.

Die enge Beziehung der Übergangsformen zu den lymphocytären Elementen des Blutes ist wohl sicher erwiesen, ein Parallelgehen dieser Zellen mit den myeloischen ist nirgends festzustellen, aber auch die großen Einkernigen sind als Entwicklungsformen der Lymphocyten im erwähnten Sinne anzusprechen.

Aus der Tatsache allein, daß bei gewissen Erkrankungen hauptsächlich große Einkernige in bestimmten Stadien gefunden werden, ist der Schluß noch nicht berechtigt, daß die Mononucleären eine eigene, selbständige Zellgattung darstellen, da auch Plasmazellen, deren Entwicklung aus Lymphocyten jetzt wohl allgemein anerkannt ist, sich bei vielen Krankheiten vor allem oder allein finden, so z. B. bei der Plasmazellenleukämie [225 a]).

Wenn die Angaben verschiedener Autoren über die Beziehungen der Lymphocytose zur Vermehrung der Einkernigen und Übergangsformen manchmal differente sind, so mag sich das, zum Teil wenigstens, dadurch erklären, daß nicht fortlaufende Untersuchungsreihen bei einer Krankheit ausgeführt wurden, sondern daß die Einzeluntersuchungen während verschiedener Funktionsstadien gemacht wurden, und daher ein verschiedenes Resultat ergaben, und daß ferner durchaus nicht gleichzeitig eine absolute Vermehrung sowohl der Lymphocyten im hergebrachten Sinne, als auch der großen Einkernigen und Übergangsformen als Beweis für ihre Zusammengehörigkeit vorzuliegen braucht:

es ist durch unsere Untersuchungen experimentell festgestellt, und durch klinische Beobachtungen auch bestätigt, daß in einem gewissen Krankheitsstadium die in Wirklichkeit vermehrten Zellen des lymphatischen Systems zum kleinen Teile sich noch in Ruhe befinden, also als kleine typische Lymphocyten erscheinen, zum größeren Teile aber in gesteigerter Tätigkeit sind gegenüber dem betreffenden Antigen, also als Mononucleäre und Übergangsformen morphologisch sich präsentieren; in einem solchen Falle wird eine Mononucleose bzw. starke Vermehrung der Übergangsformen einhergehen mit einer relativen oder auch absoluten Verminderung der Lymphocyten im hergebrachten Sinne, bei in Wirklichkeit gleichsinniger ausschließlicher Beeinflussung, Vermehrung der lymphatischen Elemente, was mit unseren experimentellen Befunden und den sonstigen klinischen Erfahrungen übereinstimmt.

Die geschilderten klinischen Beobachtungen sind Beweise für unsere Auffassung von der Aktivität bzw. Reaktivität der lymphocytären Zellen gegenüber den betreffenden Krankheitserregern, und sprechen gleichzeitig als klinische Bestätigung unserer experimentellen Ergebnisse für die Tatsache der Wandlungsfähigkeit dieser Zellen innerhalb gewisser Grenzen während ihrer Funktion. Wenn bei manchen Erkrankungen zu Beginn eine Verminderung der Lymphocyten und ein Auftreten von Übergangsformen und großen Mononucleären beobachtet wird, so bedeutet das nicht etwa eine „negative Chemotaxis" gegenüber den kleinen Lymphocyten und eine „positive Chemotaxis" gegenüber den Übergangsformen bzw. großen Einkernigen, sondern die Erscheinung ist so zu verstehen, daß die Lymphocyten sich bei starker funktioneller Inanspruchnahme entsprechend ihrer chemischen Tätigkeit morphologisch in Übergangsformen und große Mononucleäre umwandeln, und nachher, nach beendeter Funktion, von der Arbeitsform, wie ich sie nennen möchte, in die Ruheform zurückkehren. Die bei manchen Erkrankungen, z. B. dem Fünftagefieber, der Malaria usw., im Intervall bzw. nach der Heilung konstatierte Lymphocytose, während (im Fieber eine Vermehrung der Übergangsformen und großen Einkernigen sich findet, bedeutet auch nicht etwa eine plötzlich eingetretene „positive Chemotaxis" gegenüber den Lymphocyten, denn es wäre nicht einzusehen, was hier im Ruhestadium chemisch anziehend wirken sollte, sondern es findet einfach eine Rückverwandlung der Arbeitsformen in die Ruheform der Zelle statt.

Wir gewinnen infolge der Erkenntnis der Wandlungsfähigkeit der morphologischen Gestalt der Lymphocyten und ihrer biologischen Bedeutung nicht bloß einen tieferen Einblick in die feineren Vorgänge vieler Krankheitsprozesse, sondern wir sind gleichzeitig imstande, sie auch diagnostisch zu verwerten, aus dem Vorhandensein der von uns als Ruhe- und Arbeitsformen gedeuteten Zellkonfigurationen Rückschlüsse zu ziehen einerseits auf das jeweilige Krankheitsstadium, andererseits auf einen schneller oder langsamer sich abspielenden

Prozeß. Wir haben gesehen, daß der Lymphocyt im Ruhezustande einen runden Kern und einen schmalen Protoplasmasaum hat, daß sich aber bei dem Übergang von der Ruhe in die Tätigkeit, und während der verschiedenen Phasen derselben Änderungen der Kerngestalt herausbilden, Krümmungen, Einkerbungen, exzentrische Lagerung, daß ferner der Protoplasmaleib an Umfang wesentlich zunimmt, und daß alsdann diejenigen Formen resultieren, die wir gewöhnlich als große Lymphocyten, als Übergangsformen, als Riederformen und als große Mononucleäre bezeichnen. Je nach dem Auftreten der einen oder anderen dieser verschiedenen Formen werden wir auf eine stärkere oder schwächere Aktivität der lymphocytären Elemente als Reaktionszellen schließen dürfen, wir werden sagen dürfen, daß in dem einen Falle der Organismus eine lebhaftere und energischere Tätigkeit entfaltet als in dem anderen, daß die Zelleistung je nach dem zahlreicheren Auftreten der Ruhe- oder Arbeitsformen eine schwächere oder stärkere ist. Wir werden auch den weiteren Schluß aus dem gehäuften Auftreten der Arbeitsformen zu ziehen berechtigt sein, daß es sich dann, entsprechend der angespannten Zelltätigkeit und größeren Aktivität, um einen schneller verlaufenden, akuteren Prozeß handelt, während das zahlreiche, langdauernde Vorhandensein von Ruheformen eine träge Reaktion, infolgedessen einen schleichenden, mehr chronischen Verlauf erschließen läßt. Eine in gewisser Weise dieser sich nähernde Auffassung, die sich aber nicht auf experimentelle Beweise stützen konnte, und die sich auch mit meinen Befunden und meiner Deutung nicht deckt, wurde bei Cerebrospinalzellen vermutungsweise von Klien[226]) ausgesprochen. Unsere eben kurz dargelegte und an anderen klinischen Beispielen erhärtete Anschauung finden wir weiterhin durchaus bestätigt z. B. in den Fällen von sogen. akuter und chronischer lymphatischer Leukämie. Während bei der ersteren Form das lymphocytäre Bild ein mannigfaltiges und vielgestaltiges ist, die Lymphocyten also ein aktives Verhalten zeigen und daher eine sehr verschiedene Größe haben, bald als kleine, mittlere oder große Formen erscheinen, Einkerbungen und Buchtungen ihres Kerns zeigen, einen bald schmäleren, bald breiteren Protoplasmaleib besitzen, ist das Lymphocytenbild bei der chronischen Form ein mehr einförmiges, träges, der Ruhegestalt der Lymphocyten sich näherndes.

Es ist natürlich nicht notwendig, daß die stärkere Reaktion des Organismus immer einen günstigeren Heilungsverlauf in sich schließt; es kann der Abwehrversuch ein sehr energischer, aber der Erfolg trotzdem nur ein unzulänglicher sein.

Bei der Besprechung der lokalen Lymphocytenansammlung in den sogen. Granulationsneubildungen haben wir weiter hervorgehoben, daß aus ihnen insofern gewisse differentialdiagnostische Schlüsse auf die Natur des jeweiligen Krankheitsprozesses gezogen werden können, als z. B. im Tuberkel die Lymphocyten im engeren Sinne überwiegen, während im Syphilom sich mehr Plasmazellen, besondere Entwicklungsformen der Lymphocyten finden.

Das rührt eben daher, daß die lymphocytären Reaktionszellen nicht bloß chemisch ihr Sekret, sondern auch morphologisch ihr Aussehen der speziellen Art des Krankheitserregers, im ersteren Falle dem fettartigen Tuberkelbacillus, im letzteren der lipoiden Syphilisspirochäte anpassen, oft allerdings mit unseren immerhin rohen Untersuchungsmethoden kaum erkennbar.

4. Beziehungen der Lymphocyten zur Fettaufnahme und zu Störungen des Fettstoffwechsels.

Nachdem wir die gesetzmäßigen Beziehungen zwischen der Einführung von Fett in den Körper und der reaktiven chemotaktischen Ansammlung von Lymphocyten, der Aufnahme und Verdauung des Fettes durch diese Zellen feststellen konnten, wird uns auch die vielfach konstatierte Steigerung der Lymphocytenzahl nach ausschließlicher Fettnahrung[136]) im Zusammenhang mit der Resorption und Assimilation des Fettes biologisch verständlich. Es ist bekannt, daß während der Verdauung überhaupt eine Vermehrung der weißen Blutkörperchen eintritt; über ihren Sinn und ihre wahre Bedeutung war man sich nicht im klaren, da es nicht sichergestellt war, ob die weißen Blutkörperchen nur Träger für die resorbierte Nahrung sind, oder ob sie auch befähigt sind, die aufgenommenen Nahrungspartikelchen in bestimmter Weise chemisch umzuwandeln, zu verdauen und für den Körper assimilationsfähig zu machen. Besonders interessant erschienen die Versuche, die bei Tieren nach Fütterung mit einseitiger Nahrung angestellt wurden. Es hat sich dabei, ganz in Übereinstimmung mit unseren Anschauungen, herausgestellt, daß bei der Zuführung chemisch verschiedenartiger Nahrungsmittel auch eine Vermehrung der verschiedenen Arten von Leukocyten auftritt, daß bei reiner Eiweißfütterung eine beträchtliche Steigerung der polynucleären Leukocyten[227]) stattfindet, und daß, was uns hier besonders interessiert, bei ausschließlicher Fütterung mit Fett die Zahl der Lymphocyten eine ganz bedeutende Zunahme erfährt (l. c.). Da wir wissen, daß die Lymphocyten nach der parenteralen Einführung von Fetten in den Körper gesetzmäßig aus dem Grunde an Ort und Stelle auftreten, weil sie infolge ihrer Phagocytierfähigkeit und ihres lipolytischen Vermögens imstande sind, die Fetttröpfchen in ihren Zelleib aufzunehmen und dort zu verdauen, so liegt der Gedanke nahe, daß der Zusammenhang zwischen dem vermehrten Erscheinen von Lymphocyten nach der Zuführung von Fettsubstanzen darin zu suchen ist, daß diese Zellen infolge ihres lipolytischen Fermentes eine verdauende Wirkung auf die Fette auszuüben vermögen.

Wenn auch in der Literatur bezüglich des Auftretens der verschiedenen Arten von Leukocyten nach der Fütterung mit verschiedenen Nahrungsmitteln sich zum Teil noch widersprechende Angaben finden, so stimmen doch darin die Autoren überein, daß nach reiner Fettnahrung die Lymphocyten eine bedeutende Zunahme erfahren. Diese Ergebnisse der physiologischen Forschung stimmen also mit unseren experimentellen Befunden der chemotaktischen Beeinflussung der Verdauung von Fettsubstanzen durch die lipolytischen Lymphocyten völlig überein.

Auf demselben Vorgang beruht auch die vielfach konstatierte Einwirkung der Lymphdrüsen, der Hauptbildungsstätten der Lymphocyten, auf den Fettstoffwechsel[228]. Auch die Milz, die zweite Lymphocytenquelle, hat einen gewissen Einfluß auf die Spaltung von Fettsubstanzen[229]; es ist jedenfalls interessant, daß z. B. nach Milzexstirpation klinisch ein Ansteigen des Fettgehaltes des Blutes und sekundär Lymphocytose festgestellt werden konnte[230]. Bei der Untersuchung der Mesenterialdrüsen während des Fettverdauungsprozesses findet man eine Hyperplasie der Keimzentren und eine gesteigerte Lymphocytenbildung. Auch die Untersuchung der Milz während der Verdauung ergab Vergrößerung der Follikel. Während eines Hungerzustandes lagern sich Fettsubstanzen in der Milz ab.

Mit unseren Untersuchungsergebnissen, daß einverleibtes Fett von den einkernigen Zellen aufgenommen und zum Teil in die Lymphdrüsen überführt wird, stimmt nicht bloß das oben erwähnte physiologische Auftreten einer Lymphocytenvermehrung nach Zufuhr von reiner Fettnahrung, und die nahe Beziehung der Lymphdrüsen zum Fettstoffwechsel überein, sondern auch die klinischen Erfahrungen und pathologisch-anatomischen Befunde bei den verschiedensten Störungen des Fettstoffwechsels finden hierin eine befriedigende Erklärung.

In seinem Referat über Wesen und Behandlung der Diathesen äußert sich Pfaundler[231] darüber folgendermaßen: „Namentlich die Zusammenhänge zwischen Störungen des Fettstoffwechsels und lymphoider Hyperplasie werden lebhaft erörtert, und ihre Deutung liegt vielleicht wirklich in der Teilnahme des lymphoiden Parenchyms an Fettverdauungsvorgängen, wofür eine Fülle von Tatsachen beigebracht werden kann (Bergel). Bei primärer Fettverdauungsstörung dürfte dann eine ausgleichende Mehrarbeit und Hyperplasie des Lymphoidgewebes gewärtigt werden."

In dieselbe Rubrik gehören die Beobachtungen, daß bei der Acetonämie, ebenfalls einer Fettstoffwechselstörung der Kinder, als Reaktion eine starke Lymphocytose[232] gefunden wird, daß überhaupt Anomalien des Fettstoffwechsels häufig zu, wahrscheinlich kompensatorischer, lymphoider Hyperplasie führen, so der Status thymicolymphaticus und die exsudative Diathese. Bei krankhafter Veränderung der Fettverdauungsvorgänge tritt entweder infolge einer mangelhaften, gestörten Funktion der unter normalen Verhältnissen ausreichenden lymphocytären Elemente, oder infolge der zu bewältigenden Mehrleistung oder aus sonstigen Gründen eine hyperplastische Reaktion derjenigen Organe ein, die die fettspaltenden Lymphocyten produzieren, der Lymphdrüsen, und bei Kindern auch der Thymus ein.

Zusammenhänge zwischen dem Auftreten einer Lymphocytose und abnormem Fettstoffwechsel scheinen auch bei Störungen gewisser Drüsen mit innerer Sekretion zu bestehen, insbesondere bei Er

krankungen der Thymus[144]), der Nebennieren[145]) und der Schilddrüse[150]), wenn auch hier sehr vieles noch der Klärung bedürftig ist.

Die Thymus, deren Beziehungen zum Fettstoffwechsel auch aus
anderen Beobachtungen erhellt, hat nicht bloß als sogenannte Drüse mit
innerer Sekretion zu gelten, sondern muß nach dem heutigen Stande
unserer Kenntnisse geradezu als eine Produktionsstätte der Lymphocyten angesehen werden; ist sie doch zu einem großen Teile aus lymphocytären Elementen zusammengesetzt. Es liegt sehr nahe, anzunehmen,
daß die normalerweise bei Kindern in den ersten Jahren beobachtete
Lymphocytose, zu einem Teile wenigstens, darauf beruht, daß auch
die Thymus Lymphocyten ins Blut wirft, zumal man weiß, daß gerade
um die Zeit, wo sie sich gewöhnlich zurückbildet, ungefähr um das
10. Lebensjahr, auch die relative Vermehrung der Lymphocyten allmählich zurückgeht, und das kindliche Blutbild sich dem des Erwachsenen
nähert. Auf der anderen Seite vollzieht sich in der Thymus selbst mit
dem Schwinden der lymphocytären Elemente eine fettige Umwandlung
des Organes, ähnlich etwa, wie bei der Lymphdrüsenatrophie ihr Gewebe sich in Fettgewebe umwandelt.

Auf die interessanten Beziehungen zwischen Nebennierenrinde
zu Lymphocytose und Lipoidstoffwechsel sei nur kurz hingewiesen[247]), da auch hier bisher nur wenige sicher fundierte, experimentell begründete Tatsachen vorliegen, die die vermuteten Zusammenhänge eindeutig beweisen könnten. Die Nebennierenrinde besteht
morphologisch im wesentlichen aus lymphocytären Zellen, die anscheinend Lipoidsubstanzen nicht bloß elektiv aufnehmen, da in ihnen kon-
stant eine Vermehrung dieser Stoffe gefunden wird, sondern auch abbauen, da Veränderungen der Nebennierenrinde mit Vergrößerung oder
Verarmung des Lipoidgehaltes Hand in Hand gehen, und da in der
Nebennierenrinde Cholin, ein Spaltungsprodukt des Lecithins, gefunden
wird[248]). Zwischen Nebenniere und Thymus bzw. lymphatischem Apparat selbst bestehen gewisse Wechselbeziehungen.

Erkrankungen der Schilddrüse gehen gleichfalls mit Lymphocytenvermehrung und Störungen des Fettstoffwechsels einher,
was sich am ausgeprägtesten bei der Basedowschen Krankheit[184])
u. [249]) äußert. In der Thyreoidea sind zwei verschiedene Lipoide isoliert worden, die wahrscheinlich giftig wirken. Injektion von Struma-
preßsaft ruft ebenso wie die Darreichung von Thyreoidintabletten[150])
eine Lymphocytose und gleichzeitig eine Entfettung hervor. Der
Fettstoffwechsel bei Tieren, denen die Schilddrüse entfernt ist, ist ge-
stört. Bei der Basedowschen Krankheit, bei der eine Hyper- oder
Dysfunktion der Schilddrüse, Lymphocytenvermehrung und eine
Störung des Fettstoffwechsels im Organismus vorhanden ist, scheinen
neben wahrscheinlich noch anderen Faktoren auch die Beziehungen zwischen
Lymphocytose und Fettspaltung eine Rolle zu spielen. Die Lymphocytose scheint, wie bei anderen Erkrankungen, so auch hier eine Ab-
wehrmaßregel[250]), ein Antistoffbildner zu sein gegenüber dem lipoiden
Krankheitsgift, das vielleicht direkt oder indirekt aus der entarteten Schild-

drüse stammt. Inwieweit schon der Jodgehalt der Schilddrüse allein auf die Entstehung der Lymphocytose von Einfluß ist, läßt sich nicht mit Bestimmtheit sagen; die Tatsache ist jedenfalls experimentell sichergestellt, daß das Jod eine Vermehrung der Lymphocyten hervorruft. Daß die Lymphocytose auch bei der Basedowschen Krankheit als eine Reaktionserscheinung gegen das wahrscheinlich lipoide Krankheitsgift aufzufassen ist, läßt sich schon daraus erschließen, daß nach erfolgreicher Kropfoperation[251]) bei Basedowkranken die Lymphocytose schwindet. Wenn dagegen nach operativer Entfernung des Kropfes die Lymphocytenvermehrung nach einiger Zeit nicht zurückgeht und einer normalen Blutzellmischung Platz macht, so kann das als ein Zeichen dafür gelten, daß die Operation keinen vollen Heilerfolg erzielt hat, daß der eigentliche Krankheitsstoff, der die reaktive Lymphocytose erzeugt hat, noch nicht aus dem Körper entfernt ist. Daß bei der Basedowschen Krankheit auch Beziehungen zur Thymus bestehen, ist bekannt[252]).

Bei Diabetes[185]), bei dem neben der Störung im Kohlehydratstoffwechsel oft auch eine solche des Fettstoffwechsels, außer der meist vermehrten Fettzufuhr, vorkommt, ist häufig eine Lymphocytose beobachtet worden. Fetttröpfchen sind hier öfter in den weißen Blutkörperchen gefunden worden[253]), und man weiß, daß gerade bei dieser Krankheit häufig einkernige Zellen nicht bloß bindegewebiger Natur sich mit Cholesterin beladen und zu den bekannten Xanthombildungen[254]) führen.

Wenn auf der einen Seite bei reichlicher Zufuhr ausschließlicher Fettnahrung eine wesentliche Vermehrung der Lymphocyten eintritt, und diese mit der Resorption und Assimilation des aufgenommenen Fettes in Zusammenhang steht, so ist auf der anderen Seite auch im Hungerzustande eine Lymphocytose des Blutes festgestellt worden[152]). Diese sich scheinbar widersprechende Tatsache erklärt sich, ebenso wie die auffallende, aber vielfach bestätigte Beobachtung, daß in den letzten Kriegsjahren auch bei anscheinend Gesunden eine Verschiebung des Blutbildes zugunsten der lymphatischen Elemente[153]) eingetreten ist, auf folgende Weise. Infolge der schweren Unterernährung in der letzten Kriegszeit, vor allem infolge des fast völligen Mangels an Fett wird, wie beim Hunger, das Reservematerial des Körpers, insbesondere das eigene Körperfett, für die notwendigen Zwecke des Unterhaltes des Organismus und für die Arbeitsleistungen desselben angegriffen und abgebaut. Dadurch tritt eine Überführung dieses Körperfettes in das Blut, und infolgedessen eine starke Vermehrung desselben im Blute ein. Als biologische Reaktion dagegen kommt eine Lymphocytenvermehrung im Blute zustande, die fettspaltende Wirkung des Blutes wird eine stärkere[233a]), um das dort in größeren Mengen vorhandene Körperfett den anormalen, gesteigerten Anforderungen entsprechend aufnehmen, fortführen und abbauen zu können; ein im übrigen schon in der Friedenszeit bekannter klinischer Befund, daß im Hungerzustande eine Lymphocytose und eine ver-

mehrte Fettspaltung des Blutes gefunden wird. Entsprechend der
Lymphocytenvermehrung im Blute ist bei Kriegsunterernährten
vielfach eine Hyperplasie der Lymphdrüsen festgestellt worden, ohne
sonstige Anhaltspunkte für diese Veränderungen[233]). Die Tatsache der
Verschiebung des Blutbildes nach der lymphatischen Seite während der
letzten Jahre des Krieges ist vielfach bestätigt worden, jedoch keine
der bisherigen Erklärungsversuche konnte irgendwie befriedigen.
Daß die Typhusschutzimpfung[234]), wie zuerst angenommen wurde, nicht
als wirkliche Ursache dieser Lymphocytenvermehrung angesehen werden
darf, geht schon daraus hervor, daß die durch diese bewirkte Steigerung der Lymphocytenzahl nur verhältnismäßig kurze Zeit andauert,
und daß andererseits die Lymphocytenvermehrung auch bei Personen
konstatiert wird, die nie eine Typhusschutzimpfung erhalten haben.
Für die weiterhin angeschuldigte Ernährung mit Kohlehydraten als
Ursache der Lymphocytose fehlt auch nur der geringste Beweis oder
selbst nur eine Analogie. Wirklich begründet erscheint lediglich die
hier gegebene Erklärung, die auf den experimentell bewiesenen
Beziehungen zwischen Fettsubstanzen und Lymphocytose basiert,
und auch mit allen sonstigen bei diesen Ernährungsstörungen beobachteten Befunden völlig im Einklang steht.

Wenn man sich ferner die Tatsache vor Augen hält, daß bei
manchen Formen von Fettsucht das völlige Fehlen von Lipase[235]) beobachtet ist, und daß die Zufuhr von Schilddrüsensubstanz, sowie
das Leptynol eine typische Lymphocytose und gleichzeitig eine Entfettung des Organismus erzeugt, so drängt sich auch hier unwillkürlich der ursächliche Zusammenhang beider Erscheinungen auf.

5. Beziehungen der Lymphocyten zu körpereigenen fettigen Degenerationsprodukten.

Die Lymphocyten dienen aber nicht bloß dazu, von außen in den
Körper eingeführtes Fett mit zu resorbieren und zu assimilieren,
oder fetthaltige bakterielle Antigene abzubauen, oder in Zeiten der
Not das Reservefett des Körpers zu transportieren, abzuschmelzen
und für den Organismus nutzbar zu machen, sondern es ist eine gewöhnliche
und an den verschiedensten Stellen des Körpers zu machende anatomische Beobachtung, deren biologische Deutung und Bedeutung aber
bisher nicht erkannt wurde, daß die Lymphocyten und ihre Abkömmlinge überall dort auftreten, wo fettige Abbau- und Degene-
rationsprodukte des Körpers wegzuräumen sind. Es ist bekannt,
daß fettartige Substanzen[235a]), z. B. Zerfallstoffe des Gehirns[236]), von
einkernigen Zellen, die nicht bloß Glia- oder Adventitiazellen sind, aufgenommen werden, die dann als sogen. Fettkörnchenzellen erscheinen,
daß bei Fettgewebsnekrose des Pankreas die Einkernigen die Fettsubstanzen in ihren Leib aufnehmen[237]), daß weiterhin die Lecithinkörnchen[238]) z. B. bei Prostatikern nur von den einkernigen Zellen
phagocytiert werden, daß in der Milchdrüse die Fetttröpfchen gleich-

falls von den Lymphocyten[239]) aufgenommen und den Lymphdrüsen zugeführt werden usw. Interessant ist in diesem Zusammenhange auch die Tatsache, daß die phosphorhaltigen Zellkerne, die weder von dem proteolytischen Ferment der polynucleären Leukocyten, noch von dem eiweißspaltenden Magensaft angegriffen werden[240]), von den einkernigen weißen Blutkörperchen verdaut werden, wahrscheinlich, weil die Kernsubstanzen chemisch den Lecithinen nahestehen, und nicht durch Proteolyse, sondern nur durch Lipolyse abgebaut werden können. Außer den oben angeführten Beispielen von Wegschaffung fettiger Abfallsubstanzen durch die Lymphocyten ist es ein regelmäßiger Befund, daß z. B. bei der akuten Leberatrophie in der Umgebung degenerierter Leberzellen Rundzellenhaufen vorhanden sind, ebenso finden sich Anhäufungen von Lymphocyten und Plasmazellen bei Lebercirrhose; alle experimentellen Eingriffe ferner, die Nekrosen des Lebergewebes erzeugen, rufen lymphocytäre Infiltrationen hervor. Solche Lymphocytenansammlungen werden auch in fettigen Degenerationsherden anderer Organe, des Herzens[241]), der Niere usw. gefunden. Auch in den atheromatösen lipoiden Herden der Gefäßwandungen stellt man das Vorhandensein von Lymphocytenanhäufungen fest.

Wir haben bereits oben die bekannte Tatsache erwähnt, daß bei Erkrankungen des Gehirns häufig die sogen. Fettkörnchenkugeln gefunden werden; diese phagocytären einkernigen Zellen werden überhaupt bei Affektionen des Gehirns und Rückenmarks, die mit Zerfall der lipoidreichen Nervensubstanz einhergehen, z. B. besonders deutlich in frischen Krankheitsherden von multipler Sklerose[242]), häufig konstatiert. Aus demselben Grunde findet man auch bei der sekundären Degeneration peripherer Nerven starken Fettschwund[244]) und einkernige phagocytäre Zellen, die mit Trümmern des Nervenmarks beladen sind. Bei nerven- und geisteskranken Kriegsteilnehmern ist ebenfalls eine starke Lymphocytose, oft mit Mononucleose vergesellschaftet, gefunden worden, ebenso bei Hirnverletzten[243]), wobei von den Autoren ausdrücklich hervorgehoben wird, daß die Ernährung hierbei keine ursächliche Rolle gespielt haben könne, da Soldaten unter den gleichen Ernährungsverhältnissen, die aber nicht nervenkrank waren, diese Lymphocytenvermehrung nicht zeigten. Auf den Fettschwund der Nerven ist besonders aufmerksam gemacht worden[244]).

In dasselbe oder ein jedenfalls nahe verwandtes Gebiet sind die Beobachtungen einzureihen, die bezüglich des Lecithinstoffwechsels bei der Tabes und der progressiven Paralyse gemacht wurden[245]). Beide sind Nervenerkrankungen, die mit einem erhöhten Zerfall von Lecithin einhergehen; dieser erhöhte Lecithinzerfall im Gehirn bzw. Rückenmark, auch im Knochenmark, bewirkt eine wesentliche Erhöhung des Lecithinspiegels im Blutserum. Es ist nun wohl möglich, daß ein Teil der bei der Tabes und Paralyse beobachteten Lymphocytose außer durch das syphilitische lipoide Virus reaktiv auch durch die lipoiden Zerfallsprodukte des erkrankten Organismus selbst bedingt ist.

Wenn wir auf Grund der vielen oben erwähnten Befunde versuchen, unsere Deutung der Lymphocytose auf ein verwandtes Gebiet zu übertragen, das noch den Gegenstand einhergehender Untersuchungen bilden soll, so ergeben sich Zusammenhänge, die weite Ausblicke eröffnen auf Krankheitsbilder, die völlig im Dunkeln lagen; sie gestatten uns eine Einsicht in große Gruppen von Krankheitszuständen, die bisher gänzlich unerforscht waren, und jeder biologischen Erklärung unzugänglich schienen. Es ist nämlich auffallenderweise bei Neurotikern, bei Personen mit neurasthenischer Konstitution gleichfalls von verschiedenen Seiten eine deutliche Vermehrung der Lymphocyten[215] festgestellt worden, die, nach den Krankheitsberichten zu urteilen, bei dem größten Teile der Fälle wenigstens, nicht auf Ernährungsstörungen zurückzuführen war. Ich möchte mich der Auffassung zuneigen, die ich allerdings heute mit zwingenden Beweisen noch nicht belegen kann, daß diese bei Leuten mit sogen. funktionellen Nervenerkrankungen feststellbare Vermehrung der Lymphocyten auf folgende Weise zustande kommt. Nach den Vorstellungen, die wir uns auch von den sogen. funktionellen Neurosen machen müssen, handelt es sich hier um Kranke, deren Nervensystem aus irgendeinem Grunde ein sehr reizbares und labiles ist, deren Fettstoffumsatz vermutlich nicht bloß ein vermehrter, sondern auch ein abnormer, deren Energieverbrauch, wie auch tatsächlich festgestellt wurde[246], ein gesteigerter ist, und wo infolgedessen ein krankhaft erhöhter, wenn auch nur molekularer Zerfall der lipoidhaltigen Nervensubstanz stattfindet, der mit unseren gewöhnlichen Untersuchungsmethoden vielleicht gar nicht nachweisbar ist. Diese vermehrten Zerfallsprodukte werden in die Gewebe und in das Blut abgeladen, wo sie nunmehr von den lipolytischen Lymphocyten, die als ein feines biologisches Reagens auftreten, weggeschafft und abgebaut werden. Es braucht wohl nicht besonders betont zu werden, daß es nicht notwendig ist, daß das Fett in den lymphocytären Elementen als Tröpfchen morphologisch sichtbar und mikroskopisch immer nachweisbar ist, daß sogenannte Fettkörnchenzellen auftreten, sondern es kann das Fett in gelöstem oder kolloidalem Zustande sich im Protoplasma befinden. Chemisch kann Fett vielfach dort oft noch in größeren Mengen nachgewiesen werden, wo [morphologisch nichts zu sehen ist.

An Tatsachenmaterial, das neben dem bereits angeführten mit unserer Auffassung in Analogie gebracht werden kann, sind die Befunde zu nennen, daß z. B. bei der Dementia praecox[247], die auch als eine nur funktionelle Geisteskrankheit aufgefaßt wurde, erstens eine beträchtliche Vermehrung der Lymphocyten und großen Mononucleären gefunden wird, und daß ferner in diesen einkernigen Zellen eingeschlossene Abbauprodukte fettigen Charakters, höchstwahrscheinlich vom Zentralnervensystem herrührend, festgestellt werden. Wenn auch unser Erklärungsversuch noch keinen Anspruch auf exakte Begründung erheben kann, so ermöglicht er doch ein annehmbares Verständnis von Vorgängen, für die eine auch nur einigermaßen plausible Deutung bisher nicht gegeben werden konnte.

Auch im Schlaf soll eine Vermehrung der Lymphocyten gefunden werden, was möglicherweise ebenfalls mit gesteigerten Abräumarbeiten lipoider Substanzen im Zusammenhang steht.

Von vielen Autoren wird angegeben, daß es eine postinfektiöse und posttoxische Lymphocytose gibt, deren Sinn und Bedeutung bisher unverständlich und unerklärlich war. Die Annahme erscheint nicht gewagt, und ist imstande, auch diese Erscheinung biologisch verständlicher zu machen, daß die Lymphocytose neben vielleicht noch anderen Momenten hier auf zweierlei Ursachen zurückzuführen sei, die mit den vorhin besprochenen Beobachtungen im Zusammenhang stehen. Erstens ist bei länger dauernden konsumierenden Infektionskrankheiten die Nahrungsaufnahme von seiten des Kranken meist eine ganz ungenügende, und infolgedessen muß auch hier das eigene Körperfett angegriffen und z. T. verbraucht werden, was sich einerseits durch die fast stets eintretende Abmagerung derartiger Kranker äußert, und andererseits, ähnlich wie beim Zustandekommen der Kriegslymphocytose, auch hier zu einer Vermehrung der einkernigen weißen Blutkörperchen führen muß. Zweitens ist es ein bekannter pathologisch-anatomischer Befund, daß nach länger anhaltenden Infektions- und Intoxikationskrankheiten ein fettiger Zerfall von Gewebselementen in den infizierten Organen eintritt, und es ist sehr wohl, in Analogie mit den oben besprochenen Befunden, anzunehmen, daß zum Zwecke des Abräumens und weiteren Abbaus dieser fettigen Abfallprodukte des Körpers die lipolytischen Lymphocyten in Aktion versetzt werden. Auf diese Weise erscheint die sogen. postinfektiöse bzw. posttoxische Lymphocytose am natürlichsten erklärt, sie bildet dann einfach ein Analogon zu bekannten pathologisch-anatomischen Befunden, und die Deutung gewährt biologisch einen tieferen Einblick in das Geschehen der Heilung, der Wiederherstellung normaler Zustände nach Beseitigung der eigentlichen Infektion.

In diesem Zusammenhange betrachtet, ist es nicht unwahrscheinlich, daß das Auftreten von Lymphocyten und ihren Abkömmlingen im Granulationsgewebe nach der sogen. „Reinigung" infizierter Wunden, bei der die polymorphkernigen Leukocyten die Hauptrolle spielen, überhaupt bei jeder Wundheilung, ebenfalls zum Zwecke des Abräumens der durch die Verwundung oder die Infektion anatomisch feststellbaren fettig degenerierten Gewebstrümmer erfolgt.

Die pathologisch-anatomischen Befunde, daß die lipoiden roten Blutkörperchen bzw. deren Trümmer gerade in einkernigen weißen Zellen angetroffen, in den Lymphdrüsen und besonders in der Milz eingeschmolzen werden, entsprechen völlig den experimentell festgestellten Tatsachen und ihrer von uns gegebenen Deutung. Bei manchen Krankheiten mit gesteigerter Hämolyse kann daher Milzexstirpation angeblich heilsam wirken. Die, wenn auch durchaus nicht immer einheitlich zu deutenden Beziehungen zwischen Hämolyse und Lipolyse äußern sich ferner darin, daß das Blutserum an gewissen Infektionen Leidender nicht bloß stärker hämolytisch, sondern auch stärker lipolytisch[268]) ist als das normale, und daß bestimmte entzündliche Exsudate sowohl hämolytisch als auch lipolytisch stärker wirken als Transsudate[269]).

Auf die die Hämolyse und Lipolyse vermittelnde Rolle der Lymphocyten deuten außer unseren experimentellen Feststellungen z. B. auch folgende Befunde hin. Es ist konstatiert worden, daß das Serum Basedowkranker, deren Blut bekanntlich sehr lymphocytenreich ist, auflösend wirkt auf das Blut Gesunder[270]); ebenso ist das Blutserum Malariakranker, das sehr viel einkernige Zellen enthält, agglutinierend und hämolytisch für die roten Blutkörperchen gesunder Menschen[271]). Das Blut von Syphiliskranken, das Lymphocytenvermehrung aufweist, hat ein vermehrtes Fettspaltungsvermögen und wirkt hämolytisch auf gesundes Blut; in der Cerebrospinalflüssigkeit von Paralytikern, die viel Lymphocyten enthält, ist ein erhöhtes Fettspaltungsvermögen und ein Hämolysin für Hammelblutkörperchen konstatiert worden[272]).

Bei vielen, mit Lymphocytenvermehrung einhergehenden Krankheiten wird ein gesteigerter Zerfall von roten Blutkörperchen beobachtet. Stark ausgesprochen ist dieses Verhalten bei der hämolytischen Anämie, dessen Blutbild auch Ähnlichkeit mit dem bei akuter lymphatischer Leukämie hat. Die Erythrocytenzahl pflegt hier mit dem Sinken der einkernigen weißen Blutkörperchen zu steigen. In die Reihe der Lysin- bzw. Autolysinbildung gehört auch die paroxysmale Hämoglobinurie. Höchstwahrscheinlich wirkt als ursächliches, die Krankheit auslösendes Moment ein spezifisches Virus, manchmal die Syphilis, aber es ist doch nicht ausgeschlossen, daß die Lymphocytenlipase auch hier bei der Lösung der durch das Krankheitsgift in ihrer Struktur labil gewordenen, in ihrer Resistenz geschwächten roten Blutkörperchen, insbesondere bei niedrigen Temperaturen, eine Rolle spielt, da wir ja wissen, daß die Lymphocyten ein Amboceptor ähnliches Zymogen absondern, das zusammen mit dem Komplement das voll wirksame Hämolysin bildet. Die Tatsache, daß bei dieser Erkrankung im Anfall ein Lymphocytensturz[180]) gefunden wird würde es jedenfalls erklärlich machen, daß die hierbei freigewordene Lipase auch die eigenen Erythrocytenhüllen zu lösen imstande sei; von verschiedenen Autoren ist ja bei der Hämoglobinurie ein Hämolysin nachgewiesen worden; auch die Rolle der Milz hierbei ist nunmehr verständlich geworden. Wir haben gesehen, daß die Lymphocyten, die lymphocytenreichen Exsudate und die Bildungsstätten der Lymphocyten, Milz und Lymphdrüsen, imstande sind, rote Blutkörperchen zu lösen. Aus diesem Grunde erklärt sich nicht bloß die Tatsache, daß die Erythrocyten nur von den einkernigen weißen Blutzellen aufgenommen, in der Milz und den Lymphdrüsen eingeschmolzen[266]) werden, sondern auch die auffallende Erscheinung, daß gerade bei solchen Erkrankungen, die mit einer bedeutenden Lymphocytose einhergehen, sich sehr bald eine merkliche Anämie entwickelt, und daß bemerkenswerterweise Iso- und Autolysinbildung[267]) ebenfalls gerade bei denjenigen Krankheiten beobachtet wird, die mit einer Vermehrung der Lymphocyten einhergehen, bei Lues, Typhus abdominalis, perniziöser Anämie, Basedowscher Krankheit usw. Am markantesten tritt die Erscheinung der ausgesprochenen Anämie bei der lymphatischen Leukämie auf. Diese Patienten sehen sehr blaß aus, oft im Gegensatz zu den an myeloider Leukämie Erkrankten.

Durch besondere Untersuchungen wäre festzustellen, ob z. B. die gallertartigen Veränderungen an dem Fettmark der Knochen bei gewissen Krankheitszuständen außer durch das die Krankheit bedingende Gift noch durch andere, etwa lymphocytäre, lipolytische Einflüsse verursacht werden. Es ist jedenfalls auffallend, daß die genannten Umwandlungen des Fettmarks besonders bei solchen Erkrankungen beobachtet werden, die mit einer starken Vermehrung der Lymphocyten einhergehen, so bei vorgeschrittener Tuberkulose, bei perniziöser Anämie. bei manchen Formen der Syphilis, und besonders ausgesprochen bei lymphatischer Leukämie; hier schwindet das Fettmark und nimmt eine dem Lymphdrüsengewebe ähnliche Beschaffenheit an. In der Tat findet man auch bei der lymphatischen Leukämie in dem Fettmark der Röhrenknochen größere oder kleinere Lymphocytenhaufen eingelagert, die wahrscheinlich die Umwandlung des Fettes verursachen. Daß das Fett des Knochenmarks durch lymphocytenhaltiges Material gespalten wird, habe ich experimentell nachweisen können.

6. Verschiedene Entstehung und Bedeutung der Serumlipase.

Wenn wir durch unsere Untersuchungen zu dem Ergebnis kamen, daß gesetzmäßige Beziehungen und Zusammenhänge zwischen Lymphocytose und Fettspaltung bestehen, so ist immer nur diejenige Lymphocytose und Lipase gemeint, die als Reaktion auf ein lipoides Antigen zustande kommt. Man darf also nicht allgemein von einem Zusammenhang zwischen Lipase im Blut überhaupt und Lymphocytose reden. Denn es ist möglich, daß die Lipase im Blute noch andere Quellen hat als lymphocytäre, und daß auch bei solchen Krankheiten Lymphocytose beobachtet wird, über deren Bedeutung wir zur Zeit nichts wissen, weil wir die chemische Konstitution des Krankheitserregers nicht kennen, oder weil möglicherweise die Lymphocyten außer der lipolytischen noch andere Funktionen haben. Es ist aus diesem Grunde notwendig, auf die verschiedenartige Bewertung und Deutung des Fettspaltungsvermögens des Blutserums einerseits und der Blutlymphocytose andererseits etwas näher einzugehen, und ihre gegenseitigen Beziehungen klarzulegen, um Mißverständnissen oder Trugschlüssen vorzubeugen. Wir haben gesehen, daß die reaktive Vermehrung funktionstüchtiger Lymphocyten, die ihre Lipase nicht bloß in ihrem Zellkörper behalten, sondern in die Umgebung absondern, eine Erhöhung der lipolytischen Kraft des Serums gegenüber den betreffenden, als Antigen wirkenden Fettsubstanzen zur Folge hat.

Damit ist aber weder gesagt, daß der Befund einer Lipase im Blute durchaus das Vorhandensein vieler Lymphocyten zur Voraussetzung haben muß, noch daß die Lymphocyten jedes beliebige Fett ebenso stark spalten, wie dasjenige, auf das ihre Lipase spezifisch oder annähernd spezifisch eingestellt ist. Die Annahme wäre also grundsätzlich falsch, daß der Lipasegehalt des Blutserums etwa parallel gehen müsse mit dem Lymphocytengehalt des Blutes; warum das falsch wäre, wollen wir des näheren auseinandersetzen.

Wenn z. B. im Serum eines septisch Kranken, bei dem Streptokokken im Blute kreisen, eine Lipase gefunden wird[273]), und bei einem Luetiker das Fettspaltungsvermögen des Blutes erhöht ist, so bedeutet dieser an sich gleiche Befund doch etwas voneinander Grundverschiedenes. Im ersteren Falle wirken die hämolytischen Krankheitserreger gleichzeitig lipolytisch, und die erhöhte Lipolyse des Serums zeigt nur das Überschwemmtsein des Blutes mit fettspaltenden, hämolytischen Antigenen an, während im letzteren Falle die Lipolyse als eine durch das lymphatische Gewebe bedingte Reaktionserscheinung, eine Antikörperbildung gegenüber dem lipoidhaltigen Krankheitserreger aufzufassen ist. Der Nachweis der Lipase im Blute wird also in beiden Fällen möglich sein, diese hat aber beide Male einen ganz verschiedenen Ursprung und eine ganz verschiedene Bedeutung in klinischer Beziehung. Die Lipase bei der Lues ist durch die Lymphocytose usw. bedingt, und ist hier als Reaktionserscheinung des Körpers anzusehen, um die lipoiden Krankheitserreger abzubauen, während im anderen Falle die Lipase von den Krankheitserregern selbst herrührt und als Gift wirkt. Daher findet man trotz Lipase im Blut von Streptokokkenkranken keine Lymphocytose. Man darf also nicht den Schluß ziehen, daß die Serumlipase nicht von den Lymphocyten herrühren kann, weil sie auch z. B. bei Sepsis gefunden wird, die mit einer polynucleären Leukocytose einhergeht. In dem einen Falle ist eben das Antigen lipolytisch, und ruft natürlich keine reaktive Lymphocytose hervor, im anderen Falle ist es der durch das lymphatische Gewebe repräsentierte Antikörper, der lipolytisch wirkt, erzeugt durch ein lipoides Antigen. Dort ist die Lipase als Ursache der Erkrankung aufzufassen, hier als ein Heilbestreben. Es gibt eine große Reihe von Krankheitserregern tierischen, pflanzlichen und bakteriellen Ursprungs, die hämolytisch und gleichzeitig lipolytisch wirken[274]), die also selbst eine Lipase in ihrem Krankheitsstoff enthalten, ohne natürlich mit Lymphocytose einherzugehen. Diese Krankheitsgruppen müssen selbstverständlich bei der Deutung und Bewertung der Lipase im Blute, die abhängig ist von einer Lymphocytose, von vornherein ausscheiden.

Von wesentlicher Bedeutung für die Beurteilung dieser Frage ist ferner unsere Feststellung, daß die Lymphocytenlipase sich gegenüber dem jeweiligen lipoiden Antigen spezifisch, oder nahezu spezifisch einstellt, und daß die Stärke dieser spezifischen Lipase keineswegs gemessen werden darf an der Spaltung eines beliebigen andersartigen Fettes; einen wirklichen Gradmesser kann nur das homologe Lipoid abgeben.

Es kann daher unter Umständen das nur auf ein bestimmtes Lipoid eingestellte lipolytische Lymphocytenferment bei der Prüfung mit einer anderen, fremdartigen Fettsubstanz sich dem Nachweise vollständig entziehen, überhaupt nicht, oder nur ganz wenig vorhanden zu sein scheinen. Es konnte von mir nämlich schon früher festgestellt werden, daß nach intrapleuralen bzw. intraperitonealen Injektionen von Ölen in den fast ausschließlich lymphocytenhaltigen Exsudaten früher und stärker Lipase nachweisbar ist als im Serum, und daß nach mehrfacher Vorbehandlung sowohl das lymphocytenreiche Exsudat, wie auch die Bildungsstätten der Lymphocyten, die Lymphdrüsen und die Milz, manchmal, aber nicht immer, auch das Serum, an lipolytischem Vermögen zunehmen; aber ich habe ausdrücklich damals schon hervorgehoben, daß dieses lipolytische Vermögen sich stärker erweist gegenüber dem Fette, mit dem vorbehandelt war, als einem andersartigen, daß, wenn auch nicht eine absolut spezifische Einstellung der Lymphocytenlipase gegenüber dem homologen Fette stattgefunden hat, so doch andere Fette in meist nur viel geringerem Grade gespalten werden[275]). Das gleiche Grundgesetz der spezifischen Einstellung des lipolytischen Lymphocytenfermentes gegenüber dem jeweiligen Lipoid habe ich in noch viel ausgeprägterem und augenfälligerem Grade bei meinen Untersuchungen über Hämagglutination und Hämolyse bestätigen können. Die spezifische Einstellung der Lipase auf das lipoide Antigen entsteht bei der Hämagglutination und Hämolyse, in analoger Weise auch bei anderen Immunitätsprozessen dadurch, daß infolge der Vorbehandlung die Lymphocytenlipase allmählich daran gewöhnt wird, ein gerade gegen dieses Lipoid gerichtetes Ferment zu produzieren, eine Erscheinung, die auch bei anderen fermentsezernierenden Zellen beobachtet wird. Man kann, wie wir gesehen haben, nicht bloß innerhalb des Tierkörpers, sondern auch auf dem Objektträger beim Vermischen des lymphocytenreichen Bauchhöhlenexsudates des vorbehandelten Tieres mit den homologen roten Blutkörperchen die einzelnen Phasen der Hämagglutination und Hämolyse, das Verklumpen zu einer formlosen Masse, das Schmelzen und schließlich die vollständige Lösung der roten Blutkörperchen unter dem Einfluß der spezifisch lipolytischen Lymphocyten systematisch verfolgen. Dagegen werden andersartige rote Blutkörperchen, als die zur Vorbehandlung benutzten, von diesen selben Lymphocyten ganz oder fast ganz unbeeinflußt gelassen, sie liegen gleichmäßig vermischt nebeneinander. Es ist daher nicht wunderbar, muß aber für die vorliegende Betrachtung als wesentlich hervorgehoben werden, daß zwar das hämolytische und lipolytische Vermögen sowohl in den Exsudaten, als auch in den Bildungsstätten der Lymphocyten, in den Lymphdrüsen und in der Milz, ferner auch oft im Serum infolge mehrfacher Vorbehandlung zunimmt, daß aber, worauf ausdrücklich aufmerksam gemacht sei, bei der Messung des lipolytischen Vermögens gegenüber andersartigen Fetten erstens kein Parallelgehen von Hämolyse und Lipolyse festzustellen ist, und daß zweitens die Lipolyse gegenüber verschiedenartigen Fetten ganz verschieden stark ist. Wenn man auch weiß, daß Hämolyse und Lipolyse ihrem Wesen nach sehr nahe verwandte chemische Prozesse sind, so kann, wie wir gesehen haben, deswegen ein Serum zwar stark hämolytisch gegenüber den homologen Erythrocyten sein, braucht aber andersartigen Lipoiden, als den der betr. Erythrocytenart gegenüber ebenso wenig lipolytisch zu sein, wie hämolytisch gegen fremdartige rote Blutkörperchen, weil eben die Lipase, der Ambozeptor, hier nur auf ein bestimmtes Lipoid eingestellt ist, und nur von diesem Lipoid auch völlig absorbiert wird, während sie andere Lipoide oder Fette gar nicht oder nur sehr wenig spaltet. Ebensowenig, wie man sagen darf, ein Serum, das speziell auf Hammelblutkörperchen eingestellt ist, ist nicht hämolytisch, weil es Rinderblutkörperchen nicht löst, darf man auch schließen, daß eine Lipase, die gegen ein bestimmtes Fett gerichtet ist, nicht vorhanden ist, weil es andersartige Fette nicht oder nicht ebenso kräftig spaltet. Wenn die Lymphocytenlipase z. B. gegen das Fett der Tuberkelbacillen, oder das Lipoid des Lueserregers oder gegen ein anderes Fett eingestellt ist, so ist diese Einstellung zwar nahezu spezifisch, aber in Analogie mit ähnlichen biologischen Vorgängen nicht absolut spezifisch; es können daher, in allerdings viel geringerem Grade, auch andere, chemisch verwandte Fette, wie wir früher schon gesehen haben, gespalten werden, aber, und das ist für uns wichtig, nicht alle Fettarten in gleichem Maße, und vor allem nicht parallelgehend mit derjenigen Lymphocytenlipase, die gegen ein bestimmtes, chemisch andersgeartetes Fett nahezu spezifisch gerichtet ist. Die Lymphocyten des tuberkulös infizierten Organismus können sehr wohl das Fett der Tuberkelbacillen spalten, auf das sie eingestellt sind, sie brauchen aber deswegen durchaus nicht parallel hiermit gehend ein anderes pathogenes Lipoid oder Tributyrin zu spalten. Gerade mit Hilfe dieser Erkenntnis erklären sich eine große Reihe sonst unverständlicher biologischer Tatsachen und Befunde auf das einfachste. So wird es uns z. B. einleuchtend, warum die Lymphocyten des Liquor cerebrospinalis der Paralytiker, die nachgewiesenermaßen eine Lipase enthalten. und in denen die Quelle der Reagine für die Wassermannsche Reaktion gefunden wurde, eine positive Wassermannsche Reaktion geben, während in den meisten Fällen von tuberkulöser Meningitis der ebenfalls lymphocytenreiche Liquor eine negative Reaktion ergibt, weil eben, wie früher schon erwähnt, im ersteren Falle die Lipase der Lymphocyten auf das Lipoid der Luesspirochäten eingestellt ist, während im letzteren die Lymphocyten ihr lipolytisches Ferment gegen das Fett der Tuberkelbacillen gerichtet haben.

Hinzu kommen noch eine Reihe weiterer Möglichkeiten, daß einerseits trotz Lymphocytose im Blute manchmal eine Lipase nicht nachweisbar zu sein braucht, und andererseits unter Umständen eine geringere Lymphocytenmenge einen stärkeren Lipasegehalt haben kann. Wenn z. B. die Lymphocytenlipase z. Zt. der Untersuchung bereits an das betreffende Lipoid gebunden und von ihm absorbiert ist, so entzieht sie sich zwar dem Nachweis, ist aber in Wirklichkeit doch vorhanden gewesen. Weiterhin braucht unter gewissen Umständen, und das entspricht analogen Verhältnissen bei den polymorphkernigen Leukocyten, die Lipase der Lymphocyten, die im Plasma suspendiert sind, in diesem, bzw. im Serum nicht nachzuweisen sein, weil sie noch im Lymphocytenleibe enthalten ist, sich in die umgebende Flüssigkeit noch nicht ergossen hat, bzw. erst bei dem Zellzerfall frei und nachweisbar wird.

Es ist ferner sehr wohl möglich, daß, abgesehen von den bisher angeführten Gründen, auch dann Lymphocytose des Blutes und Lipasegehalt des Serums nicht miteinander parallel gehen, wenn die Lymphocyten nicht funktionstüchtig sind, nicht über ein wirksames lipatisches Ferment verfügen.

Bei meinen Untersuchungen über den fermentativen Abbau der Tuberkelbacillen im Organismus habe ich als einen sehr wesentlichen Unterschied zwischen tuberkulosewiderstandsfähigen und -empfänglichen Tieren den objektiven Befund festgestellt, daß im ersteren Falle die Lymphocyten schnell und in großer Anzahl auf die Einverleibung der Tuberkelbacillen reagieren, sie energisch in ihrem Zelleibe, späterhin auch außerhalb desselben abbauen, also über ein kräftiges lipolytisches Ferment verfügen, während im letzteren Falle die Lymphocytenreaktion nur eine sehr viel trägere, und ihre fermentative Wirkung nur eine viel geringergradige ist. Mit diesen Befunden stimmt auch die bekannte Tatsache überein, daß widerstandslose, kachektische Personen nur ein sehr geringes Fettspaltungsvermögen des Blutes besitzen.

Daß aber, abgesehen von den Bildungsorten der Lymphocyten, diese selbst die Produktionsstellen der Blutlipase sind, geht außer unseren experimentellen Befunden auch daraus hervor, daß Michaelis und Rona[276]) gefunden haben, daß bei den meisten Tierarten die fettspaltende „Wirksamkeit des Blutes die des Serums um das Mehrfache übertrifft". Diese Tatsache spricht deutlich dafür, daß die Quelle der Lipase außerhalb des Serums, aber innerhalb des Blutes ist, und hier habe ich in den Lymphocyten das lipolytische Ferment nachgewiesen, das sich sekundär in das Serum ergießt und dieses zum Träger der Lipase macht. In den anderen Elementen des Blutes, die noch in Frage kommen könnten, ist eine Lipase nicht vorhanden bzw. nicht gefunden.

7. Diagnostische Bedeutung der Lymphocytose.

Wir haben an verschiedenen Stellen unserer Ausführungen Veranlassung gehabt, auf die diagnostische Bedeutung der Lymphocytose hinzuweisen, und möchten hier allgemein und an einzelnen Beispielen etwas näher auf diese eingehen.

Wenn wir uns vor Augen halten, daß die Lymphocytose eine gesetzmäßige Abwehrreaktion des Organismus gegen schädigende Stoffe fettartigen Charakters überhaupt darstellt, seien diese belebter oder unbelebter Natur, von außen her in den Körper ge-

langt, oder durch Zerfallsprodukte des eigenen Körpers entstanden, und daß diese Lymphocytose sowohl eine rein lokale, in den
verschiedensten Geweben und Organen sich entwickelnde, als auch der
Ausdruck einer allgemeinen Reaktion des gesamten lymphatischen
Apparates ist, die sich durch eine Vermehrung der lymphocytären
Elemente im Blute kundgibt, so werden wir zu der Auffassung gelangen müssen, die durch die klinische Erfahrung auch bestätigt wird,
daß die Lymphocytose an sich diagnostisch weder spezifisch,
noch auch nur charakteristisch und typisch ist ausschließlich
für eine einzelne, bestimmte Krankheit, sondern nur bezeich-
nend, pathognomonisch für eine große Krankheitsgruppe, deren
gemeinsames Merkmal, soweit unsere biologischen Kenntnisse bisher
reichen, es ist, daß ihre Erreger lipoidartiger Natur sind. Diese
können, wie gesagt, als lipoide oder fetthaltige Infektionserreger ver-
schiedenartigster Konstitution von außen her in den Körper hinein-
gelangt sein, die dann durch die lipolytischen Lymphocyten geschädigt,
abgebaut werden, die Ursache ihres Auftretens kann aber auch in fettartigen Zerfallsstoffen, in körperfremd gewordenen und als Reize
wirkenden Degenerationsprodukten des eigenen Organismus liegen, die
ebenfalls durch die Lymphocyten aufgenommen, fortgeschafft und
weiter gespalten werden. Hinzu kommt die Möglichkeit, daß die Lymphocyten außer der lipolytischen noch andere, bisher unbekannte Funktionen haben könnten. Differentialdiagnostisch bedeutungsvoll kann
dagegen die Lymphocytose gemeinsam mit anderen Symptomen sein,
und kann vor allem die Erkennung und Unterscheidung der spezifisch eingestellten Lymphocyten werden, worauf wir weiter unten
etwas näher eingehen werden. Die Liquorlymphocyten z. B. geben,
worauf wir bereits mehrfach hingewiesen haben, bei der Paralyse
eine positive Wassermannsche Reaktion, weil sie auf das luetische
Lipoid eingestellt sind, bei tuberkulöser Meningitis aber nicht,
weil sie hier gegen das Fett der Tuberkelbacillen gerichtet sind.
Die spezifische Wirksamkeit der Lymphocyten gegen bestimmte lipoide
Antigene besteht aber nicht von vornherein, sondern bildet sich erst
im Organismus im Laufe der Infektion und der reaktiven Einstellung
der Lymphocytenlipase heraus. Dieses allgemeine Gesetz konnten
wir besonders aus dem Verhalten der Lymphocyten den lipoiden roten
Blutkörperchen und den Tuberkelbacillen gegenüber erschließen. Die
Lymphocyten haben ursprünglich infolge ihres lipolytischen Vermögens
nur die Fähigkeit, fettartige Substanzen überhaupt zu verdauen, die
spezielle Wirksamkeit bestimmten Lipoiden gegenüber gewinnen sie
erst infolge allmählicher Gewöhnung, infolge spezifischer Einstellung
ihrer ambozeptorartigen Lipase auf das betr. Lipoid.

Wenn auch die Lymphocytose allein keineswegs als ein sicheres
diagnostisches Merkmal für eine einzelne, spezielle Krankheit in Anspruch genommen werden kann, sondern wenn sie im reaktionsfähigen
Organismus mehr oder minder überall da auftritt, wo es sich um
exogene oder endogene fettartige Substanzen handelt, die abgebaut

werden sollen, so ist trotzdem die Erkenntnis dieser Tatsache diagnostisch insofern schon von großer Bedeutung, als das Vorhandensein einer erheblichen lokalen oder allgemeinen Lymphocytose dafür spricht, daß hier eine der physiologischen oder pathologischen Zustände in Betracht kommen, die, allgemein gesagt, durch fettartige Antigene hervorgerufen sind, und daß von vornherein eine große Gruppe von Krankheitszuständen ausscheidet, wo es sich um eine Resorption rein eiweißhaltiger Produkte, oder um eine Infektion mit Staphylokokken, Streptokokken, Pneumokokken usw. handelt, Infektionserreger, die mit Sicherheit eine polymorphkernige Leukocytose erzeugen. Eine absolute oder auch nur relative Vermehrung der Lymphocyten gegenüber den Leukocyten schließt das Vorhandensein eines heißen Abscesses, eine Infektion mit den gewöhnlichen Eitererregern aus. Dagegen haben wir gesehen, daß die Infektionskrankheiten, deren Erreger lipoidartig sind, insbesondere z. B. die Tuberkulose, die Lues und viele andere, mit einer Vermehrung der Lymphocyten einhergehen.

Das Vorhandensein einer reinen Lymphocytenvermehrung z. B. bei der Tuberkulose ist auch noch insofern diagnostisch zu verwerten, als es für eine unkomplizierte Form spricht, bei welcher der Abwehrapparat gegenüber den Fettsubstanzen des Tuberkelbacillus gut funktioniert. Wenn dagegen bei der Tuberkulose, besonders im Anfang, eine polymorphkernige Leukocytose vorhanden ist, so kann das als ein Zeichen dafür gelten, daß eine Mischinfektion mit anderen Krankheitserregern vorliegt, die den ursprünglich nur durch den Tuberkelbacillus hervorgerufenen Krankheitsprozeß kompliziert.

Interessant, wenn auch noch nicht geklärt, sind die Beziehungen zwischen Lymphocytose und Lipolyse beim Typhus abdominalis. Es ist bekannt, daß in einem bestimmten Stadium des Unterleibstyphus eine ausgesprochene Lymphocytenvermehrung vorhanden[255]) ist, und daß das Fettspaltungsvermögen um diese Zeit erhöht gefunden wird[256]). Diese Tatsachen im Zusammenhange mit der Beobachtung, daß Typhusbacillen sich zum Teil in Lecithin auflösen[257]), daß Chloroform die experimentelle Typhusinfektion beseitigt[258]) und daß pepsinverdaute, also ihres Eiweißgehaltes beraubte Typhusbacillen noch eine immunisierende Wirkung besitzen und ebenfalls polynucleäre Leukopenie hervorrufen[259]), ferner der Befund, daß zwei Giftstoffe aus den Bacillenleibern[260]) isoliert werden konnten, Hülle und Kern[261]), daß beim Typhus gerade die Milz und die Lymphdrüsen[262]), also die Ursprungsstätten der Lymphocyten, nicht das Knochenmark, die Quelle der polynucleären Leukocyten, die Antistoffbildner sind, lassen die Vermutung entstehen, daß die Typhusbacillen vielleicht auch einen lipoiden antigenen Bestandteil enthalten. Wenn wir ferner in Betracht ziehen, daß nach Typhusschutzimpfung eine ausgesprochene Lymphocytose zustandekommt, und daß die klinische Erfahrung lehrt, daß beim Typhus einerseits eine starke Lymphocytenvermehrung als ein prognostisch günstiges Zeichen gelten kann, daß die lipolytische Kraft des Serums bei der

Genesung ansteigt, während umgekehrt ein plötzliches Sinken der Lymphocytenzahl eine ungünstige Vorbedeutung hat, die Lipaseabnahme im Serum eine ungünstige Prognose stellen läßt[263]), so drängen sich auch hier unwillkürlich die Beziehungen zwischen Lymphocytose, reaktiver Fettspaltung und fettartigem Antigen auf.

Daß eine Lymphocytenvermehrung bei bestehender Leukopenie in zweifelhaften Fällen für die Diagnose des Unterleibstyphus[356]) mit großer Wahrscheinlichkeit verwertet werden kann, ist bekannt. Auch für die Differentialdiagnose zwischen Masern und Röteln ist die Feststellung des lymphocytären Blutbildes von Wichtigkeit, da bei Röteln die Lymphocyten vermehrt[199]), bei Masern vermindert sind. Sympathicotonische und vagotonische Zustände sind gleichfalls durch das lymphocytäre Blutbild[146]) voneinander zu unterscheiden. Bei zweifelhaften Hustenanfällen spricht eine vorhandene Lymphocytose, die andere Erkrankungen ausschließen läßt, für das Bestehen eines Keuchhustens[207]). Bei Polioencephalitis findet man Lymphocytose[219]) im Gegensatz zur Polyneuritis. Daß eine sehr bedeutende Vermehrung der Lymphocyten im Blute, zusammen mit anderen Symptomen, für die Diagnose der lymphatischen Leukämie[172]) und ihre Unterscheidung von ähnlichen Erkrankungen von ausschlaggebender Bedeutung ist, und daß aus der morphologischen Gestalt der Lymphocyten Rückschlüsse auf die verschiedenartigen Formen dieser Erkrankung gezogen werden können, braucht hier nur nochmals angedeutet zu werden. Auch für die Erkennung der Basedowschen Krankheit[189]) und ihrer verschiedenen Abarten, sowie für ihre Unterscheidung von dem einfachen Kropf ist das Blutbild von großer Wichtigkeit, und auf die diagnostische und prognostische Bedeutung des Fortbestehens oder Verschwindens der Lymphocytose nach erfolgter Operation soll hier wiederholt hingewiesen werden.

Unter Umständen kann das lymphocytäre Blutzellbild auch für die Diagnose der larvierten Malaria[195]) von großer Bedeutung sein; man kann bei anscheinendem Fehlen von Malariaplasmodien im Blute oft aus dem Vorhandensein von Lymphocyten, Übergangsformen, und besonders von großen Einkernigen erfahrungsgemäß, und mit unserer Anschauung übereinstimmend, den Schluß ziehen, daß in einem solchen Falle eine völlige Heilung noch nicht eingetreten sei, sondern daß die Krankheit noch latent fortbestehe. Die biologische Erklärung dieser Erscheinung ist darin zu suchen, daß die lymphocytären Zellen in ihren verschiedenen Entwicklungsformen und -stadien Reaktionserscheinungen gegen die Krankheit darstellen, die nur so lange im Körper fortbestehen, als der Krankheitsstoff vorhanden und wirksam ist, mit seiner Entfernung bzw. Zerstörung aber auch verschwinden und einem normalen Blutbilde Platz machen. Solange also noch stärkere Reaktionszeichen im Körper zu finden sind, und als solche sind die genannten Zellelemente aufzufassen, darf man berechtigterweise schließen, daß die Krankheitsursache den Körper noch nicht verlassen hat.

Wenn man die Lymphocytose als eine Reaktionserscheinung, als eine Abwehrmaßregel des Organismus gegen chemische Reize lipoiden Charakters ansieht, und die Abbau- und Entgiftungsfähigkeit im wesentlichen auf der fettspaltenden Funktion der Lymphocyten beruht, so werden manche klinischen Beobachtungen auch bei der perniziösen Anämie[171]), bei dieser noch ziemlich dunklen Krankheit, vom biologischen Standpunkte aus verständlicher. Der Befund, der zwar noch nicht allgemein anerkannt ist, aber doch in der Pathologie dieser Krankheit eine große Rolle zu spielen scheint, daß nämlich aus der Schleimhaut des Magendarmkanals dieser Kranken eine lipoidartige toxische Substanz gewonnen werden kann[264]), die Lymphocytose erzeugt, hämolytisch wirkt und das Bild der perniziösen Anämie hervorruft, läßt vermuten, daß die anatomisch festgestellte lymphocytäre Infiltration der Magenschleimhaut als Reaktion gegen das toxische Lipoid zustandekommt. Außer den aus Lymphocyten bestehenden Infiltrationen der Magendarmschleimhaut findet man hier auch deutlich lipoidhaltige Zellen. Die neben der Lymphocytenvermehrung konstatierte Anämie, ein im übrigen auch mit anderen Anämien häufig einhergehender Befund, sowie die Poikilocytose erklärt sich vielleicht außer der hämolytischen Wirkung des Krankheitsgiftes selbst, das wahrscheinlich die Hauptrolle hierbei spielt, auch aus der das Erythrocytenlipoid lösenden Fähigkeit der Lymphocyten, von der wir ausführlich gesprochen haben. Inwieweit außerdem die fettige Degeneration verschiedener Organe, die bei der perniziösen Anämie beobachtet wird, sekundär eine reaktive Lymphocytose hervorruft, bleibe unberücksichtigt.

In diesen Beziehungen etwas ähnliche Verhältnisse, wenn auch verschieden durch die Art des Krankheitserregers und die Reaktion des Körpers, dürften bei der lymphatischen Leukämie vorliegen. Auch hier dürfte es sich möglicherweise um einen lipoidhaltigen Krankheitsstoff handeln, der sekundär eine starke, wenn auch unzureichende Reaktion der lymphocytenbereitenden Organe hervorruft. Fränkel und Much[265]) glauben bei dieser Erkrankung einen Erreger gefunden zu haben, der sich färberisch ähnlich wie der Tuberkelbacillus verhält, also säurefest, d. h. fetthaltig ist. Vermutlich verursacht schon das Krankheitsgift an sich die anatomisch-klinischen Erscheinungen auch der hochgradigen Anämie dieser Kranken, allein es ist nicht ausgeschlossen, daß auch die reaktive Lymphocytose ihrerseits imstande ist, die durch die Krankheitserreger schon labil, weniger resistent gewordenen roten Blutkörperchen infolge ihrer lipolytischen Fähigkeit mit zu zerstören.

Von wesentlicher diagnostischer Bedeutung ist die Vermehrung der verschiedenen Arten von weißen Blutkörperchen auch in entzündlichen Exsudaten, und in der Cerebrospinalflüssigkeit, einerseits bei eitrigen Prozessen, und andererseits bei tuberkulösen und syphilitischen Erkrankungen des Zentralnervensystems. Bei ersteren wird regelmäßig eine polymorphkernige Leukocytenvermehrung gefunden, während, unseren Anschauungen entsprechend, bei den beiden letzteren gesetzmäßig eine Vermehrung der Lymphocyten konstatiert wird.

Diese Lymphocytenvermehrung an sich bildet aber bisher noch kein differentialdiagnostisches Merkmal zwischen Lues und Tuberkulose, sondern hier müssen zur Sicherung der Diagnose noch andere Faktoren herangezogen werden, so der Nachweis von Tuberkelbacillen oder Spirochäten, der allerdings schwer gelingt, der Tierversuch usw., vor allem aber entscheidet die Wassermannsche Reaktion, die bei der progressiven Paralyse positiv, bei der tuberkulösen Meningitis fast stets negativ ist, weil eben das Lymphocytenferment jedesmal auf das entsprechende lipoide Antigen spezifisch eingestellt ist. Gerade hier ist auf Grund unserer neuerworbenen Kenntnisse die Möglichkeit in nicht weite Fernen gerückt, daß es gelingen könnte, durch verfeinerte und besondere Untersuchungsmethoden die Lymphocyten selbst, bzw. ihre chemischen Produkte, teilweise auch ihre morphologische Gestalt als diagnostisch sehr wertvolles Material für die Unterscheidung von Tuberkulose und Lues zu benutzen. Die Wege, die dahin führen, sind in ihren wesentlichsten Punkten aus den obigen Darlegungen ersichtlich; bei verschiedenen pathologischen Prozessen ist es auch bereits gelungen, spezifische biologische Unterschiede chemischer und zum Teil auch morphologischer Art an den Lymphocyten festzustellen, die für die spezifische Diagnostik zu verwerten wären. Ich habe bereits oben erwähnt, daß die Lymphocyten, die nach mehrfacher intraperitonealer Vorbehandlung mit roten Hammelblutkörperchen aus den Bauchhöhlenexsudaten von weißen Mäusen gewonnen werden, eine ausgesprochene Agglutination bzw. Hämolyse von Hammelerythrocyten bewirken, dagegen andere rote Blutkörperchen unbeeinflußt lassen, weil eben die Lymphocyten sich darauf eingestellt haben, eine bestimmte, nur gegen dieses Lipoid gerichtete Lipase zu produzieren und in die Umgebung abzusondern. Bei einer mit Hammelblutkörperchen vorbehandelten Maus können also die Exsudatlymphocyten als Reagens, als Ambozeptor auf Hammelblutkörperchen benutzt werden, und nebenbei kann man noch aus der morphologischen Gestalt des Kernes der lymphocytären Elemente Rückschlüsse ziehen auf das Funktionsstadium, in dem sich die Zellen gerade befinden. Ähnliche Verhältnisse liegen vor bei den lymphocytenreichen Exsudaten von tuberkuloseresistenten Tieren, die mit Tuberkelbacillen mehrfach vorbehandelt sind, die sich auf das Fett der Tuberkelbacillen eingestellt haben, und letztere auch außerhalb des Körpers ihrer Fetthülle entkleiden. Mit Olivenöl, Cerolin oder Bienenwachs intraperitoneal vorbehandelte Tiere haben auch ein lymphocytenreiches Bauchhöhlenexsudat, diese Lymphocyten schmelzen bzw. spalten wieder das zur Vorbehandlung benutzte Fett, aber kaum oder gar nicht das Tuberkelbacillenfett.

Da von Wassermann und Lange[290]) feststellen konnten, was ich vorher auf Grund anderer experimenteller Untersuchungen und biologischen Schlußfolgerungen ausgesprochen habe, daß die Quelle der Reaktionskörper für die Wassermannsche Reaktion in den Lymphocyten zu suchen ist, und ich weiter nachweisen konnte, daß bei Infektionen mit Tuberkelbacillen die chemotaktisch angelockten und reaktiv sich ansammelnden Lymphocyten sich hier speziell gegen die Fettsubstanzen der Tuberkelbacillen einstellen, daß es, wie gesagt, mit lymphocytenhaltigem Material, mit den Exsudaten der Brust- und Bauchhöhle und dem Lymphdrüsenpreßsaft von mit Tuberkelbacillen vorbehandelten Tieren gelingt, auch außerhalb des Tierkörpers die Fetthülle der Tuberkelbacillen abzubauen, während andere fettartige Substanzen nicht, oder nicht in gleicher Stärke geschmolzen werden, so muß es möglich sein, die Einstellung der Lymphocyten einerseits gegen das syphilitische und andererseits gegen das tuberkulöse Virus als Reagens auf diese Krankheiten zu benutzen. Die Lymphocyten bei der Paralyse müssen aus den oben bereits angeführten Gründen eine andere Lipase, einen anderen spezifisch lipatischen Ambozeptor enthalten, als die bei der tuberkulösen Meningitis. Auch morphologisch unterscheiden sich die lymphocytären Reaktionszellen im tuberkulösen Granulom in gewisser Hinsicht von denen im syphilitischen Granulom insofern, als sie im ersteren Falle einen rein lymphocytären Charakter im üblichen Sinne haben, während sie im letzteren Falle mehr als Plasmazellen erscheinen. Es liegt hier also die Wahrscheinlichkeit vor, unter bestimmten Bedingungen, die uns beschäftigen, zu einer Untersuchungsmethode zu gelangen, die es gestattet, eine biologische Unterscheidung der Lymphocyten und ihrer Sekrete bei verschiedenen Krankheitszuständen herbeizuführen, und diese für spezielle Krankheiten diagnostisch zu verwerten.

8. Prognostische Bedeutung der Lymphocytose.

Die prognostische Bedeutung der Lymphocytose ist neben der diagnostischen in vielen Fällen, wenn auch klinisch nicht entscheidend, so doch nicht zu unterschätzen. Aus unserer Anschauung, daß die Lymphocytose eine gesetzmäßig eintretende, heilsame Reaktion des Organismus gegen Krankheitserreger lipoiden Charakters darstellt, ergibt sich eigentlich schon von selbst, daß ihr innerhalb gewisser Grenzen ein prognostischer Wert beigemessen werden darf; denn wir dürfen im allgemeinen schließen, daß der funktionstüchtige, über wirksame Abwehrapparate, also eine starke Lymphocytose verfügende Körper die Krankheit leichter überstehen kann. Allerdings muß zur Zeit bei der diagnostischen und prognostischen Beurteilung des Wertes der Lymphocytose noch die Kriegslymphocytose in Anrechnung gebracht werden.

Mit dieser unserer prinzipiellen Auffassung stimmen auch, soweit es sich bisher übersehen läßt, die klinischen Erfahrungen überein.

Infolge der Erkenntnis der Lipolyse z. B. der Tuberkelbacillen durch die Lymphocyten hat man in der Tat allen Grund, die bei der Tuberkulose beobachtete Lymphocytose, die Umwallung des Tuberkels mit Lymphocyten, das Auftreten dieser Zellelemente in tuberkulösen Exsudaten und im Sputum als ein natürliches Abwehrbestreben des Körpers anzusehen. Durch unsere Untersuchungen

erhält z. B. auch die Orthsche Lehre, daß in der tuberkulös ent-
zündeten Lunge die Tuberkelbacillen nicht Leukocyten, sondern „einkernige größere Zellen, Lymphocyten, anlocken"[277]), ihre biologische
Begründung und Erklärung, und die Deutung dieser charakteristischen
Exsudatzellen als wirkliche Lymphocyten ist noch durch den Befund einer
Lipase in tuberkulösen Exsudaten und im tuberkulösen Eiter gestützt.
Wir können also mit Sicherheit sagen, daß die reaktive Einschließung
und Umgrenzung des Tuberkels mit Lymphocyten das Resultat der
chemotaktischen Reizwirkung zwischen dem fetthaltigen Tuber-
kuloseerreger und den fettspaltenden Lymphocyten ist, und
gleichzeitig eine heilsame, wenn auch oft unzureichende Reaktion des
Organismus darstellt. Mit dieser Auffassung stimmen auch die Befunde
überein, daß die Tuberkelbacillen in lymphocytenhaltigem Material, in
Lymphdrüsen, im lymphatischen Gewebe überhaupt und in der Milz, also
in Medien, die ein starkes lipolytisches Vermögen besitzen[23])[24])u.[26]),
ihre Virulenz fast ganz verlieren, daß in lymphocytenreichen tuberkulösen Exsudaten[40]) und in tuberkulösen Drüsen Gegenstoffe, Lipasen
nachgewiesen werden konnten, und daß das Serum Tuberkulöser Ätherextrakte der Tuberkelbacillen präcipitiert[41]), daß ferner der Liquor bei
tuberkulöser Meningitis, der viel Lymphocyten enthält, Tuberkelbacillen
agglutiniert[278]). Wir begreifen jetzt auch die auffallende Erscheinung,
daß in tuberkulösen Drüsen, bei Lupus und in kalten Abscessen, besonders in Tuberkeln mit großem Lymphocytenreichtum, sowie in
lymphocytenreichen Exsudaten nach Ziehl sehr wenig oder gar keine
Tuberkelbacillen nachweisbar waren, bis es Much gelang, die nach
Gram färbbare sogenannte granuläre Form aufzufinden. Die Tuberkelbacillen, die in lymphocytenhaltigem Material unter der fettlösenden
Einwirkung der spezifisch eingestellten einkernigen Zellen längere Zeit
gestanden haben, sind eben infolge des Abschmelzens der Fetthülle
mit einer lediglich bestimmte Fettsubstanzen färbenden Methode
nicht mehr darstellbar[24]). Aus den verschiedenen Abbauformen der
Tuberkelbacillen läßt sich auf das Vorhandensein und die Wirksamkeit
der entsprechenden chemischen Abwehrmittel des Körpers schließen.
Z. B. müssen beim Auffinden der Muchschen Formen Fettantikörper
auf die Tuberkelbacillen eingewirkt haben. Die Muchschen Formen
werden naturgemäß einerseits gerade dort besonders häufig gefunden,
wo die Bacillen sich in einer lipolytischen Umgebung befinden, und
sind andererseits von günstiger prognostischer Bedeutung[285]), weil sie
darauf hinweisen, daß bakteriolytische Kräfte im Organismus wirksam
sind. Schon Behring[286]) fand, daß in der Milz die Tuberkelbacillen
in die gramfärbbare Form übergeführt werden. In diesem Zusammenhang möchte ich ferner darauf hinweisen, daß die Zuführung reichlicher Fettnahrung, der Lebertran[136]), das Jod[103]), die Stauung[141]),
die Höhenluft[137]), die Sonnenstrahlung[138]), das Finsenlicht[140]),
auch der Pneumothorax[287]), die neben anderen heilsamen Wirkungen
eine ausgesprochene Lymphocytose erzeugen, erfahrungsgemäß einen
günstigen Einfluß auf die Tuberkulose ausüben. Die heilende Ein-

wirkung der kombinierten Behandlung der Gelenktuberkulose mit Bier-
scher Stauung und innerlicher Joddarreichung, womöglich noch
vereint mit Sonnenbestrahlung, ist von diesem Gesichtspunkte aus
auch theoretisch sehr interessant und verständlich. Es ist experimentell
erwiesen, daß Jod Lymphocytose erzeugt, sich in den lymphocytären Elementen speichert, und es ist daher wahrscheinlich, daß das Jod bei seiner
biologischen Wirkung zum mindesten nicht allein als solches chemisch in
Betracht kommt, sondern daß mittelbar auch die lymphocytäre Funktion eine Rolle spielt. Gerade dort, wo die Jodwirkung sich am ausgeprägtesten äußert, bei der Lues und der Tuberkulose, ist die Wirksamkeit der Lymphocyten von hervorragender Bedeutung. Die bei der
Tuberkulose beobachtete Lymphocytose bedeutet eben ein natürliches Heilbestreben des Organismus.

Die Krankheitsfälle mit ausgesprochener Lymphocytose[279]),
starkem Fettspaltungsvermögen des Serums und mit teilweise abgebauten, geschädigten Tuberkelbacillen, die sich nur nach Much färben,
oder sich in den späteren Abbaustadien dem sicheren Nachweis überhaupt entziehen, gestatten daher nach klinischen Erfahrungen, ebenso wie
nach Kraus auch die Lymphatiker, in nunmehr verständlicher Weise
eine günstige Prognose, während eine verringerte lipolytische
Kraft des Serums, wie sie z. B. auch in der Schwangerschaft[280]) beobachtet wird, ein Fortschreiten des tuberkulösen Prozesses be-
günstigt. Bei leichten, gutartig verlaufenden Spitzenaffektionen ist
der Lipasegehalt des Serums und die Lymphocytenzahl auffallend
hoch[281]), dagegen bei den schweren Formen der Phthise hochgradig
herabgesetzt[282]). In Fällen von Miliartuberkulose, in jungen miliaren
Knötchen, an welchen Organen es auch sei, sind nur wenig Lymphocyten feststellbar[283]), daher sind gewöhnlich viel vollentwickelte, un-
geschädigte Tuberkelbacillen nachzuweisen, und die Prognose, der Krankheitsverlauf ist viel ungünstiger als bei den chronischen Tuberku-
losen mit einem dichten Lymphocytenwall[284]), allgemeiner Lymphocytose und daher nur wenigen, zum Teil abgebauten Tuberkelbacillen.

Wir haben ferner gesehen, daß diejenigen Heilmethoden, die
erfahrungsgemäß auf den Krankheitsverlauf der Tuberkulose günstig
einwirken, eine Lymphocyteninfiltration in der Umgebung der
Krankheitsherde und eine ausgesprochene allgemeine Lymphocytose
hervorrufen, und, zu einem Teil wenigstens, auf diesem Umwege der
Steigerung der natürlichen Abwehrmittel heilsam wirken. Diese therapeutisch günstige Wirkung der Lymphocytose steht mit den klinischen
Erfahrungen völlig im Einklang, da eins der ersten Zeichen der eintretenden Besserung im Verlaufe einer tuberkulösen Erkrankung eine
Vermehrung der Lymphocytenzahl ist. Auf der anderen Seite
kann es nach den Beobachtungen der Klinik als ein sehr ungünstiges
Zeichen gedeutet werden, wenn bei einer vorher mit Lymphocytose
einhergehenden tuberkulösen Erkrankung plötzlich ein starkes Sinken
der Lymphocytenzahl eintritt.

Die während des Krieges eingetretene erschreckende Zunahme der

Tuberkuloseerkrankungen erklärt sich neben vielen anderen schädigenden Faktoren zu einem Teile dadurch, daß die Widerstandskraft des
Körpers infolge der schweren Unterernährung, besonders infolge des
fast gänzlichen Mangels an Fett und der fehlenden reaktiven Lymphocytose hochgradig gesunken ist. Wir wissen, daß die Zuführung reichlicher Fettnahrung ein erhöhtes Fettspaltungsvermögen[289]) und
eine starke Lymphocytose des Blutes erzeugt, die, wenn auch auf Umwegen, ein Abwehrmittel gegen den Tuberkelbacillus darstellt. Es ist
eine mehrfach experimentell festgestellte Tatsache, daß von den mit
Tuberkulose infizierten Tieren, die zu einem Teil unter Kohle-
hydrat —, zum anderen Teile unter Fettmast standen, bei den
letzteren der Krankheitsverlauf ein viel milderer, die Antikörperbildung eine viel stärkere war, als bei den ersteren[288]). Wenn auf
der einen Seite ein starker Lipoidgehalt des Blutes die Widerstandskraft des Körpers, wie ich glaube, auf dem Umweg der reaktiven Lymphocytose steigert, so ist es verständlich, daß der bei den Unterernährten
festgestellte, stark verminderte Gehalt des Blutes an Cholesterin und
Lecithin, abgesehen von der allgemeinen Schwächung des Organismus,
die Bildung der Abwehrstoffe beeinträchtigt, eben wegen des Mangels
der reaktiven Lymphocytose.

Ähnliche Verhältnisse liegen bei der Syphilis vor, und die gleichen
prinzipiellen Erwägungen sind daher auch auf diese Krankheit zu übertragen, mit der Maßgabe, daß in den lokalen Krankheitsherden bei den
verschiedenen syphilitischen Produkten die Plasmazellen, Abkömmlinge der Lymphocyten, meist über diese die Oberhand gewinnen, eine
Folge der Wechselbeziehungen zwischen der spezifischen lipoiden Eigenart
des syphilitischen Krankheitserregers und der dadurch bedingten veränderten Lymphocytenreaktion.

Auch bei syphilitischen Erkrankungen ist die erhöhte Lymphocytose und das gesteigerte Fettspaltungsvermögen des Blutserums
als ein Zeichen einer, wenn auch oft unzureichenden, aber bemerkenswerterweise mit dem Immunitätsgrade häufig parallel gehenden
Abwehrbestrebung des Körpers zu deuten. In sehr lymphocyten-
und plasmazellenreichen syphilitischen Infiltraten, besonders in
Gummiknoten, sind Spirochäten, ebenso wie Tuberkelbacillen in
lymphocytenreichen Tuberkeln nur schwer nachweisbar, auch
in den Lymphdrüsen werden bei kongenitaler Lues Spirochäten nur
selten gefunden, weil ihr Lipoid wahrscheinlich durch die Lymphocytenlipase geschädigt und zum Teil zerstört ist; in ihnen, und
auch bei der sog. Pneumonia alba werden anscheinend die Spirochäten von den lymphocytären Elementen aufgenommen und angegriffen. Wir haben bereits oben gesehen, daß nach Salvarsanbehandlung mit dem Heilvorgange die Lymphocytose eine Steigerung erfährt, daß besonders bei der Rückbildung syphilitischer Prozesse
eine starke Ansammlung von Lymphocyten und Plasmazellen im
Krankheitsherde erfolgt, die zweifellos nicht ohne ursächlichen Zusammenhang mit der Antikörperbildung und Heilung stehen. Kommt hier-

bei der Lymphocytenvermehrung schon eine günstige prognostische, weil in gewissem Sinne kurative Bedeutung zu, so scheint sie auch bei der Tabes und Paralyse insofern eine Rolle zu spielen, als erfahrungsgemäß bei energischer Salvarsanbehandlung gerade in denjenigen Fällen Erfolge erzielt wurden, wo eine starke Lymphocytose im Liquor sich fand. Auf der anderen Seite nimmt die Lues maligna, die sich bekanntlich dadurch auszeichnet, daß hier keine oder eine nur sehr mangelhafte Reaktion des lymphatischen Apparates eintritt, meist einen überaus schweren Verlauf, weil eben der wirksame Körperwiderstand ausbleibt. Aus dem Umstande, daß sich bei diesen schweren Krankheitsformen wegen des Mangels der lymphatischen Reaktion keine lipolytischen Ambozeptoren gegen das luetische Lipoid gebildet haben, erklärt sich auch, wie bereits erwähnt, die auffallende Tatsache, daß hier gewöhnlich eine negative Wassermannsche Reaktion gefunden wird. Schlägt diese während der Behandlung in eine positive Reaktion um, so kann man das erfahrungsgemäß, und auch im Einklang mit unserer Anschauung, nach der die Wassermannsche Reaktion auf einer spezifischen Lipasenwirkung beruht, als ein günstiges Zeichen ansehen.

Wir erkennen aus diesen wenigen Beispielen, daß es berechtigt ist, die Lymphocytose auch bei der Syphilis als eine heilsame, wenn auch allein nicht ausreichende Reaktion anzusehen, und dementsprechend die Prognose bei einer starken lymphocytären Reaktion, bei starker Lymphdrüsenschwellung günstiger zu stellen, als bei einer schwachen. Im übrigen sind viele Autoren der Ansicht, daß Quecksilber sowohl wie Salvarsan nicht ausschließlich rein spirillocid wirken, sondern daß sie die Abwehrmittel des Organismus mobil machen, und auch auf diesem Wege heilend wirken. Jedenfalls ist es festgestellt, daß sowohl nach Quecksilber- wie nach Salvarsanbehandlung sich starke Lymphocyten- und Plasmazelleninfiltrationen um die Krankheitsherde bilden, was wir als den Ausdruck einer heilsamen, also prognostisch günstig zu beurteilenden Wirkung der Lymphocyten und deren Abkömmlinge, der Plasmazellen, ansehen dürfen.

Auch beim Unterleibstyphus gestatten, wie wir gesehen haben, erfahrungsgemäß die Fälle mit starker Lymphocytose und erhöhtem Fettspaltungsvermögen eine günstige Voraussage.

9. Therapeutische Verwertungsmöglichkeit der Lymphocytose.

Wenn die Lymphocytose als ein wirksames Abwehrmittel gegen Krankheitserreger fettartiger Zusammensetzung anzusehen ist, und wenn hier das Vorhandensein einer starken Lymphocytenvermehrung nach klinischen Erfahrungen eine günstige Voraussage für den Krankheitsverlauf gestattet, so müßte man folgern dürfen, daß die Unterstützung, Förderung und Nachahmung, bzw. künstliche Erzeugung dieser Lymphocytenvermehrung bei den in Betracht kommenden Krankheiten Heilwirkungen zu erzielen imstande wäre.

Manche klinische Erfahrungen sprechen auch dafür. Da wir auf Grund unserer experimentellen Untersuchungen eine tiefere Einsicht in die feineren Vorgänge dieser immunbiologischen Prozesse und der „Entzündung" überhaupt gewonnen haben, so werden wir bei einer evtl. therapeutischen Verwertung derselben, bzw. der natürlichen, reaktiven Lymphocytose davor bewahrt werden, in den Fehler zu verfallen, der unserer Ansicht nach bei der wahllosen künstlichen Erzeugung 'einer Entzündung mit Leukocytose, z. B. durch Nucleinsäure, oder durch die Proteinkörpertherapie bei den verschiedenartigsten Erkrankungen begangen wird; diese künstliche Leukocytose kann in günstigen Fällen bei den mit Polynucleose einhergehenden Infektionskrankheiten eine gewisse Funktionssteigerung der Reaktionszellen erzielen, ist aber nicht imstande, alle, auch verschiedenartige Krankheitsprozesse biologisch eingreifend umzugestalten. Wir glauben nachgewiesen zu haben, daß die lymphocytären Elemente des Blutes elektiv chemotaktisch auf Krankheitserreger lipoiden Charakters reagieren, daß es dagegen zu einer polymorphkernigen Leukocytose kommt als Reaktion auf die wesentlich eiweißhaltigen gewöhnlichen Eitererreger usw., daß also, allgemein gesprochen, die in Reaktion tretenden Blutzellen und ihre Sekretionsprodukte abhängig sind von der chemischen Zusammensetzung der Krankheitserreger, und daß sie, was besonders wichtig ist, um voll wirksam zu sein, sich spezifisch oder nahezu spezifisch auf die Eigenart des Infektionserregers einstellen. Infolgedessen ist es von vornherein verkehrt und aussichtslos, mit einer Maßnahme, wie der künstlichen Erzeugung einer polymorphkernigen Leukocytose durch irgendeine, zu dem betreffenden Infektionserreger in gar keiner Beziehung stehenden Substanz bei den verschiedensten Erkrankungen mit den chemisch verschiedensten antigenen Eigenschaften und dementsprechend auch differentesten natürlichen Reaktionen tatsächliche Heilwirkungen oder auch nur überall eine unspezifische Beeinflussung bloß durch eine Polynucleose erzielen zu wollen. Viel näher kommen wir schon dem Ziele, wenn wir z. B. wissen, daß bei der Tuberkulose und anderen Krankheiten mit lipoiden Antigenen die Lymphocytose, und nicht die Leukocytose, teilweise wenigstens, einen Heilfaktor darstellt, aus welchem Grunde sie das ist, worin das Wesen dieser Heilwirkung besteht, wenn wir also hier künstlich eine Lymphocytose anregen oder wenigstens ihre Tätigkeit steigern.

Die Tuberkulose ist eine Krankheit, die bekanntlich in recht vielen Fällen zur Selbstheilung führt. Es war daher von größtem Belang, das Wesen dieses Naturheilungsprozesses in seinen Einzelheiten zu ergründen. Die Erkenntnis von der Fähigkeit der Lymphocyten, die Fettbestandteile der Tuberkelbacillen im Körper aufzulösen, hat daher nicht nur wissenschaftliches Interesse, sondern kann unter Umständen auch eine große praktische Bedeutung gewinnen, wenn es gelingt, jene oft unzureichenden Heilungsvorgänge im Organismus zu unterstützen, dem widerstandslosen Körper die Waffen des widerstandskräftigen zu geben. Wenn auch durch die lymphocytären

Elemente allein der Krankheitserreger nicht vollkommen unschädlich gemacht wird, so ist hier jedenfalls der natürliche Weg vorgezeichnet, auf dem der reaktionsfähige Organismus wenigstens eine teilweise Zerstörung der Krankheitskeime bewirkt. Auf Grund der vorliegenden Untersuchungen muß man zu dem Schlusse kommen, daß innerhalb des gewiß recht komplizierten Selbstheilungsvorganges gegenüber dem Tuberkelbacillus die lymphocytäre Reaktion des Körpers eine sehr hervorragende Rolle spielt.

Wenn wir auf Grund dieser Erkenntnis als eine bewußte Heilmaßnahme in diesem Falle dem Körper reichlich Fettnahrung zuführen, um eine Lymphocytose zu erzeugen, auch wenn diese noch nicht speziell gegen das Tuberkelbacillenfett gerichtet ist, wenn wir ferner diejenigen Heilfaktoren in Anwendung bringen, von denen wir wissen, daß sie gleichfalls eine Lymphocytose erzeugen, die Höhenluft, die Sonnenstrahlen, das Jod usw., so ist hier noch eine nachträgliche Umstellung, bzw. unspezifische Wirkung der Lymphocytenlipase wenigstens im Bereiche der Möglichkeit, während das bei der schablonenmäßigen Anwendung leukocytoseerregender Mittel auch bei lipoiden Antigenen ausgeschlossen ist. Wir schalten also auf diese Weise von vornherein große Krankheitsgruppen als für diese Behandlungsmethode ungeeignet und zweckwidrig aus. Andererseits müßten wir, selbst wenn Quecksilber und Arsenpräparate, besonders das Salvarsan nicht spirillocid bei der Syphilis wirkten, sondern nur die vorhin erwähnten dichten Infiltrationen der Krankheitsherde mit Lymphocyten und Plasmazellen verursachten oder verstärkten, diese Mittel als heilkräftig anwenden, weil sie die natürlichen, bei dieser Erkrankung wirksamen Reaktionsstoffe im Krankheitsherde konzentrieren. Es ist nicht ausgeschlossen, daß das Pilocarpin, dem man früher eine Heilwirkung auf den syphilitischen Krankheitsprozeß zuschrieb, in gewisser Weise wirksam sein konnte, weil es ebenfalls eine Lymphocytose erzeugt. Auch die in neuester Zeit angewandte Röntgenbestrahlung der Milz bei tuberkulösen Erkrankungen[292]) wirkt höchstwahrscheinlich ebenfalls dadurch, daß sie den Körper mit Lymphocyten bzw. ihren Fermenten überschwemmt.

Wenn man für die Wirkungsweise des spezifisch eingestellten Fermentes auf eine bestimmte Substanz den von Emil Fischer gebrauchten Vergleich mit dem Schlüssel und dem Schloß anwendet, so könnte man für die unspezifische Wirkung des Leukocyten- bzw. des Lymphocytenfermentes den Vergleich des Öffnens eines Schlosses mit einem Dietrich benutzen.

Einen großen Schritt vorwärts würden wir tun, wenn es uns gelänge, z. B. dem tuberkulös erkrankten Körper fertig vorgebildete, spezifisch auf das Fett der menschlichen Tuberkelbacillen eingestellte lipolytische Substanzen einzuverleiben und ihn so in seinem natürlichen, aber daniederliegenden Heilbestreben wirksam zu unterstützen, ihn mit den vom tierischen Organismus selbst gebildeten Gegenstoffen gegen die Bestandteile lebender menschlicher Tuberkelbacillen auszustatten. Ich konnte nachweisen[22]), daß es gelingt, auch außerhalb des Tierkörpers mit den lymphocytenreichen Exsudaten und dem Lymphdrüsenpreßsaft mehrfach mit Tuberkelbacillen vorbehandelter tuberkuloseresistenter Tiere infolge der spezifischen Einstellung der Lymphocytenlipase Tuberkelbacillen zur Auflösung, zum Schmelzen ihrer Fette zu bringen.

Unser Bestreben soll weiterhin darauf gerichtet sein, diese experimentell und klinisch festgestellten Tatsachen der natürlichen spezischen Lipolyse gewisser lipoider Antigene durch abgestimmte Lymphocyten systematisch weiter auszubauen, und womöglich der Therapie nutzbar zu machen.

Aus unseren experimentellen Untersuchungsergebnissen, die mit den anatomischen Befunden und klinischen Erfahrungen völlig im Einklang stehen, müssen wir die Notwendigkeit erkennen, die rein morphologische Betrachtung, die allerdings unbedingt erforderliche wissenschaftliche Grundlage und Voraussetzung jeder medizinischen Forschung, nur in stetem Zusammenhange mit den klinischen Erscheinungen zu beurteilen und einer biologischen, funktionellen Auffassung mehr Platz einzuräumen; wir konnten nachweisen, daß innerhalb einer gewissen Breite die morphologische Gestalt der funktionierenden Zelle nur ein äußeres Zeichen, ein sichtbarer Ausdruck für das innere, unsichtbare Geschehen ist, und daß beides, veränderte Biomorphie und Biochemie, durch die gleiche Ursache bedingt sind, und Hand in Hand miteinander gehen. Der morphologische Einzelbefund, so wertvoll er an sich auch sein mag, kann nur eines der Mittel zum Zweck des Verstehens der inneren Vorgänge im erkrankten Organismus sein. Auf der Basis der objektiv während der einzelnen Krankheitsphasen festgestellten anatomischen Befunde muß sich im Zusammenhange mit den biologisch-klinischen Erscheinungen, die pathologisch-physiologische Erkenntnis und Deutung des Krankheitsbildes aufbauen.

Infektionskrankheiten. Von Professor **Georg Jürgens**, Berlin. Mit 112 Kurven. (Fachbücher für Ärzte, Bd. VI.) 1920.

Gebunden Preis M. 26,—.

Lehrbuch der Infektionskrankheiten für Ärzte und Studierende. Von Professor Dr. **G. Jochmann.** Zweite Auflage, unter Mitarbeit von Obermedizinalrat Prof. Dr. B. Nocht und Prof. Dr. H. Paschen bearbeitet von Prof. Dr. **C. Hegler**, Hamburg. Erscheint 1921.

Die Malaria. Eine Einführung in ihre Klinik, Parasitologie und Bekämpfung. Von Professor Dr. **Bernhard Nocht**, Obermedizinalrat, Direktor des Instituts für Schiffs- und Tropenkrankheiten, Generalarzt der Seew. II Hamburg, und Professor Dr. **Martin Mayer**, Abteilungsvorsteher desselben Instituts, ord. Arzt am Res.-Lazarett V, Abt. Tropeninstitut, Hamburg. Mit 25 Textabbildungen und 3 lithographischen Tafeln. 1918. Preis M. 11,—.

Das wolhynische Fieber. Von Privatdozent Dr. med. **Paul Jungmann**, Assistent der I. Med. Klinik der Charité, Berlin. Mit 47 Textabbildungen. 1919. Preis M. 12,—.

Das Tuberkuloseproblem. Von Dr. med. et phil. **Hermann v. Hayek**, Innsbruck. Zweite, unveränderte Auflage. Erscheint im Sommer 1921.

Immunbiologie — Dispositions- und Konstitutionsforschung — Tuberkulose. Von Dr. med. et phil. **H. v. Hayek** in Innsbruck.

Preis M. 9,60.

Tuberkulose. Ihre verschiedenen Erscheinungsformen und Stadien sowie ihre Bekämpfung. Von Dr. **G. Liebermeister**, leitender Arzt der Inneren Abteilung des Städtischen Krankenhauses Düren. Mit 16 zum Teil farbigen Textabbildungen. 1921. Preis M. 96,—.

Praktisches Lehrbuch der Tuberkulose. Von Professor Dr. **G. Deycke**, Hauptarzt der inneren Abteilung und Direktor des Allgemeinen Krankenhauses in Lübeck. Mit 2 Textabbildungen. (Fachbücher für Ärzte. Bd. V.) 1920. Gebunden Preis M. 22,—.

Die Chirurgie der Brustorgane. Von **F. Sauerbruch**, ordentlicher Professor der Chirurgie, Direktor der Chirurgischen Universitätsklinik in Zürich. Zugleich zweite Auflage der „Technik der Thoraxchirurgie".
1. Band: **Die Erkrankungen der Lunge.** Unter Mitarbeit von W. Felix, L. Spengler, L. v. Muralt (†), E. Stierlin, H. Chaoul. Mit 637, darunter zahlreichen farbigen Abbildungen. 1920. Gebunden Preis M. 240,—.